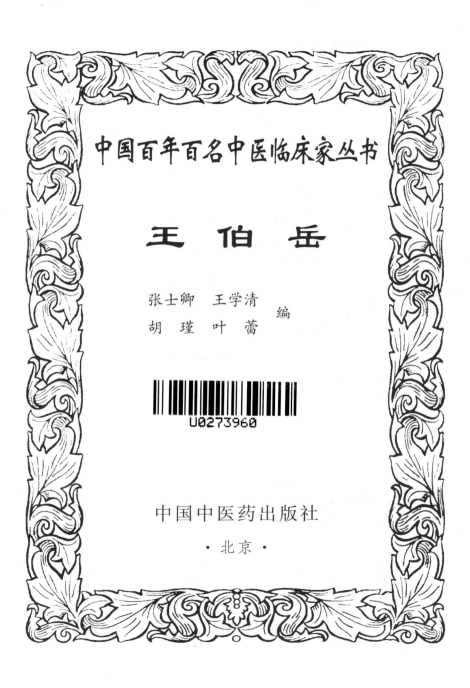

中国百年百名中医临床家丛书

王 伯 岳

张士卿　王学清 编
胡　瑾　叶　蕾

U0273960

中国中医药出版社

·北京·

图书在版编目（CIP）数据

王伯岳 / 张士卿等编著 . -- 北京 : 中国中医药出版社 , 2001.02（2024.7 重印）

（中国百年百名中医临床家丛书）

ISBN 978-7-80156-145-9

Ⅰ . ①王… Ⅱ . ①张… Ⅲ . ①中医学临床 – 经验 – 中国 – 现代 Ⅳ . ① R249.7

中国版本图书馆 CIP 数据核字 (2000) 第 59984 号

中国中医药出版社出版

北京经济技术开发区科创十三街 31 号院二区 8 号楼
邮政编码　100176
传真　010-64405721
廊坊市佳艺印务有限公司印刷
各地新华书店经销

开本 850×1168　1/32　印张 11　字数 247 千字
2001 年 2 月第 1 版　2024 年 7 月第 3 次印刷
书号　ISBN 978 – 7 – 80156 – 145 – 9

定价　42.00 元
网址　www.cptcm.com

服 务 热 线　010-64405510
购 书 热 线　010-89535836
维 权 打 假　010-64405753

微信服务号　zgzyycbs
微商城网址　https://kdt.im/LIdUGr
官 方 微 博　http://e.weibo.com/cptcm
天猫旗舰店网址　https://zgzyycbs.tmall.com

如有印装质量问题请与本社出版部联系（010-64405510）

出版者的话

祖国医学源远流长。昔岐黄、神农，医之源始；汉仲景、华佗，医之圣也。在祖国医学发展的长河中，临床名家辈出，促进了祖国医学的迅猛发展。中国中医药出版社为贯彻卫生部和国家中医药管理局关于继承发扬祖国医药学，继承不泥古、发扬不离宗的精神，在完成了《明清名医全书大成》出版的基础上，又策划了《中国百年百名中医临床家丛书》，以期反映近现代即 20 世纪，特别是新中国成立 50 年来中医药发展的历程。我们邀请卫生部张文康部长做本套丛书的主编，卫生部副部长兼国家中医药管理局局长佘靖同志、国家中医药管理局副局长李振吉同志任副主编，他们都欣然同意，并亲自组织几百名中医药专家进行整理。经过几年的艰苦努力，终于在 21 世纪初正式问世。

顾名思义，《中国百年百名中医临床家丛书》就是要总结在过去的 100 年历史中，为中医药事业做出过巨大贡献、受到广大群众爱戴的中医临床工作者的丰富经验，把他们的事业发扬光大，让他们优秀的医疗经验代代相传。百年轮回，世纪更替，今天，我们又一次站在世纪之巅，回顾历史，总结经验，为的是更好地发展，更快地创新，使中医药学这座伟大的宝库永远取之不尽、用之不竭，更好地服务于人类，服务于未来。

本套丛书第一批计划出版 140 种左右，所选医家均系在中医临床方面取得卓越成就，在全国享有崇高威望且具有较高学术造诣的中医临床大家，包括内、外、妇、儿、骨伤、针灸等各科的代表人物。

本套丛书以每位医家独立成册，每册按医家小传、专病论治、诊余漫话、年谱四部分进行编写。其中，医家小传简要介绍医家的生平及成才之路；专病论治意在以病统论、以论统案、以案统话，即将与某病相关的精彩医论、医案、医话加以系统整理，便于临床学习与借鉴；诊余漫话则系读书体会、札记，也可以是习医心得，等等；年谱部分则反映了名医一生中的重大事件或转折点。

本套丛书有两个特点是值得一提的：其一是文前部分，我们尽最大可能收集了医家的照片，包括一些珍贵的生活照、诊疗照，以及医家手迹、名家题字等，这些材料具有极高的文献价值，是历史的真实反映；其二，本套丛书始终强调，必须把笔墨的重点放在医家最擅长治疗的病种上面，而且要大篇幅详细介绍，把医家在用药、用方上的特点予以详尽淋漓地展示，务求写出临床真正有效的内容，也就是说，不是医家擅长的病种大可不写，而且要写出"干货"来，不要让人感觉什么都能治，什么都治不好。

有了以上两大特点，我们相信，《中国百年百名中医临床家丛书》会受到广大中医工作者的青睐，更会对中医事业的发展起到巨大的推动作用。同时，通过对百余位中医临床医家经验的总结，也使近百年中医药学的发展历程清晰地展现在人们面前，因此，本套丛书不仅具有较高的临床参考价值和学术价值，同时还具有前所未有的文献价值，这也是我们组织编写这套丛书的初衷所在。

中国中医药出版社

2000 年 10 月 28 日

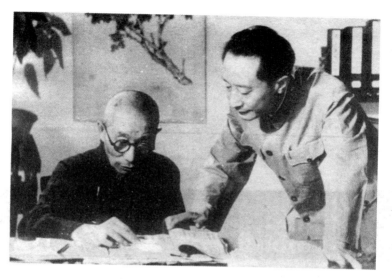

秉承家训　　耳濡目染

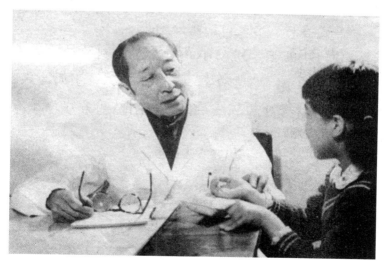

慈爱为怀　　精擅儿科

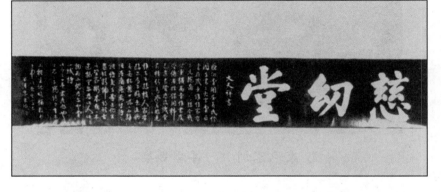

　　吾爱吾庐，名之曰：慈幼堂。

　　作为小儿医，对幼小儿童应当特别慈爱，这是理所当然的。以"慈幼堂"三字名吾室，书而为额，悬之于壁，终日相对，三省吾身。以堂名作为座右铭，颇有书绅之意。

——王伯岳

上溯灵素下汉唐，更喜仲景与仲淳，
审文四家求妙谛，勤求博探实拳拳。

上海同学毕业中医研究生班，成绩
优秀，喜赋俚语，以资共勉，并希两正。

王伯岳

一九八六年十月十二日 于北京西苑

先师为勉励学生，亲笔写的七言诗

12.14. 患儿热势已减退，饮食渐进，精神转佳，睡眠正常，二便正常，唇间舌苔
减苔仍微黄，脉微数，但纳呆咳嗽，喉中痰鸣，稍有鼻塞，拟心化热上蒸
肺金：

菊花三 连翘三 桑皮三 炙百部三 桑白皮三
橘红三 桔梗三 白僵蚕三 生麦芽三 生甘草三
枇杷叶三 地骨皮三
二剂

王伯岳

先师亲笔书写的病历日志

内容提要

　　本书为《中国百年百名中医临床家丛书》之一。书中医家小传，介绍了我国著名中医儿科专家王伯岳先生的生平传略。专病论治部分，通过19种临床常见的儿科病证，对王老先生从医50余年所积累的学术专长和医疗经验进行了总结和归纳。诊余漫话部分，主要对王老先生平日读书、临证、科研、带教等学习和研究心得，以及为学生或医务界人员所作的专题学术报告，进行了系统整理。书后附有王伯岳先生的年谱和其学术精华撷要以及他的父亲王朴诚先生的传略。

　　本书内容真实切用，能够全面反映出王伯岳先生在中医儿科领域理论建树独到、临床经验丰富、治学态度严谨、医德医风高尚的主要成就，以及他循循善诱，诲人不倦的师表风范。

　　本书文字流畅，可读性强。读后可以启迪临证思维，强化中医理论，拓展科研视野，提高辨证论治水平。对于从事中医临床，尤其是中医儿科工作的医、教、研人员和中医爱好者来说，是一部适读的好书。

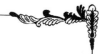

目　录

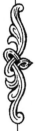

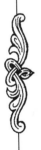

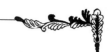

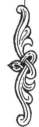

医家小传

先师王伯岳（1912—1987），男，汉族，四川省中江县人，出生于三世医家。曾祖父早殇，祖父王焜山八岁即孤，后于光绪年间，携全家逃荒至成都。处清末兵乱之年，念众生缺医少药之苦，则不辞艰辛，种药贩药，学医行医，立下以医药救人，不慕名利之大志。其治病，不收诊费，见贫苦者，辄施医施药，一心相救，几十年如一日，遂名闻于蜀锦。

先师之父王朴诚，遵从父教，早年在丰都县陈家"福源长"中药栈学徒。师满后回成都，开店行医，以谋生计。其秉承庭训，仍以医药救人为己任，以儿科为精专，信守"医非营业，药以治病"之旨，待病人如亲人，视患儿如己子，被成都百姓誉为"王小儿"。

先师自幼聪敏，过目成诵，受家庭熏陶，六岁时被送到四川高等师范学校（现四川大学前身）刘洙源先生处读私塾，攻习文史，奠定了经史文哲等古文基础。二八时，立志学医，先到成都"两益合"药店当徒学药，全面掌握中药识别、炮制和配制膏、丹、丸、散的方法，并接触很多成都名医之处方，遍读《本草备要》《药性赋》《汤头歌括》《医学三字经》等入门之著，还手抄《膏、丹、丸、散配方》等秘本。三年出师，又拜成都名医廖蒉阶先生门下，尽得廖先生研究仲景学说和治疗温热病之经验。此间，其父已是成都妇孺皆知的儿科名医，整日诊务繁忙，故先师亦常于上午随父侍诊，以得承家教，下午听廖先生讲课，以求问解惑。如此家传师授，耳濡目染，先药后医，联系实际，使先师医学理论和独立应诊能力日进。

先师于1935年正式获得中医师资格。抗战时期，他与父亲坚持参加支持抗战的义诊活动，结识了如凌子风、谢无量、刘开渠、吴印咸、张大千、董寿平等许多著名的爱国人士，与他们结为莫逆之交。

四川解放时，先师已名噪锦城，并担任成都市卫生工作者协会秘书长。1955年，中央卫生部调他父亲到北京，参加中医研究院工作，先师即随父全家北迁。其父被安排在内科研究所为儿科老中医，他本人先在院部学术秘书处担任学术秘书，科研处计划检查科副科长，后于1962年调西苑医院儿科研究室担任副主任、主任，继续从事中医儿科的临床医疗、科学研究和教学工作。几十年来，先师参加过多次基层医疗队工作，为农村患者义诊，并培训农村基层卫生工作人员，提高他们的中医临床知识。他在科室工作，与同室人员一起着重对小儿麻疹合并肺炎、病毒性肺炎、痢疾、小儿肾炎、心肌炎、贫血、肠胃病等疾病进行了深入研究。

先师一生治学，力在勤苦，博采众长，为我所用。自青年学医时起，他就总是青灯黄卷，以待黎明，坚持不懈，持之以恒。他常以"业精于勤"而自勉，以"日知其所无，月无忘其所能"而律己。他非常重视古典医著的学习，于《内》《难》《伤寒论》等经典医籍研究很深，对诸家之说和二十六史中有关医学的资料等也无所不探。他常说，不学好《内经》，则辨证无"法"可依；不懂得仲景学说，则治疗无"方"可循。

先师精专儿科，注重实践，精于辨证，慎于用药。他崇尚仲阳之学，于《小儿药证直诀》一书反复研读，认真领会。对宋以来的儿科名著如《活幼心书》《保婴撮要》《婴童百问》《幼科发挥》《育婴家秘》《幼幼集成》《金鉴·幼科心法》等亦均详尽研讨。尤其对于金元四大家学说灵活运用，融汇贯通于儿科，很有独到见解。他认为，以丹溪"阳常有余，阴常不足"之说，阐述小儿生理病理和体质特点，较"纯阳"之说更为恰当、全面；以河间"火热"学说为指导，采用表里双解、寒温并用、补泻兼施、肺胃同治等原则，为儿科临床治疗学别开一大法门；以东恒"治重脾胃"的学术思想，运用于"脾常不足"的小儿疾病的治疗，于理于法，都甚为合拍；以子和"攻邪去病"学说，用治儿科疾病，既不蛮补，亦不妄攻，注重调理，贵在中和，亦颇符合"小儿易虚易实，肠胃嫩弱，不胜其毒"的特点。

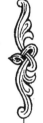

先师强调，术业有专攻，理论是基础。只有"学然后知不足"，勤奋刻苦，孜孜不倦，广征博采，集各家长，把医学理论功底打扎实，打深厚，才能使自己日有所进，月有所能，不断进步。他每以秦越人"入咸阳之妙"、钱仲阳"为方博达，不名一师"，以及孙思邈"大医精诚"来严格要求自己，谆谆教育后学。"上溯灵素下汉唐，更喜仲景与仲阳，金元四家承妙谛，勤求博采实青囊。"就是先师勉励学生的

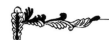

一首诗，同时，又是先师自己一生治学态度的真实写照。

先师从医 50 余载，救治病人，无以计数；培养学生，遍及全国。他在古稀之年，仍手不释卷，虽体弱多病，仍坚持临证。对于慕名求医之信件，皆亲自一一回复，从不假手于人；对于研究生之培养，总是言传身教，一丝不苟。他热爱祖国中医药事业，渴望中医药事业后继有人，后继有术。他常说："但开风气不为师"，也常说："师不必贤于弟子，弟子不必不如师"，学生应该"青出于蓝而胜于蓝"。他总是毫不保留地将自己毕生的临床经验和学术体会认真传授给学生，希望他们早日成才，服务社会。

先师一生谦虚谨慎，严于律己，为人直朴，刚正不阿，光明磊落，肝胆照人。他无论在医疗、科研和教学任何方面，皆敬职尽责，无私奉献。他一生学识渊博，医术精湛，医德高尚，享誉蜀京。他为人治病，有约法三章：不定诊费，不计报酬，为其一；不定时间，随到随看，为其二；不议论同道，不说人短，不道己长，为其三。他的诊室，既是书斋，也是卧室，同时，也是给进修生、研究生讲学的讲堂。室内墙壁上悬挂的"慈幼堂"三个大字横匾和"开门问疾苦，闭户阅沧桑"的条幅，正是他精擅儿科，慈爱为怀，济世救人，精益求精的象征，也是他循循善诱，诲人不倦，德高为师，身正为范，为人师表的镜鉴。

先师一生治学严谨，勤于笔耕。他喜好书画，工于诗文，对经、文、史、哲均有研究。他思维敏捷，侃侃健谈，出口、下笔皆成文章。由他主编的《中医儿科学》，以中医理论为指导，以小儿生理、病理为基础，以辨证论治为核心，突出中医儿科理、法、方、药的特点，是一部形式与内容统一，理论和实践结合，集古用今，非常实用的学术价值

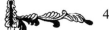

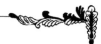

很高的大型中医儿科临床全书。他撰写的《中医儿科临床浅解》，则是积几十年临床经验的总结，出版后深受儿科临床医生的欢迎。他还编撰过很多专著名篇，垂示后学，其中不少学术论文和讲稿曾先后在日本翻译出版。

先师曾任中国中医研究院西苑医院儿科研究室主任、研究员、研究生导师，负责中医儿科的科研、医疗和教学工作。他还担任过中国中医研究院专家委员会委员、专家咨询委员会委员；全国政协第六届中央委员会委员、中央副主席；卫生部药典委员会委员；北京中医学会副理事长；中华医学杂志、中华儿科杂志编委；中日友好医院专家委员会委员；光明中医函授大学副校长等职务。

先师不愧为我国著名的中医儿科学专家。观先师一生，真可谓：

幼承庭训学有宗，先药后医两相成。

勤求博采集众长，慈幼保赤泽婴童。

蜀京家传承三世，享国名医誉九重。

德高身正垂师范，磊落光明照苍穹。

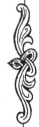

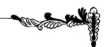

专病论治

感　冒

　　小儿感冒，是儿科常见的一种外感性疾病，病在肌表，属于表证。由于小儿腠理嫩弱，抵抗力不足，一遇气候变化，稍有不慎，即会因寒温失宜，而为外邪所侵，因此，小儿感冒一年四季都很容易发生，但以冬春季节最为常见。

一、小儿感冒须辨风寒风热与夹食

　　先师强调，小儿脏腑未充，肺尤娇嫩，不耐寒热之邪所侵。无论受寒受热，皆能引起感冒。但因病因的不同，病证也有所不同，故小儿感冒，首先应当辨清寒热。

　　感冒有风寒、风热之分。风寒感冒，以发热、无汗为主，在发热前或发热的同时，有恶寒现象。小儿感冒后出现"汗毛立"，即是恶寒的表现。风热感冒，表现为发热，头身

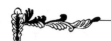

或手足心有汗，恶风，恶寒轻或不恶寒。

风寒感冒和风热感冒的主要区别在于：

风寒恶寒，风热恶风；

风寒无汗，风热有汗；

风寒面白、唇青，风热面赤、唇红；

风寒汗毛立，风热多烦躁；

风寒口不甚渴，风热口渴喜饮；

风寒小便清长，风热小便短赤；

风寒脉浮紧，风热脉浮数；

风寒多头痛、身痛，风热但头痛，身不痛；

风寒手足指末梢微冷，风热手背发热，手足心有微汗。

先师认为，寒与热可以同时出现，但有所偏胜，有的寒多于热，有的热多于寒。寒与热也可以互相转化，但因小儿为"纯阳"之体，"阳常有余"，所以患病往往热多于寒，纵使感冒风寒，亦多寒从热化，或见寒热并存。故小儿感冒多呈寒热夹杂之证。

先师还说，凡是感冒，一般都要出现发热、喷嚏、鼻塞等症，而重点是发热。同样是表热，可以因偏寒偏热的不同，临床可有不同的表现，医生即根据其不同的临床表现来分辨是寒是热，这是辨证的重要环节。寒热既清，还应进一步考虑有无其他原因，以及兼证。

如小儿感冒亦常由于因时、因地、因人的不同，病情也有差异。如风寒感冒多见于冬季，风热感冒四时皆有，而多见于夏秋或春初；又南方多风热，北方多风寒；小儿感冒风热多于风寒，体弱小儿更容易经常反复感冒。因此，不同的季节，不同的地区，不同的体质，在临床辨证时都须详细审慎。

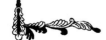

又如有的小儿经常伴有消化不良，饮食积滞，此类小儿脾胃素虚，肺卫不固，故亦容易感冒，也即群众所习称之"停食着凉"。这类情况，已不是单纯的表证，而是兼有里证，也就是小儿常见的夹食感冒。这也是临床上应当注意分辨的。

二、辨治感冒多取辛温辛凉两并用

先师说，感冒属于表证，表证自当运用解表法。解表法主要是指汗法，即是通过发汗，使表邪由汗而解。小儿风寒感冒，见汗而热易解，故宜以辛温解表为治。风热感冒，见汗而热不易解，故宜以辛凉解表为治。

辛温解表与辛凉解表仅是一般习用而且有效的治疗方法，但是治疗小儿感冒，并不局限于一个汗法，而且在汗法的运用上也需要慎重。

小儿"易虚易实"，无论是风寒感冒，还是风热感冒，发汗都不宜太过，剂量也不宜过大。过汗容易使津液受伤，反而引起其他变化。

小儿"易寒易热"，又往往热多于寒，一经感冒，很容易寒从热化，或热为寒闭，形成寒热夹杂之证。

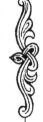

鉴于小儿的这些病理方面的特点，单独用辛凉解表，往往汗出不透，单独用辛温解表，又往往汗出而热不解。因此，针对这种情况，在临床上常常采用辛温辛凉并用，从而使风寒、风热两解。

先师指出，辛温辛凉并用法在具体运用时并不一定要"平分秋色"，而是应根据具体情况，随其寒热之偏胜不同而选用药。如寒邪偏重，则辛温重于辛凉，如热邪偏重，则辛凉重于辛温。

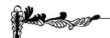

如治疗风寒感冒，常用辛温为主的荆防葱豉汤。然方中除用荆芥、防风、苏叶、羌活、白芷、葱白等辛温解表药外，还加用薄荷、豆豉、黄芩、竹叶等辛凉解表、苦寒清热和辛淡、甘寒之品。而治疗风热外感常用辛凉为主的加减银翘散，方中除用银花、连翘、牛蒡子、黄芩、大青叶、薄荷、豆豉等辛凉解表、苦寒清热或辛淡、甘寒之药外，还每加用荆芥、防风等辛温之品；即使对于高热、寒战、头痛较剧、周身酸痛、咽红肿痛的流行性感冒，在习用的银翘解毒汤中除用银花、连翘、菊花、薄荷、生石膏、知母、山栀、公英、黄芩清热解毒药外，也总要加用荆芥、羌活等辛温解表之品，以避免过用寒凉使邪气冰伏不解。

病例 1：艾某，男，7 个月。1980 年 5 月 19 日就诊。患儿发热，微咳，有汗不多，鼻流清涕，曾由家长自予阿鲁片、感冒冲剂、至宝锭等药，症犹未减。今晨起又增目眦红痒，口角流涎，体温仍 39℃。查扁桃体 I°红肿，舌苔白。证属外感风邪，上犯心肺，治宜祛风邪以解表，清心肺以退热。处方：

芥穗 6 克，羌活 6 克，板蓝根 6 克，牛蒡子 9 克，防风 6 克，黄芩 9 克，炒知母 6 克，淡豆豉 6 克，神曲 9 克，桔梗 9 克，杏仁泥 6 克，淡竹叶 6 克，生甘草 3 克。

服上药三剂，诸证悉除。

按：热为风邪犯表，咳为风邪袭肺。"风胜则痒"，目眦红痒亦为风邪上泛，心经有热之象。口角流涎当责之心胃积热。故此，治宜解表退热为主，辛温辛凉并用。解表用羌活、防风、芥穗之类，较之桑菊更易速效。退热则用板蓝根、牛蒡、黄芩、知母、竹叶诸药双清心肺，加之桔梗、杏仁宣利肺气，神曲兼护胃气，诸证悉顾，又有侧重，故服

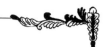

后效若桴鼓。

三、夹食感冒尤宜发表和里须双解

先师治疗"停食着凉"的小儿夹食感冒，尤其善用表里双解法。他常说，小儿素有食积者，极易罹患外感。感冒与消化不良相伴，外有风邪袭表，内有乳食内伤，形成表里同病局面，其治必须于解表的同时，助以消导。如若食积化热，还当在配合消法的同时，注意使用清法。对于体质素弱，抵抗力低下的小儿，不宜过于发表，而应运用和解法。这种在使用汗法的基础上，根据不同情况，适当配合消法、清法或和法的治疗方法，就是先师常用的表里双解法。

表里双解法，在临床具体运用时，也要根据不同病情随证施治。如针对风寒感冒或风热感冒而伴有消化不良的夹食感冒，可分别于治疗风寒感冒和风热感冒的处方中加入枳壳、焦三仙等；如属表里俱热，伴有恶心、呕吐，腹痛，或腹泻，发热不退，口渴喜饮等胃肠症状比较明显者，则可选用表里双解的藿香散加减：

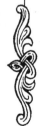

藿香6克，紫苏6克，葛根6克，黄芩6克，连翘6克，焦三仙各6克，淡竹叶6克，陈皮6克，甘草3克。

由于小儿病的合并症较多，因此临证时，必须根据不同兼证有所加减。

如恶寒，无汗，加葱白二节，生姜二片；

有汗，口渴，加生石膏24克，知母6克；

头痛较甚，加羌活6克，白芷6克；

咽红肿痛，加板蓝根9克，大青叶9克，锦灯笼6克；

惊掣不安者，可加钩藤6克，蝉蜕6克。

病例2：隋某，男，1岁3个月。1980年7月14日就

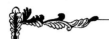

诊。患儿发热，有汗，流涕，咳嗽以夜间为甚。纳呆食少，腹胀便溏，两手心热。舌苔薄黄而腻。证属外感风邪，内伤乳食，积而化热，肺失清肃。治宜疏风解表，消食和里，兼清积热。处方：

杏仁6克，紫苏6克，荆芥穗6克，桔梗9克，大腹皮6克，黄芩9克，云茯苓9克，前胡6克，知母6克，枇杷叶9克，炒三仙各6克，甘草3克。

服药三剂，热退，咳止，大便成形，乳食见增，继以白术散方三剂，调理而愈。

病例3：张某，女，1岁。门诊号231543。1981年5月11日就诊。患儿发热三天，虽退而未尽，仍流清涕，食欲不振，时有恶心，夜寐不安。咽红，右侧扁桃体Ⅱ度肿大，舌苔白。证属表未尽解，胃气不和。治以疏解余邪，清肺胃之热，佐以和脾为法。处方：

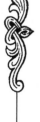

藿香6克，苏梗6克，连翘9克，牛蒡子6克，菊花9克，桑叶9克，黄芩6克，焦三仙各6克，云茯苓9克，半夏6克，陈皮6克，竹茹6克，淡竹叶6克，甘草3克。

服上药四剂，热除，纳增，泛恶亦止，夜寐已安。

按：此二例均属表里兼病，既有外感在表之风邪，又有乳食所伤，脾胃不和之表现。唯前例有脾运不健而便溏之证，故其治取疏风解表而兼和脾升提；后例则以胃气不和为主，故其治重在疏解余邪而和胃降逆。

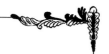

咳　嗽

一、小儿咳嗽，病不离肺，亦不止于肺

　　小儿咳嗽，是儿科临床最为常见的证候之一，多由于各种病邪刺激气道而发生。

　　肺主气，司呼吸，外合皮毛。小儿肌肤娇嫩，腠理不密，容易为六淫外邪所感，以致肺气不宣，气道不利，则发生咳嗽。此咳多见于冬春气候多变的季节。

　　小儿脾常不足，加之饮食不知自节，很容易为饮食所伤。脾伤则运化失司而易聚湿生痰，痰湿内蕴，上阻于肺，则致肺失宣降，亦常发生咳嗽。

　　至于形体虚弱，久咳伤津，必致虚火上浮，而肾气亏损，肾不纳气。肾虚，则水不润金，肺气虚而咳嗽往往加剧。

　　由此可见，引起咳嗽的情况很多，但概括起来，不外乎外感与内伤两大类。外感风、寒、暑、湿、燥、火，内伤饮食或形体虚弱等都可引起咳嗽。《素问·咳论》指出："五脏六腑，皆令人咳，非独肺也。"正是说明咳嗽虽然主要是肺经的病，但也并不是单纯的肺经病，而常常与其他脏腑都有关系。

　　先师据其临证经验强调，小儿肺气不宣，不仅本身可发生咳嗽，同时，还容易引起脾胃郁热，湿热生痰。反过来，湿热痰浊，又会影响到肺气的宣降。又如久咳肺虚，子盗母气，必然会导致脾虚而中气不足。中气不足，运化不健，则

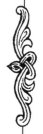

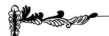

痰湿随之而生。痰湿阻肺，肺失宣降则其咳进一步加重。由此可见，肺脾之间的相互影响是非常密切的。

除肺脾关系密切而外，临床上，肺虚及肾，形成肺肾两虚；肺虚肝逆，形成肝火灼肺；逆传心包，形成心火烁肺等多种情况也屡见不鲜。又如肺与大肠相表里，肺为水之上源，肺气清顺，则大肠的传导才能通畅，膀胱的气化才能正常，水道才能维持通调。否则，肺气虚弱，就会直接或间接地影响到大肠传导和膀胱气化功能的正常发挥，这不仅可引起排泄失调，同时，又可因为水湿代谢失调而停湿生痰，从而使肺气更加受阻，咳嗽更加缠绵不愈。因此，凡是表现以咳嗽为主证的疾病，都必须注意到其它兼证，从而考虑到与其他脏腑之间的关系，才不会顾此失彼。

二、小儿咳嗽，治本三法，多方配合

先师指出，关于小儿咳嗽的治疗，前人有不少经验可供借鉴。如《幼科全书》谓："治法有三：有发汗者，有泻下者，有清补者。"《小儿卫生总微论方》谓："治嗽大法，盛则下之，久则补之，风则散之。"

证之临床，小儿咳嗽，表证为多，在治疗上自当宣发肺气，表散外邪，使邪从外达；疏通肌腠，宣通卫阳，使热从表解。发汗即是解表。所以，治疗外感性咳嗽，主要是用发汗法，解表法，也即是"风则散之"。

又：小儿胃肠病多，如积食化热，腹胀食减，则易致痰浊内生，阻滞气机，而见咳即作呕作吐。这类咳嗽，多属于肺胃不和，积热内盛。如兼大便干燥，可用下法。因为"肺与大肠相表里"，当积食不消或胃火太盛者，往往一经泻下，则热去咳止。此即是"盛则下之"。但是，也应知道，泻下

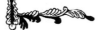

之义，并非单纯通大便。大凡清热、泻火、利小便、通大便等能使邪从下去者，都属泻下之法。

　　至于久咳不止，虚火上灼，口燥咽干，干咳潮热者，治须养阴润肺为法；如咳嗽气短，食减腹泻又当补脾益气为治；若至肾虚久咳，肾气不纳，则治宜纳肾固本，培元敛肺方可有效。此即为"久则补之"。

　　综上所述，可以看出，咳嗽这个病，在治法上同样不离"实则泻之，虚则补之"的原则。但又须知，泻不单纯是泻肺，如有心火则泻心火，有肝热则泻肝热，有肠热则泻肠热。补也是一样，不是单纯补肺，而是脾虚则补脾，肾虚则补肾。当然，咳嗽毕竟是以肺为主体，无论是泻或者是补，都应当有主有从，主次兼顾。

　　根据先师的经验，认为小儿为稚阳之体，加之寒温不知自调，所以，最易感冒外邪而引起咳嗽，且咳嗽病作，总以表证居多。而小儿又"阳常有余"，生长力旺盛，患病又表现为热证多，实证多。不过，多与少，只是相对的，阴阳也是如此。"阳常有余，则阴常不足"，故久咳不已，又最易伤阴。所以，治疗小儿咳嗽，解表不宜过于发散，泻热要注意存阴。即使有可下之证，也是宜轻下，而不宜峻攻。

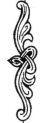

　　咳嗽有久暂之分，新咳多为外感，久咳多属内伤。外感咳嗽宜着重解表，先去其外邪，但应佐以清热，内热与外邪方能同时清除。内伤咳嗽宜着重于调补，但如有浮热，亦应佐以清解，以遏其热势。

　　总之，治疗小儿咳嗽，除总体原则采取解表、泻下、清补三法而外，尤当具体情况作具体分析。临证时，针对不同病情，清燥、除湿、滋阴、降火、扶脾、补肾、泻大肠、利水道诸法，都可以加以配合。

三、治疗小儿咳嗽，常用方药举要

先师临证治疗小儿咳嗽，最推崇丹溪治法。《丹溪心法》谓："咳嗽有风寒、痰饮、火郁、劳嗽、肺胀。春作是春升之气，用清凉药，二陈汤加薄、荆之类。夏是火气炎上，最重用芩、连。秋是湿热伤肺。冬是风寒外来，以药发散之后，用半夏逐痰，必不再来。风寒，行痰开腠理，用二陈汤加麻黄、桔梗、杏仁。逐痰饮，降痰，随证加药。火主清金，化痰降火。""干咳嗽难治，此系火郁之证，乃痰郁其火，邪在中，用苦梗开之；下用补阴降火之剂，四物加炒柏、竹沥之类。"

《丹溪心法》还谓："上半日多嗽者，此属胃中有火，用贝母、石膏降胃火。午后嗽多者，属阴虚，必用四物汤加炒柏、知母降火。黄昏嗽者，是火气浮于肺，不宜用凉药，宜五味子、五倍子敛而降之。五更嗽多者，此胃中有食积，至此时，火气流入肺，以知母、地骨皮降肺火。""嗽而胁下痛，宜疏肝气，以青皮，夹痰药，实者白芥子之类。""痰因火动，逆上作嗽者，先治火，次治痰。以知母止嗽清肺，滋阴降火，夜嗽用"。

《丹溪心法》又谓："痰积嗽，非青黛、瓜蒌不除。有食积人，面青白黄色不常，面上有如蟹爪路，一黄一白者是。咳逆嗽，非蛤粉、青黛、瓜蒌、贝母不除。口燥咽干有痰者，不用半夏、南星，用瓜蒌、贝母。……食积痰作嗽发热者，半夏、南星为君，瓜蒌、萝卜子为臣，青黛、石碱为使。"

《丹溪治法心要》也谓："肺胀而嗽者，主收敛，用诃子、青黛、杏仁。""气虚喘嗽，倦懒者，不食、少眠，自汗

发热，脉大而虚，或沉细而弱，或喘或嗽，补中益气汤，甚者加五味子、知母、麦门冬；汗多者，去升麻、柴胡；喘嗽甚者，加桑白皮、地骨皮。""风寒郁热于肺，夜嗽甚者，三拗汤加知母；脉大而浮，有热加黄芩、生姜。""喘嗽遇冬则发，此寒包热也，解表则热自除，用桔梗枳壳汤，枳、桔、橘、半，再加防风、麻黄、紫苏、木通、黄芩。冬寒咳甚，加杏仁，去黄芩。""感冷而嗽，膈上多痰，二陈汤加炒枳壳、黄芩、桔梗、苍术、麻黄、木通、姜，水煎。""咳嗽呕吐喘促，用泻白散：桑白皮、黄芩、地骨皮、炙甘草，加陈皮、青皮、五味子、人参、茯苓、粳米。""寒热交作而痰嗽者，小柴胡汤加知母之类。一方加白芍药、五味子、桑白皮。"

以上所引，乃为丹溪习用之法。若以治咳常用药物的选择而论，先师在总结前贤经验的基础上，认为：

外感咳嗽，应解表为治，常用麻黄、紫苏、前胡、芥穗、薄荷等。

祛痰常用南星、半夏、紫苏子、白芥子、杏仁、瓜蒌、桔梗、贝母、葶苈子、天竺黄等。

泻热常用桑白皮、竹沥、海浮石、蛤粉、马兜铃、地骨皮、生甘草等。

滋补常用紫菀、冬花、百部、白前、橘红、玉竹、百合、沙参、阿胶、炙甘草等。

清润常用知母、花粉、连翘、云苓、苡仁、天冬、麦冬、枇杷叶等。

至于清燥、降火则常用桑叶、菊花、连翘、黄芩、栀子、生石膏等。

再从方剂而论，先师认为：

通治风寒咳嗽的常用方剂有：

五拗汤：麻黄、杏仁、荆芥、桔梗、甘草。

杏苏散：杏仁、紫苏、前胡、桔梗、枳壳、法半夏、陈皮、云苓、甘草、生姜、大枣。

通治风热咳嗽的常用方剂有：

桑菊饮：桑叶、菊花、连翘、薄荷、杏仁、桔梗、甘草、芦根。

泻白散：桑白皮、地骨皮、甘草、粳米。

通治一般咳嗽的常用方剂：

止嗽散：紫菀、百部、白前、陈皮、荆芥、桔梗、甘草。

总之，历代儿科医家对小儿咳嗽非常重视脾肺兼治。如肺经实热，多用泻白散；脾肺气实，大肠不利，致令肺病，多用泻黄散（藿香、防风、生石膏、山栀、甘草）；如心火炎烁肺经，则用地黄丸；肺虚，则用阿胶散（阿胶、杏仁、马兜铃、牛蒡子、炙甘草、糯米）；肺经自虚者，用四君子汤。《医贯》"久咳方"（陈皮、半夏、枳壳、桔梗、云苓、黄连、山楂肉、黄芩、瓜蒌、知母、桑白皮、地骨皮、麦冬、葛根、甘草），用治小儿食积咳嗽，效果很好。

四、小儿咳嗽临证辨治述要

先师经验认为，小儿咳嗽，虽然总的说来不外解表、泻下，清补三大法门，但在具体应用上，还须根据不同情况，分别对待。

（一）风寒咳嗽

症见咳嗽，发热畏寒，头痛，有汗或无汗，喷嚏、鼻

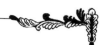

塞、痰清，脉浮紧或缓，舌苔薄白。

治宜散寒解表，化痰止咳。

方选杏苏散加减：

苦杏仁6克，紫苏6克，桔梗6克，炒枳壳6克，前胡6克，荆芥穗6克，薄荷3克，黄芩6克，甘草3克。

冬季无汗，加麻黄3克；春季无汗加葱白二根，淡豆豉6克。

热甚加知母6克，淡竹叶6克。

痰多加橘红6克，瓜蒌9克，黛蛤散6克。

挟食加焦三仙各6克，莱菔子6克。

（二）风热咳嗽

症见咳嗽，发热或微热，有汗，咽干，扁桃体红肿，痰黄稠，脉数，苔黄或薄黄。

治宜祛风清热，止咳化痰。

方选桑菊饮加减：

桑叶6克，菊花6克、杏仁6克，连翘6克，薄荷3克，荆芥穗6克，桔梗6克，瓜蒌9克，黄芩6克，甘草3克。

咽部红肿明显加牛蒡子6克，大青叶9克。

气粗，口渴，加生石膏15克，知母6克。

鼻衄加丹皮6克，焦山栀6克，白茅根15克。

痰多加枳壳6克，莱菔子6克。

咳甚作呕，加枇杷叶9克，竹茹6克。

大便干燥，加熟大黄3克。

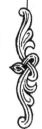

（三）积食咳嗽

症见咳嗽，作呕，口臭、痰稠，午后发热，手足心热，脉滑数，舌苔黄腻。

治宜消食导滞，清肺和胃。

方选双解汤加减：

桔梗6克，枳壳6克，苦杏仁6克，瓜蒌9克，黄芩6克，陈皮6克，法半夏6克，云茯苓6克，焦三仙各6克，甘草3克。

腹胀痞满，加厚朴6克，青皮6克。

口渴喜饮，加花粉6克，石斛6克。

发热较甚，加知母6克，生石膏15克，川黄连3克。

烦躁、津少，加葛根6克，麦冬6克，知母6克。

潮热、汗多，加地骨皮9克，桑白皮9克。

大便干燥，加熟大黄6克。

小便短黄，加车前草6克，滑石粉9克。

（四）暑湿咳嗽

症见伤暑，咳嗽，痰多，倦怠，嗜卧，汗多，低热，脉濡缓，舌苔白腻。

治宜清暑祛湿，止咳化痰。

方选清肺汤加减：

苦杏仁6克，冬瓜仁9克，瓜蒌9克，枳壳6克，桔梗6克，马兜铃6克，连翘9克，姜半夏6克，云茯苓6克，橘红6克，冬桑叶6克，鲜荷叶6克。

气短、虚烦，加南沙参6克，麦冬6克，五味子3克。

咳嗽，咯痰不爽，加知母6克，川贝母6克。

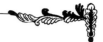

腹胀，胸闷，加厚朴 6 克，大腹皮 6 克。

小便黄短，加木通 3 克，滑石粉 9 克。

（五）虚热咳嗽

症见经常咳嗽，低烧多汗，痰黏，不耐风寒，热更加剧，脉细数，苔薄白。

治宜滋阴降火，清肺止咳。

方选止嗽散加减：

紫菀 6 克，冬花 6 克，百部 9 克，白前 6 克，桔梗 6 克，橘红 6 克，知母 6 克，桑白皮 9 克，地骨皮 6 克。

痰多加枳壳 6 克，瓜蒌 6 克。

纳差加生稻芽 9 克，山楂肉 6 克。

有表邪加芥穗 6 克，薄荷 3 克。

汗多加冬桑叶 9 克，五味子 6 克。

（六）肺虚久咳

症见咳嗽，咽干，潮热，自汗，咳痰不爽，夜卧不安，脉虚大，舌红少津。

治宜养阴益气，润肺止咳。

方选紫菀汤加减。

紫菀 9 克，款冬花 9 克，南沙参 9 克，麦冬 9 克，知母 9 克，五味子 6 克，苦杏仁 9 克，云茯苓 9 克，川贝母 6 克，地骨皮 9 克，甘草 3 克。

表虚汗多，加生黄芪 9 克，白术 6 克，防风 6 克，浮小麦 15 克。

口渴，加花粉 9 克，石斛 9 克。

纳差，加生稻芽 9 克，山楂肉 6 克。

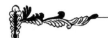

咳痰不爽，加桔梗 6 克。

（七）肺燥久咳

症见咳嗽，低热，胸闷，痰黏，或痰中带血，或经常鼻衄，脉浮细，舌红少苔。

治宜清燥润肺，滋阴凉血。

方选润肺汤加减：

鲜生地 15 克，浙贝母 6 克，苦杏仁 9 克，云茯苓 9 克，焦山栀 6 克，炒知母 6 克，天冬 6 克，麦冬 6 克，桑白皮 9 克，地骨皮 9 克，白茅根 15 克，生甘草 3 克，枇杷叶 9 克。

潮热不退，加嫩青蒿 9 克，鳖甲 9 克。

衄血不止，加生地榆 9 克，侧柏叶 9 克。

两胁作痛，加青皮 6 克，郁金 6 克。

痰多，加瓜蒌 9 克。

（八）脾虚久咳

症见久咳，痰多，纳差，腹胀，面黄肌瘦，大便溏泻，脉象沉缓，唇淡，苔薄。

治宜补脾益肺，止咳化痰。

方选六君子汤加味。

党参 9 克，白术 9 克，云茯苓 9 克，法半夏 6 克，陈皮 6 克，百合 9 克，炙紫菀 9 克，款冬花 9 克，五味子 6 克，炙甘草 6 克。

怕冷恶风，加生姜二片，大枣三枚。

气短，多汗，加生黄芪 9 克，浮小麦 15 克。

腹胀不消，加大腹皮 9 克，枳壳 6 克。

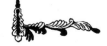

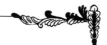

（九）肾虚久咳

症见咳嗽不爽，气短而喘，腰背酸痛，小便频数，潮热，津少，脉沉细，舌质淡，少苔。

治宜滋阴纳肾，润肺止咳。

方选地黄汤加味：

生地黄9克，山药9克，丹皮6克，茯苓9克，山萸肉9克，泽泻6克，白前9克，炙紫菀9克，百部9克。

四肢发凉，加制附片6克，桂枝6克。

腰酸痛甚，加补骨脂9克，菟丝子9克。

烦躁，夜眠不安，加知母6克，黄柏6克。

总之，小儿虚咳，多为肺虚及脾，所以调理肺气，必须照顾脾胃。《局方》二陈汤，是治一切痰饮为病，咳嗽胀满，脾胃不和的主方。其中半夏降逆，陈皮理气，且都能和胃；茯苓渗湿，甘草和中，又都能佐半夏、陈皮理肺化痰。《局方》四君子汤为补气、益胃健脾的主方。久咳伤气，而补气必须从脾胃着手。所以，小儿久咳而无燥象，确属脾肺两虚者，采用六君子汤，佐以益气润肺，止咳化痰之品即可。至于少数久咳伤肾，亦应以补气为主，佐以纳肾为治，缓解后可用六味地黄丸及启脾丸巩固善后。

五、小儿咳嗽验案举例

例1：肖某，女，3岁半。1979年11月8日来诊。近一周来，咳嗽多痰，微觉气喘，偶有鼻腔渗血，不发热，舌苔薄白，根苔稍腻，脉滑。

查：呼吸音粗，双肺可闻及湿啰音。

此乃肺有郁热，胃气欠和。治拟清肺泻热，和胃祛痰。

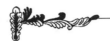

处方：

杏仁9克，紫苏6克，大青叶9克，黑荆芥9克，腹皮6克，神曲9克，苦桔梗9克，炒知母9克，莱菔子9克，甘草3克，桑白皮9克，地骨皮9克。

上药服3剂，咳止痰消，又3剂诸证悉除。

按：本例证如上述，咳嗽痰多，兼之鼻衄，显系风邪犯肺，内热炽盛之象。舌苔根腻，脉有滑象，乃因食滞停痰之故。故治必清肺泻热，和胃祛痰，佐以疏风之品，方可奏效。

例2：张某，男，2岁3个月。1979年11月22日来诊。患儿咳嗽有痰，延及10余日，晨起时咳嗽较重，流涕，不发热，舌苔白腻，口中气臭，口渴喜饮。

查：咽颊色红，双肺呼吸音粗。

此乃素有胃热，近感风邪，里热熏肺，咳不易止。治拟清胃肃肺，止咳祛痰。处方：

杏仁6克，紫苏6克，黄芩6克，炒三仙各6克，腹皮6克，石斛9克，桔梗9克，荆芥穗6克，莱菔子6克，花粉9克，甘草3克，枇杷叶9克。

上药服4剂，咳止痰消，口臭亦除。

按：本例患儿内有胃热，故口渴喜饮，口中气臭。新感风邪，肺失宣肃，故咳嗽不已。对此，如不肺胃兼顾，而一味止咳化痰，其效难奏，且里热熏灼，肺气不清，咳不易止。因此，法拟清胃肃肺，止咳祛痰，两相兼顾。又，黄芩专治口苦、口臭，小儿疾患多用之。石斛、花粉为生津之品，亦解胃热。三药皆肺胃双解之品，所治较广。此处用之，颇合小儿"阳常有余，阴常不足"以及常须肺胃双调之特点。

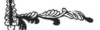

例3：廖某，男，7岁。1980年1月7日来诊。患儿昨日起咳嗽有痰，流清涕。纳食不佳，大便稍干，睡眠尚可。身有微热，体温37.4℃。舌尖红，苔薄白，脉浮细。咽红，扁桃体Ⅱ度肿大。

据证分析，咳嗽、有痰、流涕，系属风邪犯表；大便稍干，身有微热，系属胃中蕴热，咽红肿，亦为风热上熏。此皆肺胃二经之证也。故治当疏解风热，双清肺胃，佐以利咽化痰之品。方投：

荆芥穗9克，桔梗9克，防风6克，牛蒡子9克，大青叶9克，连翘9克，黄芩10克，知母9克，淡竹叶9克，莱菔子9克，炒三仙各6克，甘草3克。

服上药3剂，咳轻涕止，身热亦退。上方去防风，加杏仁9克，浙贝母9克，续服3剂，咳止痰消，咽已不肿，大便亦畅，纳食有增。嘱其多食蔬菜、水果，少吃生冷、冰镇之食饮，以防反复。

按：退热之法，如系表邪，则宜汗、宜清；如系内热，则宜消、宜下。如表里兼病，则先解表，后和里，或表里双解。本例平素纳少便干，近因风邪新感，故治宜表里兼顾，两清肺胃。否则低热亦可转为高热。小儿易寒易热，自应注意及之。

例4：李某，男，2岁。1980年4月21日来诊。患儿咳嗽，流涕两天，不发热。近半年来反复感冒，咳嗽3次，咳重则微兼喘，痰声重。近月来，食欲不佳，夜间肛痒，曾发现蛲虫。

查：咽红不肿，舌苔薄白。

此乃外感风邪，内有食滞，兼以虫患，故治宜疏风清肺，消食导滞，兼以杀虫为法。处方：

　　杏仁9克，紫苏6克，黄芩6克，焦三仙各6克，云茯苓9克，前胡6克，焦槟榔9克，百部9克，芥穗9克，甘草3克，枇杷叶9克。

　　上药服3剂。诸证悉减，继以清肺理脾之剂调理3剂而愈。服药期间，还嘱家长每日晚用纱布蘸食醋少许，涂擦患儿肛门周围，连续涂擦一周，并每日换洗衣裤。

　　按：证如所述，本例患儿经常感冒，甚则咳喘。昨起又因重感冒而流涕，咳嗽，但不发烧。平素容易积食，兼有蛲虫。据证分析，显系风邪袭肺，热滞化痰。兼之内夹食热，又有虫扰，故以疏风清肺，兼以导滞，少佐杀虫之品为治，而能取效。至于每晚用食醋涂擦肛门周围，以治蛲虫，则系因蛲虫每于夜间爬出肛门排卵，故届时以食醋涂擦，可以杀死虫卵。如此内服槟榔、百部以杀虫，外用食醋以灭卵，可谓内外合治之良法也。

哮　　喘

　　小儿哮喘（支气管哮喘）是一种常见病，系反复发作的支气管变态反应性疾病。本病相当于中医学中的"哮症""哮吼""齁鮟"等。中医学中，还根据不同的发作情况，有不同的称谓，如在哺乳期发病者，称为"奶哮"；突然发作者称为"暴喘"。

　　小儿哮喘临床表现：突然发作，气促喘急，喉中有哮鸣声，痰多不易咳出；甚则抬肩撷肚，呼气延长，气粗胸满，或气乏息微，往往不得平卧。经过一段时间，咳出痰涎，略

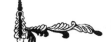

可平静，稍停又复喘促。调治之后，可逐渐缓解，但也有的历久不愈，经常发作，形体瘦弱，影响健康。

本病的发作特点是：婴幼儿发病前常有上呼吸道感染史，年长儿发作前可有过敏史。本病发作多在夜间，发作前常有鼻痒、喷嚏、咳嗽、胸闷等先兆，发作时表现为呼气性呼吸困难，甚或被迫端坐，面色苍白，额出冷汗，两肺满布哮鸣音。长期反复发作的患儿，可出现胸廓膨隆，身体瘦弱，生长发育受到一定影响。如果哮喘持续发作24小时以上不能缓解的，即称为哮喘持续状态，多有严重的呼气性呼吸困难，痰液多而黏稠，面色和指（趾）青紫，出汗，烦躁不安，甚可出现神志不清，呼吸衰竭。

一、肺脾两虚，风寒痰火，乃哮喘成因之两端

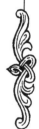

先师认为，小儿哮喘的主要成因，系由于肺、脾两经的气不足，不耐风寒所致。宋代儿科名医钱乙说："有肺虚者，咳而哽气，时时长出气，喉中有声，此久病也"（《小儿药证直诀》）。明代儿科医生薛铠也说："喘急之证，多因脾肺气虚，腠理不密，外邪所乘，真气虚而邪气实者为多"（《保婴撮要》）。由于气虚，抵抗力较弱，容易感受外邪，所以，在气候变化的时候，如果感受风热或风寒，原来有哮喘的小儿，最容易引起发作。

从上述情况看，小儿哮喘的发病因素，除脾肺气虚而外，其外感风寒、风热，也是重要的诱因。此外，中医学认为，"脾为生痰之源，肺为贮痰之器"，脾肺气虚，痰湿内生而阻于气道，运化不健而食滞内停，也都能引起哮喘的发作。明·万全在《万氏秘传片玉心书·哮喘门》中说："哮喘之症有二，不离痰火。有卒感风寒而得者，有曾伤盐水而

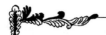

得者，有伤醋汤而得者，至天阴则发，连绵不已。"元·曾世荣《活幼心书》还说："䶎䶌一症，郭氏曰：小儿此疾本因暑湿所侵，未经发散，邪传心肺，定而为热。有热生风，有风生痰，痰实不化，因循日久，结为顽块，圆如豆粒，遂成痰母。细推其原，或啼哭未休，遂与乳食；或饲以酸咸，气郁不利，致令生痰；或节令变迁，风寒暑湿侵袭；或坠水中，水入口鼻，传之于肺，故痰母发动，而风随之，风痰渐紧，气促而喘，乃成痼疾。"由此看来，历代医家对本病病因的认识是比较全面的。除本体之虚弱外，时令气候变化，风寒暑湿侵袭，以及酸咸生冷、鱼虾腥物皆为本病发病之因，而痰浊内阻，气壅上逆，则为病理之本。

清代陈复正《幼幼集成》还对清代以前有关小儿哮喘的论述进行了总结，并结合自己的临证经验，全面反映了小儿哮喘的发病及证治实际。他在《幼幼集成·哮喘论治》中强调："夫喘者，恶候也。肺金清肃之令，不能下行，故上逆而为喘。吼者，喉中如曳锯，若水鸡声者是也。喘者，气促而连属，不能以息者是也，故吼以声响言，喘以气息名。凡喉如水鸡声者为实，喉如鼾声者虚。虽由于痰火内郁，风寒外束，而治之者不可不分虚实也。"这段论述不仅总括了小儿哮喘的概念、病因、病机，以及辨证论治原则，而且对于以哮和喘为主要特征的这一临床综合病证的发病原因归纳为痰火内郁，风寒外束，并指出其病位在肺，以肺金清肃之令不行，痰火内阻气道，气上喘逆，鸣息不通，哮吼发作。

哮喘为病，有虚实之分：根据临床所见，一般急性支气管哮喘多为热证、实证；一般肺脾气虚，反复发作，已成慢性的，多为寒证、虚证。因此，小儿哮喘之病的辨证，不外寒热虚实。但是，寒热的转化，虚实的互见，在临证时，尤

需给以注意。

二、发时平喘，缓时固本，为治疗哮喘之大法

先师强调，小儿哮喘，虽然是肺经的病，但局部和整体总是相互关联的，尤其是与脾胃的关系更为密切。而哮喘的发作，总有它的诱因，如外邪、痰湿、积食等。在治疗时，既要看到局部，也要照顾到整体；既要治标，也要治本。着重在于分别先后缓急。

在实际治法上，"若已发则散邪为主，未发则补脾为主"（《保婴撮要》）。

"凡久喘未发，以扶正为要，已发以攻邪为主，气短者参芪补之。火炎上者降心火，清肺金。有痰者降痰下气为主。阴火上逆者补阴降火"（《丹溪治法心要》）。

基于以上学说，在哮喘发作期，以平喘为主，采用宣肺、散邪、祛痰、定喘的方法。因喘急痰壅、肺胀胸满这类证候的出现，往往系因寒邪或风热使肺气闭塞所致；而痰火内郁，又会使肺气上逆，出现痰阻、气促。所以，宣肺、散邪实际就是开闭、降逆，使肺气肃降的功能正常。由于肺虚及脾，以致脾运不健，痰湿过多，就会上阻肺络而出现痰壅气促，所以，在宣肺、散邪的同时，必须祛痰，才能使喘促缓解而达到平喘的目的。

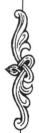

宋代王怀隐《大平圣惠方·治小儿咳嗽咽喉作呀呷声诸方》中指出："夫儿嗽而呀呷作声者，由胸膈痰多，嗽动于痰，上搏于咽喉之间，痰与气相击，随嗽动息，呀呷有声。其咳嗽大体同。至于治疗，则加消痰破气之药，以为异尔。"这里所说的"小儿嗽而呀呷作声"，实即哮喘，其病因在于胸膈伏痰，与气相击，冲击咽喉所致。其治法强调"消痰破

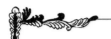

气"，也即是化痰下气降逆以平喘，这实为治疗哮喘的关键。

清代陈复正《幼幼集成·哮喘论治》说："凡哮喘初发，宜服苏陈九宝汤。盖哮喘为顽痰闭塞，非麻黄不足以开其肺窍，放胆用之，百发百中。"这里同时强调，哮喘之为病，内有稠固之顽痰，外为风寒之邪束闭。痰邪搏击，阻塞肺窍，肺气膹郁，逆而为患。所以，宣开肺气，化痰降逆是治疗哮喘的关键。

至于麻黄作为开肺平喘第一要药，可放胆使用，用量亦不宜过小，小则无效。这是陈氏经验之谈。对此，先师则认为，麻黄虽然能平喘，但其为发汗之峻剂，使用的剂量不要过大，小儿用 1.5～3 克，不超过 6 克。一般用炙麻黄，不用生麻黄。同时，甘草与麻黄宜等量。这样，既能发挥麻黄平喘的作用，也能避免它过于发汗的副作用。若属表虚自汗，肺燥虚喘的，最好不用麻黄，以免过于发散而致气阴两伤。即使确实需要者，也应配伍白芍、五味子等酸敛之品，以减轻其负面反应。

哮喘缓解后，以扶正为主。对小儿来说，扶正应着重于调理脾胃。一般脾胃较弱的小儿，消化不好，吸收不好，抵抗力就薄弱，不耐风寒，有哮喘病，如调护不好，就容易复发；如经常发作，又会使消化、吸收的功能减弱，以致形成恶性循环。有的哮喘反复发作的小儿，往往颜面苍白，或者面黄肌瘦，腹胀胸满，小便不利，或者尿频，四肢发凉，说明不仅是脾虚，肾气也被影响。因而，有些虚证哮喘，肺、脾、肾都要兼顾。

下面将先师临证治疗哮喘的辨证分型及习用方药介绍如下：

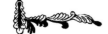

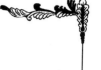

（一）风热哮喘

症见喘咳，气促，痰声辘辘，发热，有汗或无汗，唇红，舌苔薄白或薄黄，脉浮数。

治宜宣肺，清热，定喘。

方选麻杏石甘汤加味：

炙麻黄 3 克，苦杏仁 6 克，生石膏 9 克，黄芩 6 克，连翘 6 克，前胡 6 克，甘草 3 克。

无汗、痰甚、气促甚，加淡豆豉 6 克，莱菔子 9 克，葱白三寸。

热不甚、痰甚、气促甚，加紫苏子 6 克，白芥子 6 克，莱菔子 9 克。

（二）风寒哮喘

症见咳嗽喘促，面色苍白，喉间哮鸣，甚则张口抬肩，不能平卧、痰多，舌苔薄白，脉沉细或紧。

治宜宣肺，散寒，定喘。

方选小青龙汤加味：

炙麻黄 3 克，桂枝 6 克，细辛 1.5 克，法半夏 6 克，五味子 3 克，白芍 6 克，干姜 3 克，紫苏子 6 克，橘红 6 克，甘草 3 克。

气急、烦躁，加生石膏 12 克。

口渴喜饮，加天花粉 9 克，生石膏 12 克，去干姜、细辛。

小便不利，加赤茯苓 9 克。

咳甚，加苦杏仁 9 克，炙紫菀 9 克。

四肢厥冷、汗多，加制附片 6 克，大红枣 3 枚，生姜 3

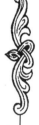

片，去干姜。

按：小儿哮喘，急性的以热喘为多，慢性的以寒喘为多。热喘多实，寒喘多虚。无论寒热，在哮喘发作时，都应首先考虑平喘。麻黄善于宣肺气，散风寒，为肺经专药，平素用以治热喘的麻杏石甘汤加味及治寒喘的小青龙汤加味，都是由《伤寒论》"麻黄汤"衍变而来的。麻黄汤治"恶风无汗而喘者"；麻杏石甘汤治"汗出而喘，无大热者"；小青龙汤治"伤寒表不解，心下有水气……或喘者"。麻杏石甘汤以宣肺气的麻黄为主，加上清气分实热的石膏，苦降的杏仁，清热润肺的甘草，故有宣肺、清热、降逆、润肺的作用，作为治小儿热喘的主方是行之有效的。至于寒喘，则应以温散、辛开、酸敛、苦降为治。小青龙汤中的麻黄、桂枝、细辛、干姜、半夏都是辛温药，佐以酸苦的白芍、五味子，补脾润肺的甘草，故能温散肺寒而化痰饮，对于风寒闭肺，气逆痰多的一般寒喘较好，作为治疗小儿寒喘的主方也是行之有效的。再根据病情，进行加减，也是必要的。但需注意的是，选用小青龙汤治疗偏于风寒的虚喘，在喘平之后，即应停服，改用其他方剂进行调理。

（三）肺虚痰喘

症见咳嗽喘急，胸满气逆，痰声辘辘，饮食不下，汗多，经常发作，苔白腻，脉缓。

治宜理肺、祛痰、平喘。

方选《尊生》定喘汤加减：

炙紫菀9克，葶苈子9克，紫苏子9克，五味子6克，法半夏6克，橘红9克，厚朴6克，苦杏仁9克，茯苓9克，甘草3克。

痰甚、大便干燥，加全瓜蒌9克，桔梗9克，去法半夏。

口渴、痰甚，加天花粉9克，海蛤粉9克，去法半夏。

汗甚、喘甚，加银杏仁9克，白芍6克，去紫苏子。

口淡无味，不思食，加黄芩6克，生稻芽9克。

（四）脾虚痰喘

症见喘咳痰多，气短体倦，食少无味，畏风，自汗，苔薄白，脉虚大。

治宜益气，和脾，定喘。

方选益气定喘汤加减：

党参9克，黄芪9克，茯苓9克，白术9克，炙紫菀9克，银杏仁9克，橘红9克，甘草6克。

咳嗽较甚，加款冬花9克，桑白皮9克。

自汗不休，加五味子6克，浮小麦9克，大红枣3枚。

痰甚恶心，加姜半夏6克，竹茹6克。

自汗肢冷，加桂枝9克，制附片6克。

（五）肾虚痰喘

症见咳喘痰多，自汗，耳鸣，气短，四肢逆冷，夜多小便，苔光，尺脉虚大。

治宜育阴，补肾，定喘。

方选育阴定喘汤：

制首乌9克，五味子6克，海浮石9克，炙紫菀9克，款冬花9克，补骨脂9克，麦冬9克，海蛤粉9克，甘草6克。

四肢逆冷不解，加制附片9克，肉桂3克。

纳差不思食，加陈皮9克，生稻芽9克，去麦冬。

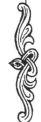

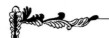

尿频，加菟丝子9克，桑螵蛸9克。

按：小儿哮喘为病，多因脾肺气虚，已在前面论及。关于虚证的治疗，在哮喘发作时，应看到正邪两个方面，往往是会出现正虚邪实的情况。如单一的补，则病邪稽留难去；如单一的攻，则正气会更加受损。补脾、补肾，应在哮喘稍微缓解时进行。小儿虚实容易转化，无论攻补，都不宜太过。同时，无论热喘或寒喘，往往伴有消化不良，即所谓夹食。食滞则容易生痰，故治疗时，除消食而外，还应着重祛痰。治食痰用枳壳、桔梗、莱菔子等；治热痰用瓜蒌、竹沥、天竺黄之类；治燥痰用贝母、知母之类；治湿痰用半夏、陈皮之类。而祛痰定喘、泻肺行水的葶苈子，清肺化痰、软坚散结的海浮石、海蛤粉，下气消痰、利膈宽肠的紫苏子等，对于小儿咳喘痰多者较为适宜。临证时，可根据病情选择，作为主方的辅佐药物。

三、哮愈善后，益肺健脾，是预防复发之关键

先师认为，小儿易虚易实，哮喘又是一个虚实互见的疾病，在治法上一般是攻（散邪）补（扶正）兼施，而最重要的是善后调理。中医主张："三分医药，七分调理"。脾胃的健全与否，关键在于饮食的调理，不能单靠药物去补。至于饮食，应当是以素食为主，辅以适量的鸡蛋和肉食之类。要多吃蔬菜，少吃油腻。加上注意卫生，加强锻炼，药物才能起到相辅相成的作用。反复发作的支气管哮喘如此，其他慢性病也是如此，这样是不难根除病根而趋于健康的。

先师主张，小儿哮喘经过治疗，喘吼平息，病情缓解以后，要防止其复发，必须善于调理，而调理的重点在于扶正

补脾。所以，临证时，常喜用清肺养脾汤作为善后之方。

清肺养脾汤：

南沙参 9 克，北沙参 9 克，炒白术 9 克，天冬 6 克，麦冬 6 克，茯苓 9 克，山药 9 克，莲子肉 9 克，橘红 9 克，桔梗 9 克，甘草 3 克。

上方可用 5 剂量研为细末，炼蜜为丸，每丸 6 克，每次 1 丸，日服 2 次。

四、验案选介

例 1：博某，男，10 岁。1980 年 7 月 28 日就诊。素有哮喘史，四天前咳喘又作，夜间为甚，痰黏咯之不利。咳喘甚，则不得平卧。出汗多，不发热。纳食一般，二便尚调。舌苔黄腻，脉象沉弦。

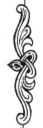

查：咽红，两肺可闻哮鸣音。

辨治：症如所述，此外感风寒，内蕴湿热，以致痰喘反复，久治不愈。钱乙治此等证，皆以"补脾"为主。至于如何补脾，应考虑脾为湿困，痰由湿生之义。降逆祛痰，湿去脾安，亦即补脾之义。凡哮喘发作期，应以平喘为主。而平喘之法，要在疏风散寒，清肺降逆，止咳化痰，则喘自平。方用麻杏石甘汤合二陈三子汤加味：

炙麻黄 6 克，杏仁 9 克，生石膏 10 克，茯苓 10 克，紫苏子 6 克，莱菔子 9 克，白芥子 6 克，黄芩 9 克，青陈皮各 6 克，神曲 10 克，法半夏 9 克，甘草 6 克。

二诊：服上药 8 剂，咳喘轻减，但夜间仍有轻微发作，痰仍不利，易打喷嚏。舌苔白腻，脉象弦滑。此为表邪痰湿未尽之象，仍以宣肺祛痰，除湿清热为治，以固疗效。方拟：

杏仁9克，瓜蒌9克，炙麻黄3克，知母9克，茯苓10克，连翘9克，荆芥穗6克，橘红10克，地龙6克，海蛤粉10克，生甘草3克。

三诊：服上药6剂，本已诸证悉减，睡眠平稳，夜亦不咳，但自昨日气候骤变，证有反复，喘咳又起，咽红肿，眼红痒，多汗，舌苔黄腻，脉弱。此属暑湿熏蒸，热邪灼肺，肺阴不足所致，治宜清肺平喘，除湿祛痰为法。方投：

杏仁泥9克，白菊花9克，大青叶9克，瓜蒌9克，款冬花9克，知母9克，海蛤粉9克，地龙6克，紫苏子9克，百部9克，桑白皮9克，甘草3克。

四诊：经服上方8剂，喘平咳止。继以清肺祛痰，兼顾气阴，以固疗效，并嘱家长注意调理为要。方用：

南沙参10克，麦冬9克，五味子6克，茯苓9克，苦桔梗9克，枳壳9克，款冬花9克，百部9克，炙紫菀9克，桑白皮9克，生甘草6克。8剂，水煎分三次服。

例2：陈某，女，11岁。1980年6月23日就诊。患儿哮喘反复发作两年余。此次发作于半个月前。经服中药14付，喘平，咳轻。睡眠、饮食均可，舌淡红，苔白，中根部微黄而腻，有齿痕，脉濡缓。

辨治：本例患儿虽服药后，证见缓解，但病情尚属不稳定阶段，若略感风寒，仍有可能再发咳喘痰多等证。因此，哮喘缓解后以扶正为主的治疗原则，如何掌握应用，还应根据具体情况具体分析。本例治疗应仍本前法，治以清肺气，化痰湿，亦即扶正之意。方投：

法半夏9克，橘红9克，茯苓9克，炙紫菀9克，款冬花9克，百部9克，知母9克，杏仁泥9克，苦桔梗9克，甘草3克，桑白皮9克，海蛤粉10克。

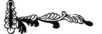

二诊：服上药9剂，诸证悉平。效不更方，继以温化痰湿，清补肺气为主，方用紫菀定喘汤，取其药味平和，加海蛤粉，有祛痰之功而又不腻。

炙紫菀10克，款冬花10克，杏仁泥9克，陈皮9克，云茯苓10克，苡仁15克，太子参10克，黄芩10克，炒扁豆10克，海蛤粉10克，百部10克，甘草3克。

上药续服8剂而愈。

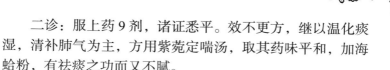

肺　　炎

小儿肺炎是一种常见病，一年四季都可发病，尤其是在冬春两季最为多见。一般临床表现为发热、咳嗽、气喘、颜面苍白，甚则出现青紫、喘憋、鼻翼扇动等症。

一、论肺炎，责之痰热壅阻，肺气郁闭

中医认为，小儿肺炎系由于外感风邪所引起的，属于温热病的范围。清代叶天士说："温邪上受，首先犯肺"，"春月暴暖忽冷，先受温邪，继为冷束。咳嗽痰喘最多"。这些论述，对于认识和探讨本病的主要侵犯部位、发病季节、原因及主要证候的表现，都是有帮助的。

肺为娇脏，司皮毛开阖，主一身气化，通调全身水道，下输膀胱，故其性以下降为顺，上行则逆。风邪犯肺，则肺气上逆，故发为咳嗽、气急等症；肺气上逆，又使水液运化不灵，水气阻滞，则凝而为痰，痰随气逆，则喘咳痰多；气滞则血滞，肺气阻塞，则血滞而不畅，所以出现颜面苍白，

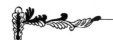

甚则有口唇、指甲青紫等血气瘀滞的现象。肺开窍于鼻，肺为热邪熏蒸，则清窍不通，津液受损，故出现啼哭不见涕泪，甚则有鼻翼扇动等症。

风邪犯肺，一般仍有风寒、风热之分。如系风寒，则证见恶寒、发热、头痛、无汗、口不渴、苔白腻。如系风热，则证见恶风、发热、有汗、口渴、舌质红、苔薄白或薄黄。但本病主要是温热病，也即是"先受温邪，继为冷束"而形成热为寒闭，由于热多于寒，往往寒从热化。所以，仍属于热证。肺热熏蒸，灼津炼痰，壅遏气道，以致肺气郁闭，而发本病。

温热病容易传变，而各脏之间又是互相影响的，故肺一受病，容易牵连到其他各脏。如高热稽留不退，侵及心包，则会出现神昏谵妄；如影响到肝，引起肝风内动，则会出现惊掣抽搐；如影响到脾，或素来就脾胃较弱，则会出现腹胀、腹泻。如病势不能及时被控制，形成正虚邪实，则可能出现心阳衰竭、内闭外脱等危重证候。

至于体质素弱的小儿，由于禀赋不足，容易感受本病。而其他疾患如表邪不解，形成肺闭，出现咳喘，可以转为肺炎，有的麻疹、百日咳，经治不愈，也可能合并出现肺炎。象这一类，往往病程较长，病情较重。因此，对于本病必须慎重地进行探讨和防治。

由于证有轻重，病有深浅，体有强弱，应加以区别，辨证论治。

二、治肺炎，法宜宣解开泄，须防变证

小儿肺炎，主要是由于温邪犯肺，肺气不宣，所以出现发热、咳嗽、痰多、气促、喘憋等症。《医宗金鉴·幼科》

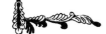

所称之"风寒喘急""火热喘急",以及近代中医书籍所称之"肺风痰喘""肺闭喘咳"等,皆系指本病而言。同时都指出了这是一种以发热、痰多、喘咳为主症的肺部疾患。

在治法上,采用宣肺、祛痰、清热、解毒、定喘、止咳为主。

闭者宜开。风寒、风热袭肺,皆使肺气闭而不宣,肺气闭塞,则郁而生痰,痰阻肺络,则肺胀喘急。宣肺、祛痰,也即是解表邪、去痰阻、开闭降逆,使肺气畅达。

热者清之。肺炎是一种热证,即使有寒邪,但内蕴热邪,故多见寒包热郁之证。单一解表,往往汗出而热不解,甚则持续不退。所以,在宣通肺气的同时,必须清肺热、解温毒。而用以解表的方药中辛凉应重于辛温,以免化热化火,或过于发散,使津液受伤。

肺炎喘咳,主要由于热邪温毒,毒盛则热盛,热盛则伤阴,他不同于一般的寒喘,治宜清凉,而不宜过早使用辛燥和收敛的药物,才能养阴降火,保存津液。

至于其他变证,如火热闭肺,发热持续不退,则应着重泄热;如出现昏迷、抽风,则应着重熄风、开窍;如出现气阴两虚,则应育阴潜阳。而小儿肺炎多为上盛下虚之证,如高热、喘憋、鼻翼扇动等热象不解,又同时出现四肢厥冷、小便清长、大便溏泄、腹胀等症,则应当考虑既要开闭泄热,又要存阴救逆。对心阳衰竭者,则应回阳救逆。

三、临床习用证方举例

(1)发热,咳嗽有痰,烦躁不安,面赤唇红,无汗或微汗,舌苔薄白,脉浮数(相当于轻型)。

治法:辛凉解表,清热开肺。

例方：麻杏石甘汤加味第一方：

炙麻黄3克，苦杏仁6克，生石膏12克，黄芩6克，金银花6克，连翘6克，板蓝根9克，甘草3克，淡竹叶6克。

汗多，加薄荷3克，桑叶6克，去麻黄。

咳甚，加前胡6克，枇杷叶6克。

喘甚，加葶苈子6克，莱菔子6克。

热甚，加知母6克，山栀子6克。

（2）高热不退，汗出，口干，烦躁不安，痰鸣气促，喘憋，颜面苍白，唇红，苔黄，舌燥少津，脉急数（相当于重型）。

治法：辛凉泄热，涤痰定喘。

例方：麻杏石甘汤加味第二方：

炙麻黄6克，苦杏仁9克，生石膏18克，连翘9克，板蓝根9克，知母9克，山栀子9克，鱼腥草9克，黄芩9克，甘草3克。

喘甚、痰多，加紫苏子6克，葶苈子6克。

口渴喜饮，加天花粉9克，玉竹9克。

大便干燥、腹胀满，加熟大黄6克，枳实6克。

（3）高热不退，痰鸣气短，喘憋，颜面青紫，精神萎靡，四肢厥冷，胸高腹胀，二便失禁，舌赤，干燥无津，苔黑，或舌光无苔，脉散大。

治法：扶正救逆，存阴开闭。

例方：生脉散加味：

党参9克，麦冬9克，五味子6克，玄参9克，生地黄9克，莲子心6克，菖蒲6克，天竺黄6克，连翘8克，甘草3克。

肺炎重证，还可能出现高热持续不退、昏迷、抽风、虚脱等症，根据病情作如下论治：

清肺泻热：适用于温邪化热。症见：高热持续或起伏，口干渴，烦躁不安，舌绛苔黄，脉洪、滑、数。方用三黄石膏汤加味：

黄连3克，黄芩6克，黄柏6克，生石膏12克，板蓝根9克，大青叶9克，知母6克，紫花地丁9克，赤芍6克，甘草3克。

开窍化浊：适用于热闭清窍。症见：神识不清，昏迷，或妄言谵语，狂躁不安，舌苔黄腻，脉洪数。方用清肺饮加减：

生地黄9克，生石膏15克，郁金6克，知母6克，山栀子6克，麦冬9克，菖蒲6克，黄连6克，黄芩6克，薄荷6克，甘草3克。

熄风镇惊：适用于肝风内动。症见：抽搐，项强，两目上视，甚则角弓反张，牙关紧闭，苔黄或白，脉弦滑。方用钩藤饮加减：

钩藤6克，天麻6克，清半夏6克，白僵蚕9克，水牛角6克（先煎），连翘9克，干地龙6克，生白芍9克，生桑枝6克，甘草3克。

回阳救逆：适用于心阳衰竭。症见：上盛下虚，高热气喘，四肢厥冷，汗多，舌尖赤，无津，脉虚大。方用参附汤加味：

人参9克，制附片9克，五味子6克，生龙骨9克，生牡蛎9克。

浓煎频服。

育阴潜阳：适用于气阴两虚。症见：精神萎顿，面色青

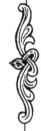

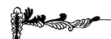

灰，两颧淡红，四肢厥冷，气急鼻扇，出冷汗，舌尖红少津，脉细数。方用复元汤加减：

红人参 6 克，制附片 6 克，熟地黄 9 克，生龙骨 9 克，生牡蛎 9 克，生龟板 9 克，生鳖甲 9 克，炙甘草 6 克，知母 6 克。

针灸疗法：

主穴：尺泽、列缺、肺俞。

高热：加曲池、合谷、大椎。

痰盛，加丰隆、太渊。

抽风，加行间、神门、照海。

昏迷，加中冲、内关、人中。

虚脱，灸气海、关元。

（4）小儿肺炎在恢复期，由于体质较弱，余热未尽，症见：低烧潮热，久咳不止，或纳差消瘦，脉细数，舌淡少苔。

治法：滋阴益气，清肺和胃。

例方：清和汤加减：

南沙参 9 克，麦冬 6 克，青蒿 9 克，黄芩 6 克，生稻芽 9 克，知母 6 克，桑白皮 9 克，地骨皮 9 克，甘草 3 克，枇杷叶 9 克。

小儿肺炎，发病急，变化快，护理与治疗都很重要，要注意清洁卫生，安静，要保持室内空气流通，但不要受风、着凉，衣被不要太厚。饮食方面宜清淡素食，尤其是痰多热重时，更不宜吃油腻香燥的食品。对危重患儿，应中西医结合，及时采取措施，给予输氧、输液等必要的疗法，才能提高疗效，缩短疗程，促进肺炎患儿早日恢复健康。

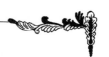

四、验案选介

例 1：刘某，女，1 岁 4 个月。住院号 6938。1964 年 12 月 14 日患儿咳嗽，发烧已 3 日余，纳可，二便如常，舌红苔黄，脉象浮数。查体：精神欠佳，咽红，扁桃体肿大 I 度，呼吸气促，略作鼻扇，心音有力，律整，两肺呼吸音粗，双下肺偶闻细小湿罗音，痰鸣音散在，体温 39.4℃，余症无殊。入院诊断为支气管肺炎，佝偻病。脉证合参，显系肺胃不清，表邪未解，浊热尚盛之象，故治以表里双解，辛凉重剂为法。方投：

炙麻黄 3 克，炒杏仁 6 克，生石膏 18 克，银花 9 克，连翘 9 克，浙贝母 6 克，桃仁 6 克，黄芩 6 克，鲜生地 9 克，薄荷 3 克，生甘草 3 克，酒大黄 4 克。

二诊：服上药 2 剂后，体温已有下降，食纳精神尚好。唯有唇干、口燥，舌边尖红，中心苔黄，仍烦躁时咳，指纹左浮紫，右隐伏，脉数有力。思其兼有食滞化热之虑，故宗原法，佐以清解化滞，再进 3 剂，诸证得平，调理而愈。

例 2：王某，男，6 个月，患儿咳嗽 20 余天，近 2 天来，痰多作喘，夜间身热烦躁，辗转不安。口渴、溲黄，大便正常，曾服西药未效。查体：发育营养中等，轻度鼻扇，咽红，两肺可闻喘鸣音，呼吸音粗。右肺上、后可闻及少量中小水泡音。体温 39.5℃，余证无殊。1964 年 12 月 5 日以喘息性支气管炎、肺炎收入住院。

中医辨证，高热、微汗，咳嗽有痰，喉中嘶嘶，纳差，舌苔黄腻，指纹紫赤至风关，当属肺气失于宣肃，湿痰内盛阻遏，气道因之不利。治用麻杏石甘汤、二陈汤化裁，以宣降肺气，清解肺热，化痰利气，止咳平喘。药投：

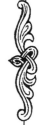

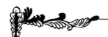

炙麻黄 3 克，杏仁 6 克，生石膏 15 克，陈皮 6 克，清半夏 6 克，云茯苓 9 克，荆芥穗 6 克，知母 6 克，苦桔梗 6 克，黄芩 6 克，生甘草 3 克。

配合少商、商阳二穴点刺出血。

二诊：服上药二剂，发热减轻，时有潮汗，唇焦苔黄，精神欠佳，咳嗽痰少，指纹紫滞。证属肺热未清，胃热尚炽，治宜肺胃双解，方用银翘散佐以清胃护阴之品加减：

银花 6 克，连翘 6 克，牛蒡子 6 克，桔梗 3 克，花粉 6 克，黄连 1.5 克，黄芩 6 克，知母 6 克，鲜芦根 9 克，淡竹叶 6 克，焦三仙各 6 克。

三诊：服前药增损 7 剂，热势已平，饮食增进，精神转佳，睡眠转安，唇润，舌苔薄微黄，脉微浮，唯余轻咳，乃余热未尽，仍以清热止咳为治：

菊花 6 克，连翘 6 克，炙桑皮 6 克，炙百部 6 克，炙冬花 6 克，橘红 6 克，桔梗 3 克，白僵蚕 6 克，生麦芽 6 克，枇杷叶 6 克，地骨皮 6 克，生甘草 1.5 克。

续服上药增损 5 剂，诸证悉解。

麻　疹

麻疹，是危害儿童的传染病之一，中医对于麻疹的防治，有丰富的经验和肯定的疗效。当前，由于对麻疹采取了各种有效的防治措施，发病率已经显著降低，但仍不免有散在流行。所以，进一步发挥中医的作用，推广中医中药防治麻疹的有效方法，对于提高和保护儿童的健康，仍有十分重

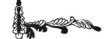

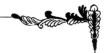

要的意义。

　　麻疹在祖国医学中最早的有关记载，如《内经》中的"丹疹"，张仲景《伤寒杂病论》中的"瘾疹""阳毒"，以及隋、唐时代的《诸病源候论》《千金方》《外台秘要》等书里面所称的"赤疹""丹疹""瘾疹""发斑"等病名都与麻疹有关。虽然，这些叙述还不够详细，而发疹性的疾病又有多种，上述这些病名也不是专指麻疹，但是实际上也包括了有关对麻疹的认识和治疗在内。从麻疹防治方法的发展来看，应当是导源于古代的这些著作的。

　　中国古代儿科，往往痘（天花）、疹（麻疹）并论，而992年（宋淳化三年）所编的《圣惠方》中，提出了天花与麻疹的分别，如谓"腑热生于细疹，脏热生于痘疮"，也即是后世用"麻肠痘骨"来解释这两种疾病不同因素的来源。

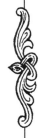

　　单纯记述麻疹症状的首见于《古今医统》中有关晋代名医支法存的记载。支氏曰："疹证发热之间，或咳嗽喷嚏，鼻流清涕，眼胞浮肿，腮赤，或目泪汪汪，或恶心呕吐，即是疹候。""疹证之发，多在天行厉气传染之时，临门比屋相传，轻重相等。"宋代儿科名家钱仲阳（1023—1104），在《小儿药证直诀》中提出："面躁腮赤，目胞亦赤，呵欠顿闷，乍凉乍热，咳嗽嚏喷，手足稍冷，夜卧惊悸多睡，并疮疹候，此天行之病也。"这里不单记载了麻疹的症状，同时也指出这是一种传染病。

　　陈文中（1241年）著的《小儿痘疹方论》，有这样的记载："凡小儿斑驳疹毒之病，俗言疹子，是肺胃郁热，因时气重发于外，状如蚊蚤所咬。"叙述了麻疹的病源、感染原因和它的症状。

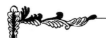

　　元代朱丹溪用诗歌体写出的"原序赋"等，也是很好的文献，对于麻疹的病源、辨证、方药都提示了一定的法规。

　　明代的儿科著作里如翁仲仁的《痘疹金镜录》，万全的《家传痘疹心法》、鲁伯嗣的《婴童百问》、龚言的《古今医鉴》、王肯堂的《幼科证治准绳》等，对于麻疹的鉴别，症状的记述，治疗的方法都有了很大的发展。由于 16 世纪以来，中国医学对于天花和麻疹的斗争，都取得了很大的成就，不仅是设立专科治疗痘疹，同时推行了人痘接种法来预防天花，也推行了口服药剂预防痘疹的方法（如三豆汤、丝瓜散、紫草根等），都沿用甚久，简易可行而又确有效果。清代儿科的著述也很丰富，夏禹铸的《幼科铁镜》、陈复正的《幼幼集成》、吴谦所辑的《幼科心法》、谢朴斋的《麻科活人全书》等，使我们对于麻疹的防治更有规律可寻。

　　还应当特别指出，在近代医学中，作为麻疹诊断依据的"科泼力克氏斑"，是由于在 1898 年科泼力克氏在病者口腔粘膜内发现有粘膜疹而定名。关于这一个问题，近人高镜朗医师在他所著的《古代儿科疾病新编》里谈到："对于麻证的粘膜疹，滑寿有独特的发现"。他引证《麻证新书》滑寿关于粘膜疹的描述而加以解释说："细细如针尖的白珠，密密地满口遍生。麻疹发出时，看见更多。疹收后，唇口破裂。"他说："那么，麻证在这时候，口里这种的病变，不是粘膜疹，是什么？"滑寿，号伯仁，晚号樱宁生，是元末明初襄城人（约在公元 1300～1375 年之间）。他后来迁到义真，又迁到余姚，是当时江南北、浙东西最有名的医生。

　　高镜朗医师谓："现代医学中，最早发现麻证的内疹的，首推丹麦的 Flindt 氏（1883 年），次为俄国的 Fiatow 氏（1895 年），而美国的 Koplik 氏（1898 年）则最迟。三氏皆

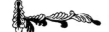

为 19 世纪末叶的学者，滑氏则是 14 世纪的医学权威"。"然则，今后对于麻证的黏膜疹，应当称为滑寿斑，或滑氏斑，即按国际学术界的惯例，亦应称为滑科二氏斑。不必，也不应该专用外国姓氏。"

我们认为高镜朗医师的说法是正确的，同时他的提议把科氏斑改称为滑氏斑也是应当的。

从以上概略的历史来看，祖国医学对于麻疹的贡献是丰富的，多方面的，古人积累的宝贵经验，是应当继承和值得推广应用的。

一、麻疹病源，缘于胎毒、天行，并时气

麻疹，是一种热性病，古人认为是由于胎毒、天行、时气所引起的能够传染的一种疾病。在近代医学里面，是属于滤过性病毒类所致的急性传染病。

明代王肯堂解释麻疹及其病源都很详细，他说："麻疹浮小而有头粒，随出即收，不结脓疱。北人谓之糠疮，南人谓之麸疮，吴人谓之痧，越人谓人瘄，古所谓麻，闻人氏所谓肤疹是也。"从这一段描述我们可以看出麻疹与天花的分别。同时，由于当时麻疹在我国流行甚广，因各地习惯不同，对于麻疹的名称也不一致。

王肯堂还谓："（麻疹）与前所谓脾为疹者不同，小儿有出一二次者，出轻而日数少者，名奶疹子，出稍重而日数稍多者，名正疹子。又出于痘前者，名奶疹子，出于痘后者，名正疹子。"说明了麻疹与幼儿急疹及风疹是有差异的。未足四五个月的婴儿，由于其母亲已患过麻疹，则可经胎盘而获得被动免疫功能，故不患麻疹。幼儿急疹一般突发高热，持续 3~4 天，又突然下降，随即出现皮疹，1~3 天皮疹亦

即消失。风疹的传染性虽较麻疹为低，但不只传染一般儿童，即哺乳儿也能受感染，同时其证候经过也较轻快，这些都是有别于麻疹的。

根据近代医学分析，麻疹病毒甚为活泼，由点滴（飞沫）直接传染，传染力极强，疾病初起传染力最大，在皮疹末期即消失。疾病痊愈后遗留终身免疫性。

在人烟稠密之处，大多数人在小儿时已患过麻疹，故麻疹为一小儿病。

在大城市，麻疹系地方病，在较小城市，每隔3~5年流行一次。因其传染力甚强而有一般感受性，故麻疹流行甚速，蔓延极广，但疫势消退亦快。

二、麻疹病理，乃由肺胃郁热，毒外发

祖国医学于麻疹的病理分析，认为是一种肺胃的热毒，与季节、气候都有一定的关系。

董及之《斑疹方论》说："小儿斑疹本以胎中积热及将养温厚，偶胃中热，故乘时而作。"

陈文中《痘疹方论》说："凡小儿斑驳疹毒之病，俗言疹子，是肺胃郁热，同时气熏发于外。"

万全《痘疹心法》说："治疹专以肺为主"，"手掐眉目唇鼻及面者，肺热证也。"

朱丹溪说："毒起于脾，热流于心，始终之变，肾则无证。脏腑之伤，肺则尤甚。"

王肯堂说："未出痘疹者必感而出，虽曰胎毒，未有不由天行者，故一时传染，大小相似。"

从以上引证可以看出，古人对于麻疹的认识非常明确。归纳起来，麻疹是由于"内蕴热毒，外感天行"所致的病毒

性疾病，冬末春初，最容易发病，亦最容易被传染。

近代医学认为，麻疹的病原体存在于患者口鼻眼黏膜之分泌液及血液皮肤中，主要病变是皮肤深层毛细血管产生增生性及渗出性反应，肺脏、肠、胃、肝、脾和全身组织都受到影响。结合麻疹所表现的主要症状，中医注重于患者肺、胃、心、脾等与麻疹发病的关系是正确的，是与近代医学的认识相吻合的。

麻疹是发于六腑的病，"腑属阳，其病本浅，故易出易收"（《幼科证治准绳》），"麻疹初出，全类伤风，发热咳嗽，鼻塞面肿，涕唾稠黏，全是肺经之证。有末传泄利者，有一起即兼泄利者，肺与大肠相表里，表里俱病也"（同前）。由此归之，麻疹是属于阳证、实证、热证，表里俱病的范畴。

三、麻疹正常病程分初、中、末三期

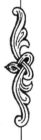

麻疹的主要症状是：发烧（一天比一天高），咳嗽，鼻流清涕，眼泪汪汪，眉部微红，两腮微肿。初起在口腔内、齿龈上有粟形小白点，耳轮、指尖发凉。发疹时耳后、背部先现，朵朵如红云。

麻疹正常的病程经过是：发热3~4天，发疹3天，收没3天。

（1）发热期（即初期，或疹前期）：初起颇象感冒，精神疲倦，饮食减少，咳嗽喷嚏，鼻流清涕，眼泪汪汪，发烧，时而烦躁，耳轮和指尖发凉，口腔内有粟形小白点的内疹。

（2）发疹期（即中期或出疹期）：发热3~4天后，咳嗽越见加剧，热度越见增高，开始发疹。最初见于耳后及背部，逐渐由颜面、颈项，自上而下地蔓延到全身和四肢。形如麻粒，色如桃花，"隐隐皮肤之下，磊磊肌肉之间"，头部、

背上最密，膝头和臀部较疏。手足心都见点，即示已经出齐。在发疹期，患者往往有轻度沉迷，幼儿间或亦有轻度痉挛。小便减少，大便泄利。

（3）收没期（即末期，或疹退期）：疹子出齐1~2日以后，发热减退，从头面、躯干、四肢逐渐隐退消失，一般症状也感觉轻快，咳嗽减轻，四五天后，皮肤有糠状脱屑，短时间内表皮可留有棕色痕迹，但很快地即可以恢复正常。

四、麻疹临床分类有顺、逆、险三证

麻疹在临床上由于各种因素的不同，所表现的证候也有所不同，根据证候轻重的表现，在临床上分为顺、逆、险三个类型。顺证的经过比较良好，逆证较重，险证多难治或危急。

（1）顺证：一般发育正常、身体健康的儿童，在发病时，又遇气候温和，在一定的过程中，经过良好，只要调护得宜，即使不用药，也能痊愈。

（2）逆证：部分身体较弱的儿童，在发病时，又遇气候不良，暴冷暴热，以致当出不出，当收不收，容易酿成其他病变。对此应注意医药调治。

（3）险证：个别的儿童，身体素弱，或因外感内热大甚，或早伏有其他病患，以致疹出不透或一出即收，变证危急，多属难治，更需抓紧治疗。

顺逆是相对的，险证是由于逆证的变化而产生的。顺证须注意其调护，不要让其逆转；逆证须注意其变化，抓紧治疗，使其转逆为顺；险证需注意其发展，争取化险为夷。

总之，顺、逆、险三证是可以互相转化的，在临证时应随时注意，尤其着重于防逆救变，必须从各方面加以仔细

观察。

一般讲，判断麻疹的顺逆，主要从麻疹的颜色，出现时的部位与快慢，以及一切症状表现来分辨：

"麻疹色红者吉，色赤者重，色黄者危，色黑者死。"（《麻科活人全书》）

"凡看麻疹，分阴阳两部，头为诸阳之首，面为阳中之阳，背为太阳，四肢外向为阳，胸腹为阴中之阴，四肢内向为阴，腰亦为阴。阳部多而阴部少者为顺，阴部多而阳部少者为逆。"（《麻疹全书》）

"凡瘄（麻疹），五液兼见者顺，二三液不见者逆，一液不见者死。"（《麻疹阐注》）

总之，麻疹由头面发起，遍及背胸四肢，向阳部分较多者为顺；见点后，面部不出，全身不透者为逆。

神识清楚，睡眠安定的为顺；目闭不开，昏沉不醒为逆；神识昏迷，时发惊厥的是险证。

身热有汗，面色红润的为顺；无汗，肢冷，面色青滞的为逆。

咳嗽声音爽朗的为顺；声嘶痰壅的为逆；气急、鼻翼扇动，口唇青紫的为险。

腹泻，大便夹风涎，小便通畅的为顺；大便秘结，小便短涩，或水泻，或夹痢疾，或便血者，多为逆证、险证。

麻疹形色细密红润，收没不过早的为顺；疹出困难，或收没过早为逆；疹子只在皮下隐隐，欲出不出，欲透不透，或一拥而出，一出即收，疹子颜色紫黑灰暗的都属险证。

由于气候环境影响，身体的强弱，或医药护理条件的限制，是发生各种不同变证的原因。即以当出不出而论：有因风邪所闭的；有因火毒所闭的；有因食积所闭的；有因痰湿

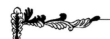

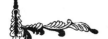

所闭的。同时，如果兼有风寒、内热、食滞，也容易引起麻疹欲透不透，或者是收没太快。另外，如果过早使用下剂，或过用下剂，或个别儿童因正气虚弱，不能使疹毒外透，都会产生变证。

总之，麻疹的变化虽大，但是否发生变化，关键在于疹子是否能出透。因此，对麻疹的治疗，一开始就必须非常慎重。

五、麻疹常证治法述要

如前所述，麻疹一般分为发热期（亦称疹前期）、发疹期（亦称出疹期）、收没期（亦称疹退期）三个阶段。从发生到收没，有一定的过程。因为它是由内而外，由里及表，所以在治疗方法上以宣透清解为主。初期尤为重要，如已确诊为麻疹，即须透发，使疹毒外透；中期疹已外达，仍宜顺势宣透，使其完全出齐；末期疹已出透，应当清解托免，使其逐渐收没。

初期着重在于透发，应以治疗本病为主，用药宜专，往往麻疹一透，其他兼证亦随之而轻减或消失，不要因为一时大便干结而用苦寒泻下之剂，亦不要因为咳嗽较重而加止咳宁嗽之药，以免疹毒内滞而发生逆转。

在发疹期，每天早、午、晚，患儿较为烦躁，疹子也显得格外红透。过一段时间，又比较安静，疹子的颜色也稍淡。这也是正常的，在这重要的阶段，治疗仍以宣透清解为主。

在出疹期间，患儿往往有轻度沉迷，幼儿还可能出现轻度惊掣，但均无碍。同时，一般都兼有小便减少或大便泄泻的情况，也无大妨碍。

在这一阶段，由于体质有强弱，病毒有轻重，所以麻疹出透与否，应以精神是否安定，呼吸是否均匀，神志是否清楚，经过是否轻快，以及是否有汗、涕、泪、唾液、小便等方面来分析观察。根据患儿的身体情况不同，有些患儿手足心部位麻疹显露又多又透；有的只隐约可见。这种表现不可能每个患儿都一样，只要一般情况都正常，治疗上就不要过于升提。

总之，在整个麻疹治疗过程中，初期不宜过多使用寒凉药，过早地去退热；中期不宜使用收敛性药去止咳；末期不宜过于滋补止泻。而应着重于宣透、清热、解毒。其中宣透一法，使用辛平、辛凉药应重于辛温。如过于表散，会使津液受伤。热性病着重要存阴，但又不宜滋腻。过于滋腻，会使疹毒内滞不易外达。

六、麻疹初期常用方剂举例

麻疹初期的治疗最为重要，法当以宣透为主，以使疹毒外达。方药不外辛凉透解之剂，如粉葛根、牛蒡子、荆芥、防风、金银花、连翘之类。发呕者加竹茹，燥热甚者加黄芩，鼻衄者加白茅根、藕节，表不透或腹泻较剧者加升麻，小便赤涩者加木通。

习用方为：葛根解肌汤加减：

葛根6克，牛蒡子6克，荆芥6克，防风6克，金银花6克，连翘6克，桔梗6克，淡竹叶3克，芫荽3克，甘草3克，前胡6克。

七、麻疹中期常用方剂举例

麻疹一经透发，每日早、午、晚或夜半疹点格外显红显

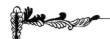

透，粒粒如麻，甚则重叠，多则成片，遍于身体各部，疹脚粒粒浮起皮上，即是麻疹发潮期。这样经过三天，正是重要阶段，在治疗上仍以清解透发为主，使疹毒依次完全外出。可根据前方，加减化裁。于发疹阶段可酌加升麻；胃热重，舌苔焦黄，可酌加黄芩、石斛；表邪重，可酌加苏叶、前胡；如舌绛，大渴引饮者，可酌用石膏、知母、麦冬、花粉、生稻芽等，疹色红紫酌加丹皮、赤芍；疹色淡而不红，酌加紫草、浮萍；小便短黄或赤涩，可酌加木通、鲜芦根。

习用方为：升麻葛根汤加减：

升麻6克，葛根6克，牛蒡子6克，金银花4克，连翘9克，桔梗6克，荆芥6克，防风6克，甘草3克，淡竹叶6克。

在麻疹已经外透肌表，如果经过轻快，发疹正常，宜顺势透解，但不要过于发表、升提，如椿芽、芫荽、升麻、三椿柳之类药物要斟酌使用，以免发汗过多，耗伤津液。

八、麻疹末期常用方剂举例

麻疹既已出齐，继之即为收没期。在收没期，疹点渐退，热亦下降，咳嗽、目赤等症状次递消失，宜解其余毒，以促进恢复。

习用方为：清解汤加减：

金银花9克，连翘9克，黄芩6克，蝉蜕3克，木通3克，桔梗6克，生稻芽9克，花粉6克，荆芥3克，淡竹叶6克，甘草3克。

在清热解毒的阶段，总以二便通利为要，同时要留意饮食起居上的调养。余热不尽，仍然发烧的，可以酌加知母、青蒿、地骨皮；如咳嗽不止，可以酌加桑白皮、浙贝母、紫

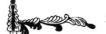

菀、款冬花、枇杷叶；大便干燥，可酌加熟大黄；小便短
黄，可酌加车前草；食欲不振，可酌加炒神曲、炒枳壳等。
如有其他兼证，亦应斟酌情况，随证施治。如：

疹后低烧潮热，纳差食少，面黄肌瘦，精神不振，宜调
理脾胃，方用异功散加味：

北沙参 9 克，炒白术 9 克，茯苓 9 克，陈皮 6 克，知母
6 克，黄芩 6 克，嫩青蒿 9 克，焦三仙各 6 克，炙甘草 3 克，
地骨皮 9 克。

疹后久咳不止，间有低烧，口干、多汗，宜养阴清肺，
方用沙参麦冬汤加减：

南沙参 9 克，麦冬 6 克，炙紫菀 9 克，白前 9 克，款冬
花 9 克，知母 6 克，连翘 9 克，桑白皮 9 克，地骨皮 9 克，
甘草 3 克。

痰多者，可酌加浙贝母、桔梗；纳差者，可酌加炒神
曲、焦麦芽。

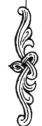

九、麻疹的变证及其治疗

由于气候环境的影响，身体的强弱，或医药条件的限制
等各种不同原因，少数患者可能发生各种不同的变证。如风
邪、火毒、食积、痰湿等过盛，都能使麻疹闭而不透，出现
当出不出、见点不透或收没太快等逆证、险证。兹分别其情
况如下：

1. 当出不出的情况

麻疹只在皮下隐隐，欲出不出，欲透不透，或者一出就
隐没了，这些情况都很严重。造成这种严重的变证，有以下
几个原因：

如面色微青，舌苔微白，洒淅恶寒，毛窍竖起，鼻塞气

粗，喘闷不宁，甚则角弓反张，手足拘挛，脚冷，大便清利，小便短少，口渴，无汗，脉浮紧，舌质红，苔白。此是原于风邪所闭，宜重用荆芥、防风、葛根、前胡、葱白等药发散，以宣透解表。

习用方为：荆防败毒散加减：

荆芥9克，防风9克，薄荷3克，羌活3克，前胡6克，葛根6克，升麻3克，淡豆豉9克，牛蒡子9克，葱白3寸。

若手足痉挛，目睛上视，另用水牛角10~15克，锉为粗末，煎水兑汤药服。

如发热，面红，目赤，肌肤焦热，舌燥唇裂，甚则气喘狂叫，神昏谵语，扬手掷足，喜就凉处，大便闭塞或泻痢，脉洪数，舌质红，苔黄燥。此是原于火毒所闭，宜重用黄芩、黄连、知母、犀角、栀子、大黄等药透解，以消火解毒。

习用方为：凉膈散加减：

黄芩8克，黄连3克，山栀子6克，连翘9克，熟大黄6克，薄荷6克，牛蒡子9克，金银花9克，知母6克，甘草3克，鲜芦根12克。

若出现神昏谵语，加水牛角粗末9克、石菖蒲6克。

如面色微黄，四肢懒动，吞酸嗳腐，身热口燥，胸膈痞满，甚至腹胀硬、昏睡、气急、便闭、脉缓、舌苔黄腻。此原于食积所闭。宜急用黄连、石膏、蒌仁、大黄等药，消食导滞，佐以透解。

习用方为：和胃汤加减：

连翘9克，枳壳6克，葛根6克，炒神曲9克，莱菔子9克，黄芩6克，青皮6克，厚朴6克，茯苓9克，甘

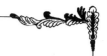

草 3 克。

　　若腹胀硬、昏睡、气急、大便不通，加熟大黄 6 克，黄连 3 克。

　　如痰涎满口，喉间有声，气急发喘，咯痰不出，脉滑，舌苔白腻。此是原于痰湿所闭，宜于疏散药中，佐以胆星、蒌仁、竹沥等药，以涤痰平喘。

　　习用方为：葶苈丸方加减：

　　葶苈子 9 克，瓜蒌仁 9 克，桔梗 9 克，连翘 9 克，胆南星 6 克，莱菔子 9 克，白芥子 6 克，枳壳 6 克，甘草 3 克，竹茹 6 克。

　　若高热、神昏、大便不通，加菖蒲 6 克、熟大黄 6 克。

　　以上四种闭证，俗称"闷疹"，应如上述随证论治，若疹点已现，证见轻减，即以清凉宣透之剂为治。

2. 见点不透的情况

　　麻疹在一定过程中，如因风寒闭塞而出不透彻，症见身热，无汗，头痛、呕恶，疹色淡红而黯者，宜在升麻、葛根、桔梗等升提药中加川芎、紫苏等药。

　　如因毒热壅滞，症见面赤，身热，谵语，烦渴，疹色赤紫滞暗者，宜加黄连、石膏等药。

　　如因正气虚弱，症见面色㿠白，微热，神倦，疹色淡而不红，不发热，脉迟缓，有虚竭现象者，宜加用参、芩等药。

3. 收没太快的情况

　　发疹期间，一出即收，或仅一二日即收，均属麻疹收没太快。如因外感引起，宜用荆防、麻黄等药以透解；如因积食所引起，宜于透解药中，佐以神曲、莱菔子等药；如现遍身青紫，腹胀喘促，溺涩脐突者，是为毒滞血凝，伏匿肌

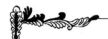

表，最为危险，宜用凉膈散加麻黄、石膏、葶苈、大黄等药以挽救之。

在麻疹当出不出，或收没太快，而又用药不及之际，可选用以下外治之法，以应急需：

其一，可用好白酒 2~3 两，用开水烫热，用洁净白布小毛巾蘸热酒擦熨。顺序为：先从头面、前胸、后背熨起，一直到四肢，手脚掌心，熨擦遍后，用被覆盖，取微汗，疹子可望继续透出。

其二，用鲜芫荽四两，煎水，煮沸后去渣取汁，加入白酒一小杯，用布蘸汁，遍擦全身，以皮扶红润为度，效果也很好。

使用这些方法时，要事先准备好，不要当风；擦熨时，手要轻，动作要快；擦熨后，用被盖好，让患儿安静，微微取汗，有助于疹子透出。

当出不出或收没太快，均指发疹期而言，如疹出较稀，但无他证，就不要过于升提。

十、麻疹常见合并症及其治疗

1. 麻疹合并肺炎

中医认为，麻疹为"五脏皆见病证，肺经见证独多"的一种全身性疾病，因而最常见的合并症是肺风喘嗽。《痘疹传心录》云："疹出紫色没早，喘急不嗽，口张肩耸，胸膈如龟，舌干唇燥。"古人谓为"邪火炽甚，肺窍窒塞。"

根据症状，这些描述即相当于现代医学所称的肺炎。麻疹合并肺炎，是麻疹患儿最容易续发的一种疾病。由于疹毒的关系，它不是一般性的肺炎，而是麻疹合并肺炎，又不是单纯的麻疹。疹前期或出疹期，如风寒、风热闭肺，或热毒

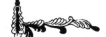

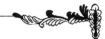

过盛，都能引起合并肺炎。已经合并肺炎，则又会影响麻疹的顺利透发，疹毒内蕴则又会使肺炎加剧。所以这种合并症是很严重的。但如能使疹毒外透，则肺炎亦可随之减轻。

在治法上，清热解毒既适用于麻疹，也适用于肺炎，而宣肺解表，使毒邪外达，对二者也是相宜的。至于选方用药，则应作具体分析，随证论治。兹分述如下：

风邪闭肺：症见发疹后 4～5 天，高热不退，咳嗽痰喘，呼吸迫促，口唇、指甲青紫发疳，鼻翼扇动，胸腹下陷，四肢发厥（热深厥深），无汗或少汗，疹点照常外透，脉浮紧，舌质红，苔薄黄。对此应急予清热解毒，祛痰止咳，宣肺定喘。一般可选用麻杏石甘汤加味：

炙麻黄 6 克，杏仁 9 克，生石膏 15 克，金银花 8 克，连翘 9 克，牛蒡子 9 克，薄荷 3 克，葛根 6 克，甘草 3 克，浙贝母 9 克，知母 6 克，前胡 9 克，淡竹叶 6 克。

热毒内蕴：症见高热不退，咳嗽喘憋，疹色深红紫暗，密集成片，出现鼻衄，唇焦，脉洪数，舌干少津，苔黄。对此，治宜清肺泄热，方选石膏汤加味：

生石膏 15 克，知母 6 克，黄芩 6 克，黄连 3 克，牛蒡子 9 克，大青叶 9 克，连翘 9 克，山栀子 6 克，丹皮 6 克，甘草 3 克。

毒热内陷：症见高热持续或起伏，烦躁不宁，咳喘不解，呼吸困难，或病情较重，出现神识不清，两目上视，脉沉数，舌质红，苔黄。对此，治须解毒清心，方选败毒饮加减：

生石膏 15 克，黄连 3 克，山栀子 6 克，菖蒲 6 克，连翘 9 克，知母 6 克，黄芩 6 克，麦冬 9 克，赤芍 6 克，丹皮 6 克，水牛角 15 克（先煎），生稻芽 9 克，甘草 3 克。

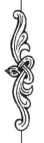

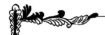

惊厥抽搐：症见项强，两目上视，甚则角弓反张，牙关紧闭，或四肢抽搐，脉弦紧，舌苔薄黄。对此，应治以平肝熄风，方选钩藤饮加减：

钩藤 6 克，水牛角 15 克（先煎），菊花 9 克，白芍 6 克，干地龙 6 克，蝉衣 3 克，天麻 6 克，黄芩 6 克，甘草 3 克，生桑枝 12 克。

虚弱衰竭：年龄幼小或先天不足的患儿，由于体弱，容易引起衰竭，出现气阴两竭之虚脱。症见发热烦躁，咳嗽不爽，唇干齿燥，脉虚数，舌净无苔。对此，治宜益气育阴，方选复脉汤加减：

党参 9 克，麦冬 9 克，五味子 9 克，白芍 9 克，生龟板 9 克，生牡蛎 9 克，知母 6 克，生地黄 9 克，炙甘草 2 克。

如阳气衰竭，症见精神萎靡，颜面苍白，出冷汗，手足不温，呼吸短促。对此，治当回阳救逆，方选参附汤加味：

红人参 6 克，制附片 9 克，生龙骨 9 克，生牡蛎 9 克，干姜 3 克，炙黄芪 15 克，炙甘草 6 克。

或用红人参 6 克，制附片 9 克，浓煎，频服。

2. 疹后咳嗽

麻疹若已收没而咳嗽仍然不止，咳声接连不断，咳时多痰，这是由于肺胃余热所致，应清热宁嗽，宜用桔梗、栀子、黄芩、桑白皮、前胡、知母、浙贝母、麦冬、甘草。

若咳久声嘶，口唇干燥，宜用紫菀、麦冬、马兜铃、黄芩、牛蒡子、花粉、桔梗、甘草。

3. 麻疹并发喉炎

症见咳嗽声嘶，咽红喉痛，吞咽困难，发热恶寒，烦躁不宁。此乃毒滞咽喉，治宜宣肺利咽，方用玄麦甘桔汤加味：

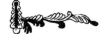

玄参6克，麦冬6克，桔梗6克，甘草3克，金银花9克，连翘9克，牛蒡子9克，蝉蜕3克，淡豆豉6克，鲜芦根9克，薄荷3克。

4. 疹后泻痢

麻疹总以二便通利为顺，疹后泻下黄赤稠黏，是一种正常现象，可在一般清热解毒的药剂中，加用酒制大黄，以因势利导，热解而泻亦自止。若是小便短赤，可于清解药中加用云茯苓、泽泻、木通、车前子等。

如热邪内滞，下迫大肠，症见腹痛、腹泻，下利风沫，或泻时下迫。对此，治宜清热通利，方用葛根芩连汤加味：

葛根6克，黄芩6克，黄连3克，金银花9克，熟大黄3克，枳壳6克，焦山楂9克，甘草3克。

若积热过甚，在麻疹收没以后，并发痢疾，症见里急后重，下利赤白，在治疗上应清热导滞，药用银花、连翘、厚朴、赤芍、焦楂、黄芩、枳壳、熟大黄、槟榔、甘草。

大凡麻疹作泻，热证居多，也有个别的患儿，因于平时饮食不慎，脾胃虚寒，在疹后久泻不止，四肢冰冷，肚腹不热，口不渴，小便不赤，宜用六君子汤调理脾胃。

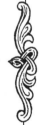

5. 走马牙疳

古人谓"热邪疳气，直壅上焦，其变甚速，故有走马之喻。"走马牙疳，也是麻疹常见的并发症，由于平素爱吃香甜辛燥的食物，或者由于营养过于缺乏，在出疹子的时候，容易引起这类疾病。主要原因系由于热邪稽留在肠胃，余毒上攻所致。

症见在麻疹收没后，余热未尽，起初口内有臭气，逐渐牙齿变黑，牙龈溃烂，发生脓疱，甚则满口唇舌赤烂，大小便艰涩，宜用清热解毒药加用通利之品；如果发现齿龈泛

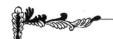

白，口发恶臭，牙齿脱落，颊部肌肉坏死，穿腮破唇而见骨，则预后较差，容易引起严重后果，应当在刚发病时即应注意调治，可用内服白虎汤加栀、柏、芩、连、大黄、青黛、儿茶以泄热解毒，外用枯矾研细涂患处，以收湿敛疮。

另外，苋菜秆晒干研细约6克，加冰片1克，熊胆1克，硼砂1克，人中白1克合匀，共研极细末，擦涂患处，临床用之，亦很有效。

除上述而外，麻疹容易并发的疾病还有百日咳、口疮等，如果小儿原有潜在性结核，疹后趋于活动的，即一般称之为"麻后痨"。

总之，由于麻疹与肺胃的关系最为密切。一般呼吸道和消化道的疾病在发疹期和疹后期都容易感染。在治疗上应着重疏托、清解。疹毒能够顺利出净，余证也能随之而减轻。根据临床的经验，在发疹期总以治疗本病为主，收没后如有其他兼证，则见病治病，同时着重患者的具体情况，分别予以论治。

十一、麻疹的一般护理与禁忌

一切疾病的护理都非常重要，护理得宜，不仅可以早期痊愈，而且可以减少并发其他的疾病。所以，古人有"三分医药，七分调理"之说。小儿的疾患，主要靠家长的妥为照应。尤其是在传染病流行的季节，首先要保护小儿尽量避免感染。麻疹是最容易侵犯小儿的急性传染病，对于三四岁的小儿威胁最大。能够避免传染，推迟发病年龄，则更安全。调护的方法，一方面要注意日常的清洁卫生，注意小儿的饮食起居，保持小儿的健康；另一方面在麻疹流行季节，更要加倍地注意，大人小儿都不要到有患儿的家中去，要注意隔

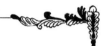

离和避免接触。

　　小儿平素只要眠食正常，就不容易发生疾病。要眠食正常，首先应养成不食零食的习惯，不要恣食生冷糖果，不要暴饮暴食。睡前应洗脸洗脚，衣服被褥应勤于洗涤晒亮，保持清洁。房屋窗户应经常打扫，通风，注意空气和阳光。父母对于小儿，不要动辄呵斥，不要骄纵，要循循善诱地注意教导，使小儿自小就养成爱劳动、爱清洁的良好习惯，保持其活泼的天性，自然能够促进他身心的健康和发育成长，避免和减少很多由于大人不注意而引起的疾病。

　　民间在小儿出麻疹的时候，习惯用红色绸布包裹患儿的头部，或者用深色的布料作为帽檐来遮挡患儿的眼部，有些人家还用红纸糊窗，或在门上贴一红条，忌见生人。主要目的还是在于严密隔离，警告大家，不要串门，以防相互传染。同时，由于麻疹患者有目胞亦赤，流泪羞明的症状，必须避免强光的刺激，用红色或其他深色布料来遮护患儿的眼睛，也是有它一定的积极意义的。

　　当麻疹流行的季节，在没有经医生诊断明确以前，不要以为凡是有发热现象的小儿，都是发疹，不要过早地使用药物去升提。须知感冒、伤食都会发热。在麻疹流行季节也仍然有其他的疾病发生，一定要分辨清楚。既不能把其他疾病当成麻疹治，也要注意不要把麻疹的初热期和其他疾病混淆。这段时间，应着重防范，让小儿多在家里休息，在饮食方面，要特别留意。钱仲阳谓：“不可妄下及妄攻发，受风冷。”确是非常重要。

　　已经诊断明确的麻疹患儿，在发热、发疹、收没三个阶段，都非常重要，尤其在发热期更关紧要，完全要依靠作家长的或护理人员的帮助，精心调护，故民间有“麻前痘后”

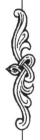

之说。麻疹的顺逆和能否避免其他并发症，与护理得当与否有密切的关系。患儿居住的地方要保持温暖，但要避免干燥，最忌过热。在冬季不要直接接近炉火。室内的空气要流通，但要避免直接受风吹。衣被要温暖适度，不宜过厚，在发热烦躁的时候，注意不要让小儿掀去被盖。饮食方面，宜尽量清淡。在发疹期如不思食，不要一定勉强他吃，可以多喝开水。

凡是热性病、急性病，原则上都应忌口，麻疹患儿应当忌油腻、荤腥、生冷、甜香干脆的食物，减少肠胃的负担，保持口腔的清洁，对于疹毒的顺利透发，避免产生其他的疾患都是有利的。

麻疹收没以后，体力亟待恢复，但必须注意，只宜循序渐进地给他补充，暴饮暴食很容易引起"瘥后食复"的毛病。此时，仍以容易消化的食物为宜，如稀饭、挂面、藕粉、新鲜蔬菜、牛奶、猪肝汤等。每天多吃几餐，每餐应少吃一点。刚好的这一段时间，不宜过早出外嬉戏，以免招致外感，并要有足够的睡眠。在病期用过的被褥衣物，应加以洗涤。

总之，病期和病后的适宜调理，对于患儿健康的恢复是有利的。

十二、麻疹的预防

麻疹是可以预防的。目前我们应当做到的是：防止麻疹的暴发流行，推迟麻疹的发病年龄，降低麻疹的并发症和病死率。

预防麻疹的有效方法，是多种多样的，除大力推广麻疹疫苗接种而外，重要的是要在平素就要注意儿童的保健工

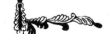

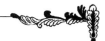

作。在流行季节要注意避免健康儿童和麻疹患者的接触。已经感染的患儿要注意病时的护理和治疗，以及病后的调理，预防由于麻疹所引发的合并症，如麻疹性肺炎等。以期早日痊愈、康复。

麻疹是一种常见的传染病，患者的年龄越小，患麻疹时的危险性越大，影响儿童的健康也越深。所以，在平素注意儿童的健康，推迟发病年龄，是最好的预防方法之一。

每年冬末春初，气候变化大，也正是麻疹的流行季节，传染力也大，3个月的婴儿和2~5岁的儿童最容易受感染。平素身体不健康，抵抗力差，容易得感冒或者是随时患消化不良的小儿若被传染，更容易引起合并症。所以，最好是要孩子平素不生病，在麻疹发生季节不要让健康的儿童和麻疹患者接触。

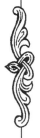

小儿平素容易发生的病，最多的是外感风寒和内伤饮食，也即是呼吸系统和消化系统的病、要避免这些疾病的侵害，最好是要"慎风寒、节饮食"。首先要注意气候的变化，天气冷了要给孩子加衣裳，热了要给他脱减，冷暖要合适。要勤洗澡，衣服要保持清洁。饮食方面要定时定量，多喝开水，少食生冷。多见风日，风和日暖时，让小儿多作户外活动或游戏。这样可以促进其健康发育，少生或不生疾病。

已经发现有麻疹的地方，患儿必须隔离，最好争取患儿单独居住一间，不要在传染期内（出疹前后各5天），与健康儿童有接触机会，病室的门窗上可以挂一块红布或者贴一张红纸，用来标志室内有麻疹病孩。家长也应当警告自己的孩子，不要到这些地方去串门。

城乡的公共场所人多的地方，尤其是影院、剧院等，都是疾病容易传播的地方，家长应当注意最好不要带孩子到这

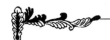

些地方去。

　　7岁以下儿童在城市乘公共车辆时，应戴上口罩，口罩的里面应有记号分别清楚，不要使里外戴反。戴过的口罩，每天要用清水肥皂换洗一次，晒干后再用。外出回家或饭前便后要洗脸洗手，养成爱清洁的习惯。

　　如果在邻近或自己家里发现有儿童已经感染麻疹，应及时向当地卫生机关报告，报告越早越好。及时把患儿和健康儿童隔开，杜绝传染根源，并及早地请医生给患儿进行治疗。这样可以使其他孩子不受传染，以避免产生麻疹流行。

　　关于用药物预防麻疹，古人也积累有不少宝贵的经验，兹介绍几个简便实用，行之有效的方子，可供医者及家长试用。

1. 内服紫草根预防麻疹

　　紫草根预防麻疹，是我国最古老的一个方子，经过近年来各地推广使用，取得一定效果。

　　《圣济总录》载：紫草汤方，紫草二两新者，右一味细剉，先以百沸汤浸，便以物合定，勿令紫草气出，令放如人体温，凡五十日至一百日婴儿服半药注子，一百五十日至二百日婴孩服一注子，一岁至二岁儿服半合，三岁至四岁儿服一合，并于食前午后服此汤。疹痘虽出，势亦轻耳，常服无妨。

　　紫草根剂量及用法：

　　紫草3克，甘草1克（一岁以下用量）。

　　紫草6克，甘草1.5克（一岁以上用量）。

　　适量加水，煎开后分次热服，每隔三天服一剂，共服三剂。凡没有出过麻疹的小儿，每在春初秋末的时候服用。

　　紫草根是一种常用的中药，各地药铺都可以买得到。加

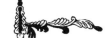

66

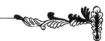

甘草既可以调味，使孩子乐于服用，又可以铺助紫草发挥解毒的作用。根据经验及各个地方使用观察的结果来看，这个方子药性平和，有一定的功效，能够推迟发病的年龄。服药后如果发病，一般症状都很轻，没有什么重的合并症，病程也较短。

2. 三豆饮子

宋代庞安常说："冬令温暖，当时便服三豆饮子以预解其毒，则春夏不生疮疹矣。"这也是我国历代民间习用预防痘麻的口服方子。根据本草记载，绿豆、黑豆、赤豆，都有清热解毒作用，同时豆类也可以健脾，小儿平素脾胃健全，抵抗力加强，外邪自然不易干犯，因此是可以收到预防效果的。

三豆饮子的剂量及服法：

绿豆 30 克，黑豆 30 克，赤小豆 30 克。

用水煮熟，加白糖服，年岁过小的孩子不必吃豆，可以喝汤，多寡不拒，在初春秋末时期随时都可以用。

3. 雷击散的药物配制及用法

牙皂 12 克，朱砂 6 克，枯矾 6 克，白芷 5 克，雄黄 8 克，防风 6 克，桔梗 6 克，半夏 6 克，麝香 1 克，藿香 6 克，贯众 6 克，陈皮 6 克，薄荷 6 克，细辛 5 克，甘草 6 克，苍术 10 克，苍耳子 6 克，辛夷 6 克。

上药 18 味，共研细末（麝香后下），临用时加入 90% 的凡士林，制成雷击散软膏，用棉棒蘸软膏少许，轻轻涂抹于鼻前庭内。不分年龄性别，每 5 天涂抹 1 次，共涂 5 次。

4. 脐带粉的配制及用法

初生婴儿 13 日后，以本身脐带烧灰，和乳汁调服，有预防之效。（《保幼大全》）

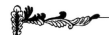

5. 丝瓜散的配制及用法

用丝瓜络一个，风干，阴日新瓦上煅灰，摊于地上去火气，研为细末，以百沸汤冲服，每次服 9 克，服 3~4 次见效，可免麻疹，虽病亦较轻快。（《吴氏儿科》）

十三、验案选介

例 1：麻疹合并肺炎喉炎案

姚某，女，4 岁。住院号 7666。1965 年 2 月 5 日患儿因发热 5 天，出疹 3 天，伴喘憋失声 2 天入院。

查体：嗜睡，烦躁，呼吸气促，鼻翼扇动，口腔黏膜干燥，发育营养中等。咽红，扁桃体肿大Ⅲ度，两肺满布中小水泡音，心音强，规则，腹软，肝脾未触及，神经系统（－）。体温 39.7℃。

诊断：①麻疹；②肺炎；③喉炎。

中医辨证：患儿五日来发热无汗，第三天开始出疹。现疹出以头面及胸背部较多，四肢尚少，色紫红。两目眵多，鼻干唇裂，呼吸气促，喘憋，鼻扇，咳嗽音哑失声，烦躁哭闹不宁，病后大便二次，小便短黄，口渴，饮水不多，舌质红赤，苔黄少津，脉象浮细而数。脉证合参，显系疹出不透，肺胃蕴热，热毒里盛，上攻咽喉，而津液被灼之候。

治拟清肃肺胃，佐以利咽宣透为法，方用麻杏石甘汤加味：

生麻黄 3 克，炒杏仁 5 克，生石膏 15 克，生甘草 3 克，鲜芦根 30 克，牛蒡子 6 克，苦桔梗 5 克，银花 9 克，连翘 9 克，鲜生地 15 克，鲜茅根 15 克，大青叶 9 克，粉葛根 5 克。

2 剂，水煎，每 4 小时服 1 次。

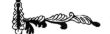

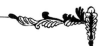

另：六神丸每服 5 粒，日服 4 次。

紫雪丹每服 1 克，每 4 小时服 1 次。

二诊：服上药周身疹点见回，手足心均已见点，咳嗽声哑好转，无明显鼻扇，体温降至 37.8℃。仍鼻干唇焦，口渴喜饮，舌红少津，苔黄干燥，咽部红肿，脉象细数。此乃疹出渐透，但毒热尚盛，津伤未复。守前法，略作加减：

生麻黄 3 克，炒杏仁 5 克，生石膏 15 克，生甘草 3 克，鲜芦根 30 克，牛蒡子 6 克，桔梗 5 克，银花 9 克，连翘 9 克，鲜生地 15 克，白茅根 15 克，大青叶 9 克，花粉 9 克，射干 5 克，浙贝母 9 克。

续服 2 剂，六神丸每次 5 粒，日服 4 次。

三诊：服上药后四肢疹点密集，但咳声已出，亦非犬吠样。脉静身凉，口渴减轻，此病情已有好转，肺胃之热已减，津液亦有来复之象。原方续服 2 剂。

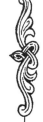

四诊：体温正常，精神转佳，音已不哑，咳声爽朗，无气促气喘，痰少，两肺呼吸音粗，但未闻及干湿啰音，周身皮疹脱屑，余证无殊。舌红少苔，脉已缓和。拟予桑菊饮加减，以清其余焰，润其肺胃。

冬桑叶 9 克，白菊花 6 克，炒杏仁 5 克，生甘草 3 克，桔梗 5 克，南沙参 9 克，浙贝母 9 克，花粉 9 克，射干 5 克，蜜杷叶 9 克。

上药再服 3 剂，诸证悉平。

按：本例患儿因麻疹出不透，热毒内闭，上攻咽喉，故治取麻杏石甘汤泄肺开闭，合银翘、六神之意，清热解毒利咽，凡三诊而疹透、脉静、身凉、咳爽。唯余热未尽，继以桑菊加减，伍以生津育阴之品善后调理而瘥。不难看出，先师治疗麻疹，初以宣透，继以清解，后期注重清养之法，用之得心应手耳。

例2：麻疹闭肺，热迫大肠案

宋某，男，2岁。住院号7700。1965年2月19日，发热6天，出疹3天，喘憋1天，伴腹泻纳差，精神萎靡，诊断为麻疹合并肺炎收入院。患儿喘促，鼻翼扇动，精神差，大便稀，日3~4行。鼻唇干，舌红苔少，脉细数。查体：体温39.3℃，头面及躯干疹点稀少，稍暗。咽红，柯氏班（+），双肺后下中小水泡音，心率140次/分，腹软，肝未触及。证属麻毒闭肺，热伤阴液。治宜宣肺开闭，清热养阴为法。药用：麻黄、生甘草各3克，杏仁、桔梗、竹叶、葛根、黄芩、蝉蜕各6克，牵牛子5克，鲜生地9克，生石膏15克（先煎）。服药2剂，喘咳减，大便次数少，仍高热，汗出，烦躁，口渴喜饮，口糜，便溏，舌红绛少苔，脉数，毒热炽盛，心胃之火上炎，予以清热解毒，凉血降火法：白人参（另煎）、川连、生甘草各3克，生石膏15克，犀角粉（冲）1克，鲜生地、大青叶、生谷芽各9克，知母、丹皮、豆豉、青黛各6克，葱白1寸。上方服1剂后，高热减，去犀角继续调理，于3月2日出院。

按：本例麻疹闭肺，且热迫大肠，麻疹、喘咳、泄利并作，疹色发暗，证情复杂。先师抓住不同阶段的主要矛盾，首先宣肺透疹清热，用麻杏石甘汤合葛根芩连汤加减，使咳缓解，病势减，而后以清热解毒凉血法获愈，其用药特点在于葱白，既防止热邪与凉药格拒，又可与谷芽相伍，防苦寒伤中而护胃气。

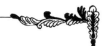

喉　痧

小儿喉痧，又名烂喉丹痧，即现代医学所说的猩红热。本病是一种出疹性传染病。四季都可发生，但以冬春为多见。2~8岁的小儿尤易感染。

本病的特征是突然发热，咽喉疼痛红肿，甚则腐烂，皮肤可出现弥漫性红色痧疹。痧疹受压退色，暂时变白，但顷刻又恢复红色。痧疹可遍布全身，依次分布于颈、胸、背、四肢等处。融合成片，状如涂丹，有瘙痒感。尤于腋窝、肘弯及腹股沟等处呈有皱褶红线。但唯于口唇周围颜色明显苍白，称为"环口苍白圈"。本病小儿初病时舌苔厚，3~4天后，舌苔剥脱，舌质绛红，舌面乳头红肿突起，如杨梅刺状，故称杨梅样舌。病经3~7天后，身热皮疹渐退，咽喉腐烂、疼痛亦见减轻，皮肤开始脱屑，状如鳞片，约二周脱尽。

以上所述临床表现，系小儿喉痧的一般规律。近年来由于抗生素的广泛应用，本病之临床表现明显减轻。

先师王老治疗本病经验丰富，现将对本病的认识分述于下：

一、疫喉痧其证属疫毒上攻

中医认为，本病系由口鼻吸受疫毒之气，内有肺胃蕴伏之热，外邪与内热相搏，上冲咽喉，遂使咽喉红肿疼痛，甚则溃烂；漫及肌肤，则发为痧疹，色如涂丹；如波及内脏，

还会引起其他病变，如并发肺炎、心内膜炎及肾炎等，因
此，临证时必须详细观察病情，认真治疗。

二、论治法宜清解须知三禁

先师认为，本病是一种火毒之证，外感时疫，内蕴热
毒，疫毒火化，伤阴损液，以致上迫咽喉，外侵肌肤。所
以，在治法上应以清凉宣透及泄热解毒为主。在治疗过程
中，一般过于辛温、苦寒、收敛、攻下之剂，皆不适宜。过
于发汗，则易伤津耗液，苦寒亦易化燥，都可致使内热更
炽；过于收敛，则热毒不易外泄；下之不当，则热邪易于内
陷。可见，历代医家对本病的治疗，强调有三禁之说，即忌
辛温发表，忌早投苦寒，忌直折下夺，是有一定意义的。

三、据病情别轻重治分二期

对于本病的治疗，先师主张应根据病情轻重，分初期、
后期不同阶段，给予不同处理。一般情况，初期宜用清凉宣
透，佐以解毒，或用泄热解毒；后期宜用清凉泄热，佐以养
阴。如并发肾炎，则以清利湿热为治。

（一）初期

1. 轻证

症见恶寒发热，周身酸痛，咽喉肿痛，皮肤有弥漫性朱
红色疹点，压之退色，颈、肘、腘、腋等皮肤折皱处疹出如
红线状，小便短黄，脉浮数，舌苔白腻或黄腻，舌红肿起刺
如杨梅状。

此属疫毒之邪初犯卫表，故治宜辛凉解表、清宣透毒为
法，方选清解汤：

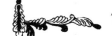

金银花9克，连翘9克，牛蒡子9克，荆芥穗6克，薄荷3克，黄芩6克，蝉蜕3克，大青叶9克，甘草3克，锦灯笼6克。

高热汗少，疹隐不齐，加葛根6克，芦根9克。

高热汗少，心烦不安，加生山栀9克，淡豆豉9克。

舌干口渴，烦躁不安，加生石膏12克，知母9克。

喉痛声嘶，微咳有痰，加桔梗9克，浙贝母9克。

2. 重证

症见壮热不退，咽喉肿痛溃烂，丹痧密布，口渴，烦躁，舌质红绛，苔黄燥，脉洪数。

此邪传气分，热毒炽盛，故治宜清热解毒为法，方选解毒汤加减：

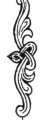

青黛6克，儿茶6克，鲜生地9克，连翘9克，生石膏12克，知母9克，黄芩6克，马勃6克，甘草3克，蒲公英9克。

口唇干燥、津液少，加玄参9克，麦冬9克。

烦躁不安，夜眠不安，加生山栀9克，莲子心3克。

神识不清、妄言谵语，加莲子心6克，水牛角（薄片或锉末先煎半小时）9克。

大便秘结，小便短黄，加熟大黄6克，生山栀6克。

高热不退，抽搐，加僵蚕8克，钩藤6克。

皮肤瘙痒，加蝉蜕6克，僵蚕6克。

（二）后期

症见痧疹消退，身热减退，咽痛轻减，皮肤开始脱屑，尚有微热，咽部不适等症，舌质微红，苔薄黄，脉缓。

此属热病后阴分受伤，余热未清，故治宜清热养阴为

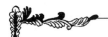

法，方选甘桔汤加味：

桔梗 9 克，麦冬 6 克，天花粉 9 克，连翘 9 克，蝉蜕 3 克，大青叶 6 克，锦灯笼 6 克，甘草 3 克，地骨皮 9 克。

若素有消化不良，痧疹消退后，咽痛等症悉减，唯食欲不振，消瘦，大便次数多，小便清长，舌质淡，苔白腻，脉缓。

此属热病后脾胃之气未复，故治宜健脾和胃为法，方选调胃散加减：

茯苓 9 克，连翘 9 克，莱菔子 9 克，藿香 9 克，石斛 9 克，炒神曲 9 克，大腹皮 9 克，炒扁豆 9 克，桔梗 6 克，甘草 3 克。

午后微热，加黄芩 6 克，知母 6 克。

咽干、微咳，加地骨皮 9 克，桑白皮 9 克。

口渴喜饮，加天花粉 9 克，竹茹 6 克。

痧疹退后，诸证悉减，出现小便短黄，或尿急尿频，眼睑微肿，苔薄白，脉浮滑。治宜清利湿热。方选清消饮加减：

茯苓 9 克，泽泻 9 克，金银花 9 克，通草 3 克，连翘 9 克，知母 6 克，黄柏 6 克，蒲公英 9 克，车前草 6 克，甘草梢 3 克。

咽部红肿未消，加牛蒡子 9 克，土牛膝 9 克。

小便短赤，血尿，加小蓟 9 克，鲜茅根 12 克。

如经上述治疗，症状减轻，但经化验检查，尿仍有改变，出现尿蛋白、红细胞或管型者，可按肾炎继续治疗。

先师还重视对本病的预防，在本病流行季节，经常向患儿的家长介绍一些预防知识和方法。如，在本病流行时，可服下方：

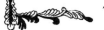

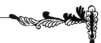

（1）白萝卜半个，鲜青果（干的亦可）数枚，煎水当茶饮。

（2）或用绿豆煎汤，加白糖适量服。

（3）注意避免与病人接触，如已接触，可服：板蓝根9克，金银花9克，蒲公英9克，甘草3克。水煎二次，合在一起，分三次服，连服3~5天。

先师还经常对患儿家长讲，平时应劝孩子多吃新鲜蔬菜，特别是在冬、春季节，雨雪稀少，气候干燥，更应如此。蔬菜中含有多种维生素、叶绿素、叶酸、纤维素等营养成分，对小儿的发育以及免疫功能的增强，都有重要的意义。

四、验案选介

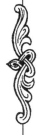

沈某，男，7岁。1980年1月7日就诊。患儿1个月前曾得猩红热，经用毒霉素等药治疗8天，诸症基本消除。但体温一直不稳定，有时晨起、上午发热，有时下午发热，最近几日整天都有发热，一般体温均在37.4℃左右。平时汗多，面黄，目浮。纳食一般，睡眠可，二便调。唯觉口干口黏。

查：心肺（－），舌苔中根部黄腻，脉象弦滑。1月3日曾作尿检，尿蛋白（±），余（－）

据症分析：本例患儿因热病后，津液受损，余热未清，脾胃运化功能未健，乃至湿与热合，蕴伏不解。故治拟清除余热，佐以利湿，方用清消饮加减：

云茯苓10克，泽泻10克，连翘10克，金银花10克，生苡仁10克，知母10克，黄芩10克，炒三仙各6克，板蓝根10克，桔梗10克，甘草3克，车前草6克。

上方服4剂，热退汗少，目浮消除。舌苔白，脉微弦。

1月10日尿检正常。上方去板蓝根，加白扁豆10克，嘱其续服4剂而愈。

按：喉痧一病，属于温毒，初期以宣透清解为主。疹退后，仍应以解毒为治。本例所见诸症，系由湿热未尽。其发低热，并非阴虚内热，而属湿热余邪蕴伏未净。湿热相合，如油入面，缠绵难除。湿不除则热难清，热不清则湿亦难除。故治以清热利湿为法，故药选云苓、泽泻、苡仁、车前草等健脾利湿，银花、连翘、知母、黄芩、板蓝根等清热解毒，兼以三仙和胃，甘桔利咽，肺胃兼顾，标本同治，收益满意。

流行性乙型脑炎

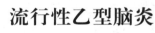

一、论乙脑多从暑温、暑风、暑厥范畴辨析

流行性乙型脑炎（简称乙脑），又名大脑炎，是一种比较严重的急性传染病。发生于夏秋之际。其特征是季节性强，发病急，病情变化大。临床上表现为高热，头痛，呕吐，嗜睡，惊厥，昏迷等。

从中医温病（热性病）学来分析，本病属于"暑温"的范围。如以突然惊厥、昏迷而发病，则为"暑风"、"暑厥"。

"暑温"是由于感受暑邪所致，其主证为身热、有汗、头痛、脉洪或数。由于暑多夹湿，故可见不渴、胸闷、舌苔腻等湿象。

"暑风"是由于暑热极盛，热盛动风，其主证为发热、

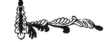

头痛、突然昏倒、神识不清、惊厥，甚则角弓反张、牙关紧闭，脉多弦劲，或洪大或滑数。

"暑厥"是由于暑热亢盛，邪闭清窍（心窍），其主证为突然晕倒、不省人事、身热肢厥、气粗如喘、脉洪大或滑数。

从发病季节及证候来看，乙脑与"暑温"有相似之处。当然，"暑温"不等于就是乙脑，因为"暑温"是暑天的温病，其范围较广，可以说乙脑包括于"暑温"之内。但是，根据中医辨证论治的原则，运用治疗暑温的方法治疗乙脑，实践证明是行之有效的。

在中西医团结合作下，经过实践，对本病的认识有所提高，因而在治疗方法上也不断有所改进。中西医结合治疗，对于控制病情，以及减少后遗症的发生，都比单纯一种疗法为优越。

二、治乙脑可以轻证、重证、极重证三型定方

中医认为，暑热之邪毒，由口鼻而入，先在阳明气分，如逆传心胞，则很快出现昏迷、惊厥等症，同时因暑多夹湿，所以，在治法上以辛凉清透、清热解毒、芳香化湿为先，如热毒内陷，出现昏迷、惊厥，则着重于芳香开窍、平肝熄风。由于急性热病易耗伤津液，故在治疗过程中，随时注意养阴存液。归纳起来，经常应用的有辛凉透邪、芳香开窍、平肝熄风、养阴存液等法。据临床各种具体情况，依法立方，如有兼证，则随症加减。

张风逵说："暑病首用辛凉，继用甘寒。"就是说早期用辛凉清透，后期用甘寒养阴，指出了治疗"暑病"的大略。

由于本病发病急，来势猛，变化快，临床应先有所准

备。一般先采用固定成方，使患儿能及时服药，以免贻误病情。固定成方是以病情的轻、重、极重三型拟定处方（见后），并将药煎好，冷藏备用。

乙脑常高热不退、昏迷、惊厥，如不及时控制，常引起病情恶化，故对于控制高热、昏迷、惊厥的方药也必须预先准备。

与此同时，必须中西医密切配合，严密观察病情变化，随时注意病人的体温、脉搏、呼吸、血压以及其他各种情况。支持疗法及护理工作也必须加强。病室要保持安静，尽量避免强光、噪音的刺激，注意眼、耳、鼻和皮肤的清洁，防止继发感染和褥疮的发生。

三、临床习用方举例

1. 轻型

主症：发热（38℃左右）头痛，无汗或微汗，嗜睡，恶心，呕吐，神识清楚，无惊厥，舌质红，苔白，脉浮数。

治法：清热解毒，芳香化湿。

例方：石膏汤加味

生石膏 15 克，知母 9 克，粳米 15 克，甘草 3 克，连翘9 克，金银花 9 克，野菊花 9 克，鲜藿香 9 克，鲜佩兰 9 克，

汗多，小便短黄，加鲜芦根 12 克，滑石粉 9 克。

腹胀，大便秘结，加枳壳 6 克，熟大黄 6 克。

2. 重型

主症：发热（39℃~40℃之间），头痛，烦躁，口渴，胸闷，恶心，呕吐，神识恍惚，惊掣，偶有惊厥，舌质红，苔黄或腻，脉数。

治法：清热解毒，芳香开窍，平肝熄风。

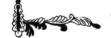

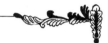

例方：解毒汤加减

黄连 6 克，生石膏 15 克，知母 9 克，大青叶 9 克，连翘 9 克，金银花 9 克，黄芩 9 克，鲜篅香 9 克，菖蒲 6 克，粳米 15 克，甘草 3 克，钩藤 9 克。

惊厥甚，加僵蚕 9 克。

痰多，加竹沥汁 15 克，瓜蒌 9 克。

大便秘结，加熟大黄 6 克，玄明粉 6 克。

3. 极重型

主症：发热（体温上升到 40℃～41℃及以上），深度昏迷，反复惊厥，呼吸浅表或不规则，舌质红绛，苔黄或黑，干燥无津，脉细数。

治法：清热熄风，益气育阴。

例方：清心生脉汤加减。

水牛角 15 克（另煎兑服），黄连 6 克，山栀子 6 克，太子参 9 克，生石膏 30 克，鲜生地 12 克，连翘 15 克，知母 9 克，石决明 12 克，生牡蛎 12 克，天麻 9 克，钩藤 9 克，甘草 6 克。

如有条件，可加用安宫牛黄丸一丸，化开分三次用汤药冲服。

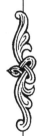

四、治乙脑备用成药

1. 控制高热、昏迷、惊厥成药简介

紫雪丹：犀角（水牛角代）、羚羊角、寒水石、磁石、滑石、生石膏、朴硝、硝石、木香、沉香、玄参、升麻、甘草、丁香、麝香、朱砂。

紫雪丹原名紫雪，为清热解毒、镇痉开窍成药。主治：热邪内陷，壮热烦躁，昏狂谵语，口渴唇焦，尿赤便闭，甚

至惊厥。

安宫牛黄丸：牛黄、郁金、犀角（水牛角代）、黄芩、黄连、雄黄、山栀子、朱砂、梅片、麝香、真珠。

安宫牛黄丸为清热解毒、开窍安神成药。主治：温邪内陷，神昏谵语，烦躁不安，中风惊厥等症。

2. 控制高热、惊厥、昏迷新药简介

复方板蓝根注射液：由连翘、板蓝根、金银花、生地、竹叶、柴胡、大青叶、玄参制成。乙脑患儿均可用。

水牛角煎剂：水牛角切成薄片或挫末，水煎二小时，冷藏。凡乙脑患儿均可应用。

安宫注射液：由麝香、冰片、黄连、山栀子、黄芩、郁金等加工制成。适用于昏迷者。

人参注射液：以红人参加工制成。适用于心力衰竭者。

地龙注射液：以干地龙加工制成。适用于惊厥者。

五、新医疗法

1. 高热

针刺大椎、曲池、合谷等穴。同时配合物理降温，注意病室通风和室温。

2. 惊厥

针刺人中、涌泉、十宣；耳针取交感、神门穴。

地龙注射液：取大椎、合谷穴，作穴位注射，每穴0.5~1毫升。

3. 呼吸衰竭

针刺会阴穴，留针，强刺激，10~20分钟捻转一次。

10% 人参注射液：取膻中、中府、肺俞等穴，作穴位注射，每穴0.5毫升。

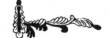

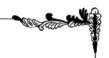

六、验案选介

高某，女，9岁，住院号8417。

1964年9月7日住院，因发热、头疼2天，由外院腰穿诊断为"乙脑"转我院治疗。患儿身热无汗，头疼身痛，萎靡嗜睡，口渴喜饮，腹满不欲食，大便调，小便短赤，舌尖红，苔黄，脉浮数。查体：体温38.8℃，神清，项强，脑膜刺激征阳性。血常规：白细胞34.8×10^9/L，中性84%，淋巴16%。中医诊断：暑温。证属风热袭表，湿阻中焦。治以辛凉解表，芳香化湿。方药：金银花15克，鲜荷叶、香薷、鲜芦根各12克，连翘、豆豉、鲜藿佩各8克，僵蚕10克、薄荷（后下）、生甘草各6克。服6剂后，病情加重，体温40.5℃，烦躁，腹痛，苔黄厚，脉滑数，余证同前。先师查房谓：此表尚未解，邪已入里。卫气同病，宜清气透卫，解表祛湿。药用：金银花、鲜芦根、香薷各15克，连翘、鲜藿佩、生地、知母各9克，生石膏45克（先煎），大青叶30克，丹皮、鲜荷叶各12克，六一散（包）18克。上方服6剂后，体温渐降至正常，继以本方加谷芽9克，治疗8天，痊愈出院。

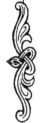

按：暑温夹湿，胶漆难已，证见壮热，恐邪内陷，速以清透芳化法，并以生地、丹皮"先安未受邪之地"，这是先师治疗本病初起的常用方法之一。

急性肾炎

小儿腠理不密，皮肤娇嫩，最容易感染。如感冒（上呼吸道感染），咽部红肿疼痛（咽峡炎、扁桃体炎），湿热疮疖（化脓性皮肤感染），以及喉痧（猩红热）等。如使肾脏受到影响，出现浮肿、尿少，甚则小便不通、头痛、眩晕等症，则会形成急性肾炎。

急性肾炎以小儿较为多见。一般初发病时浮肿、尿少等症状均不明显，照常游戏，并无异常感觉。多在七八天后即陆续出现浮肿、尿量减少、尿色茶红以及头痛、呕吐、心悸等症。经过治疗，各种症状可逐渐减退。

小儿急性肾炎，在临床表现方面有轻有重，如治疗及时，护理得宜，很少发展为慢性，一般预后都较为良好。

一、小儿肾炎属水气病，多因肺脾肾三脏失调

小儿急性肾炎的主要证候是出现浮肿。属于中医"水气病"的范围。水气病有阳水、阴水之分，急性肾炎的水肿，属于阳水之类。

产生水肿的主要原因，多由于外邪影响内脏，使水气不能正常地运行。水气不能正常运行，系由于肺、脾、肾三脏的功能失调。

肺主气，合皮毛，为水之上源，如肺气失调，或者肺气虚，则表气不固，容易受到外邪的侵犯，使肺通调水道的作用受到阻碍；脾主四肢及肌肉，主运化，如运化功能失常，

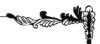

则会使水湿停滞潴留；肾主水，主骨，主纳气，如肾气虚则水液不能下输膀胱。

由于肺气失调，脾运化不灵，不能制水，兼之表气不固，使外邪乘虚而入，风邪与水气相搏，肾气不足，使水液不能下行，遂使水湿泛滥而成水肿。所以，水肿的原因不单是在肾，而是与肺、脾都有密切的关系。因而在治疗上必须三者兼顾。

二、治肾炎不越发汗利水、行气和血，还须滋肾柔肝、甘淡养脾

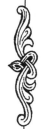

《金匮要略》指出："诸有水者，腰以下肿，当利小便，腰以上肿，当发汗乃愈。"

《幼科铁镜》对于水肿的治疗认为："治宜调脾行气""实脾利水"。

在实际应用上，对于小儿急性肾炎的浮肿，如有表邪，应先发汗；如小便短少赤涩，应先利水；如小便自利，腹胀气短，面目虚浮，手足自冷，证属虚寒，则应先调营卫，然后行湿利水。

如咽部红肿，或伴有咳嗽喘促，或皮肤瘙痒等，多系外感风邪，内蕴热毒。在解表利水的同时，还应佐以清热解毒。

由于湿热积滞化火或肾不纳气不能摄血而出现血尿，实证应清热凉血，虚证应滋肾和血。

由于水不涵木，肝阳偏亢，可能出现头目眩晕、烦躁、恶心等症（高血压）。在滋肾的同时，应结合柔肝潜阳为治。

临床较为常见的还有：浮肿并不明显，只眼睑部分略见浮肿，其他症状亦不明显，或伴有纳差食减，面色不荣等，

只是小便化验检查不正常。在治疗上以淡渗利湿、甘淡养脾、清热凉血、养阴滋肾等法随证论治。

中医认为，肾炎这个病，"其本在肾，其标在肺，其制在脾"。脾虚不能制水，因而形成水肿，在小儿实为多见。在治法上，如发汗、利水、行气、和血、滋肾、柔肝，总要照顾到脾胃。

早期以清为主，不要过早地补，更不要峻补，如病程较长，也应清补兼施，不要单补；在恢复期，应脾肾同时调理，才能避免反复，促进健康。

三、临床习用方举例

（1）症见：头面浮肿，先从眼睑开始，以至头面、四肢、躯干俱肿，发热，恶风恶寒，身体酸痛，无汗，小便短少，脉浮，苔白。表邪较重者。

治法：祛风利湿。

例方：越皮汤加减：

炙麻黄 6 克，紫苏 6 克，茯苓皮 9 克，泽泻 9 克，苍术 6 克，防己 6 克，甘草梢 3 克，生姜 6 克。

（2）症见：全身浮肿，口渴，小便短赤，咳嗽，脉浮数，舌质红，苔白微黄。表邪而兼热重者。

治法：祛风清利。

例方：麻连汤加味：

炙麻黄 6 克，连翘 9 克，赤小豆 9 克，生石膏 12 克，知母 6 克，黄柏 6 克，苦杏仁 9 克，甘草 3 克，滑石粉 9 克。

（3）症见：全身浮肿，下肢较甚，小便短少，口不渴，脉沉滑，苔白腻。湿较重者。

84

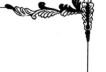

治法：清利行水。

例方：苓皮汤加味：

茯苓皮9克，猪苓9克，泽泻9克，白术9克，桂枝6克，陈皮6克，桑白皮9克，大腹皮9克，生姜皮6克。

以上三例，均系以浮肿为主，而发病的诱因系由于表气不固，为风邪所乘，自应以祛散风寒，解表行水为治。越皮汤系由越婢汤及防己茯苓汤加减而来，麻黄有发汗利水作用，而以麻黄为主的越婢汤，为《金匮要略》治风水恶风的方剂；防己茯苓汤为治皮水的方剂。麻连汤则是麻黄连翘赤小豆汤，为《伤寒论》治瘀热在里的方剂，主要是化湿热；方中连翘、黄柏苦寒清火，赤小豆利水导湿，苦杏仁利肺气。苓皮汤为五苓散及五皮散的加减方，五苓散为《伤寒论》治外有表证，内有蓄水，利水化湿的方剂，方中桂枝有解太阳肌表而化膀胱之气的作用；《中藏经》的五皮散着重于渗湿、行气、理脾、消水。临床上应根据病情，以表邪为主、湿热偏甚的不同情况，以上述几个方剂加减化裁，对于消除水肿，具有一定的作用。

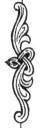

（4）症见：浮肿较轻，小便短赤，咽部红肿，脉数，舌质红。内热较甚者。

治法：清热凉血。

例方：小蓟饮子加减：

生地炭9克，茯苓9克，泽泻6克，小蓟9克，蒲黄9克，藕节9克，白茅根9克，石韦9克，侧柏叶9克，甘草3克。

急性肾炎，除浮肿外，以血尿最为多见，往往不易消失，如系下焦结热，自应以清热凉血为治，如热重还可以加山栀子泄火，湿重加滑石、通草利湿。但脾虚不能统血，加

之肾气不足不能摄血，单一凉血止血，效果就不会明显。应着重于分别调理脾、肾，佐以和血。

（5）症见：浮肿不明显，一般伴有头晕，头痛，耳鸣，或恶心，目珠痛，小便少等症，脉弦滑，舌质红，苔薄。阴虚阳亢者。

治法：滋肾柔肝。

例方：杞菊地黄汤加味：

生地黄9克，山萸肉9克，山药9克，茯苓9克，泽泻6克，丹皮6克，枸杞子9克，菊花9克，石决明9克，牛膝6克，夏枯草9克。

头晕消失或轻减，蛋白尿、血尿不消失，前方作如下加减：

生地炭9克，茯苓9克，泽泻6克，丹皮6克，山药9克，山萸肉9克，旱莲草9克，女贞子9克，仙鹤草9克，桑螵蛸9克。

（6）症见：轻微浮肿，纳食不香，气短，小便短少，大便干溏不定，下肢及腹部肿胀，脉沉弦而缓，舌苔白腻微黄。脾运不健者。

治法：理脾利湿。

例方：实脾饮加减：

茯苓9克，泽泻9克，白术9克，木瓜9克，枳壳6克，大腹皮9克，厚朴6克，藕节9克，甘草3克。

如体倦神疲，尿蛋白较多，前方作如下加减：

党参9克，黄芪9克，茯苓9克，泽泻9克，山药9克，白术9克，生苡仁9克，旱莲草9克，黄精9克，炙甘草3克。

（7）历时较长，浮肿及各症均不明显，只尿蛋白、红细

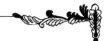

胞不消失。有两种情况：

一是蛋白较少，红细胞较多的，以滋肾和血为治，方用地黄汤加味：

生地炭9克，山萸肉9克，山药9克，丹皮9克，茯苓9克，泽泻6克，阿胶珠9克，艾叶炭3克，旱莲草9克，藕节炭9克。

另一是红细胞较少，蛋白较多的，以扶脾益气为治，方用异功散加味：

党参9克，白术9克，茯苓9克，陈皮6克，黄精9克，藕节9克，女贞子9克，甘草3克，旱莲草9克。

（8）历时较久，浮肿反复发作，伴有食欲不振，小便不利，四肢乏力，腰部酸痛等，脉沉缓，舌质淡。脾肾两虚者。

治法：肾气丸、真武汤加减：

炙甘草6克，熟地9克，制附片9克，茯苓9克，白芍9克，山萸肉9克，肉桂3克，山药9克，菟丝子9克，补骨脂9克，桑寄生9克。

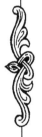

（9）在恢复期，症状消失或缓解，应以丸剂调理，仍着重于脾肾同治，采用：

六味地黄丸、启脾丸（均系成药）。

每天各服一丸。定期作尿检查。恢复正常，即可停药，注意饮食生活方面的调理。

四、验案选介

李某，男，2岁，住院号23523。

10天前因感冒而继发面部及右膝上方长脓疱，经用西药后，脓疱结痂，5天前出现面目浮肿，伴恶心呕吐，诊为

急性肾炎并发尿毒症，于 1982 年 12 月 22 日收入院。

入院后见眼面浮肿明显，头晕，恶心呕吐纳差，咽痛，面色不华，尿少色赤，大便正常，舌红苔薄黄，脉弦滑。体温 37℃，血压 17/12kPa，体重 26 公斤。尿蛋白（++），白血球（8~10），红血球（2~3），颗粒管型（0~1），尿素氮 54mg%，血常规：白血球 96×10^9L，中性 68%，淋巴 32%，血色素 11.8 克。中医诊断：风水。证属风热犯肺，湿热内蕴，治以宣肺利水，清热解毒。药用：麻黄、连翘、赤小豆各 6 克，泽泻、茯苓、车前子（包）、黄芩、冬瓜皮、杏仁各 10 克，生石膏 12 克，姜皮、甘草各 3 克。上方服 2 剂，病情有加重，症见头晕头痛，恶心呕吐，大便干，小便短赤，尿量 250~450 毫升／日，舌红苔黄，脉弦滑，血压 20.5/15kPa。先师查房谓：病起于风热湿邪，肺失通调，脾失运化，水泛肌肤而肿；湿热内蕴，热邪扰肝，肝木不宁则眩晕。病情重笃，须认真观察，以防有变。治拟宣肺利水，健脾和中，平肝清热。药用：茯苓皮、陈皮、桑皮、枳实、厚朴、生姜皮、夏枯草、竹茹、龙胆草、苦丁茶、黄芩各 9 克，熟大黄 6 克，牡蛎（先煎）、石决明（先煎）各 10 克。上方加减调治 4 天，患儿精神好转，浮肿，头晕均减，无呕吐，尿量增多，舌红，苔薄黄，脉弦滑，血压 17~16/11~12kPa。先师认为，病情缓解，但内热未清，血压仍不稳定。以清热除湿，柔肝凉血为法，当用知柏地黄汤加减：茯苓 10 克，泽泻、生地炭、丹皮、石决明、黄柏、知母、枳实、杜仲、六一散（包）各 9 克，白茅根 15 克，焦大黄 3 克。上方出入治疗 2 个月，于 12 月 16 日查尿常规：蛋白（－），白血球（0~1），红血球（－），尿素氮 16.2mg%，浮肿消失，血压 13.3~12/8~7kPa，体重比入院减少 1 公斤，

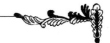

痊愈出院。

　　按：本例患儿先师认为系由风热湿邪为患，影响肺脾对水液的调节代谢功能，且有邪陷心肝，扰动"有余之脏"的象征，病情危重，先以治标为主，利水平肝清热，挫其锐势，待病情缓解，即以培本治标并举，扶正祛邪，遂转危为安。

顿　　咳

　　顿咳，即百日咳，又名"鹭鸶咳"，或称为"疫咳"。因其咳时为阵发性连续咳嗽，故名为顿咳。每阵咳后，伴有水鸡啼样深吸气声，且颈项伸引，形如鹭鸶，故又称为鹭鸶咳。疫咳，则是说这是一种带有传染性的咳嗽病，故应加强对本病的预防。

一、小儿顿咳治分三期

　　本病多发生于冬末春初，2~4 岁幼儿发病较多。其特点是咳由轻到重，病程较长。所以习惯上通称为"百日咳"。其经过一般分为初、中、末三期。

　　初期（初咳期）：7~10 天。证候与感冒相似，咳嗽、流鼻涕、微微发热。一般热退后咳嗽逐渐加重，白天较轻，夜间较重。如《千金要方》指出："小儿咳，日中差，夜甚，初不得息"。在流行季节，如遇这种情况，应注意是否有百日咳接触史，并考虑是否已经患有百日咳。

　　中期（痉咳期）：自出现阵发性痉挛性咳嗽开始约四周，

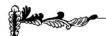

重的可延至 2 个月。顿咳的证候很典型，咳时顿呛，每天阵发十余次或数十次，顿咳发作时，连声不断，面部潮红，涕泪交流，往往以深吸气而暂时停止；吸气时喉间有笛音如水鸡鸣声，稍停复咳，每每呛咳二三次后，咳出痰液，或将乳食呕出，方才停息。但不久后又复发作。在剧烈咳嗽时，有时会出现痰中带有血丝，或引起鼻衄。久咳不止，兼之呕吐，小儿甚为痛苦。《本草纲目拾遗》关于鹭鸶咳曾指出："顿呛，从小腹下，逆上而咳，连嗽数十声，少住又作，甚或咳发必呕，牵制两胁，涕泪皆出，连月不愈"。其描述与百日咳痉咳期的表现基本相符。但小婴儿常无典型的痉咳，代之以阵发性发憋、青紫，甚至抽风，故应予注意。

末期（恢复期）：在此期间，临床证候由重减轻，咳嗽发作次数减少，咳嗽程度减轻，其他症状亦逐渐消失，约二至三周而趋于痊愈。

二、治顿咳，宣清润养，还须佐金平木

中医认为，本病系由于外感时邪，内蕴痰湿所致。小儿抵抗力较弱，容易感受时邪，时邪中人，首先犯肺，肺气闭阻，则咳嗽、痰多。冬末春初，气候多变，小儿尤多寒热夹杂之证。寒邪伤肺，初期症见咳嗽、流涕、痰多清稀；继而寒从热化，火热熏肺，则咳嗽加剧，痰多黏稠。久咳不止，肺阴虚损，故见日轻夜重。阴虚肺燥，容易引起痰热阻肺，热伤肺络而出现痰黄稠，痰中带血，或鼻衄。痰湿阻滞，胃火冲逆，故咳即作呕作吐。

基于以上所述，在治法上，初期一般宜于宣发肺气，使邪从外达；中期宜于清燥润肺，以减轻病势；末期宜养阴清肺，以促进恢复。但是，顿咳之状，每有咳而气逆，甚则牵

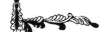

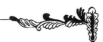

制两胁，痰中带血或鼻衄等症，这不仅与肺胃郁热，清肃失令有关，而且与肝气偏旺，木火刑金也有一定关系，故在治疗上，常常须配合平肝降逆、解痉之品。

三、临床习用方举例

1. 初咳期

主症：咳嗽，流清鼻涕，间有微热，咳时涕泪交流，苔薄白，脉浮数。

治法：宣肺散寒，清热化痰。

例方：甘桔汤加味：

桔梗9克，甘草3克，荆芥穗6克，薄荷3克，前胡6克，青黛3克，海蛤粉9克，陈皮6克，竹茹6克，枇杷叶9克。

咳声不爽，面赤口渴，发热较重，鼻塞，无汗或少汗，用下述处方：

炙麻黄6克，苦杏仁9克，生石膏12克，桔梗9克，白前9克，前胡6克，黄芩6克，甘草3克，枇杷叶9克。

2. 痉咳期

主症：阵发性痉挛性咳嗽，日轻夜重，咳即作吐，眼睑浮肿，有时痰中带血，口鼻呛血，苔黄腻，脉浮数。

治法：清燥润肺，祛痰止咳。

例方：宁嗽汤加减：

炙紫菀9克，麦冬6克，知母6克，百部9克，款冬花9克，桔梗6克，甘草3克，海浮石9克，鲜芦根12克，竹茹9克，代赭石9克。

痰中带血，口鼻呛血较重，用下述处方：

苦杏仁9克，冬瓜仁9克，鲜芦根12克，桃仁6克，

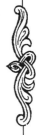

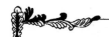

炙紫菀3克，麦冬6克，鲜茅根12克，知母6克，甘草3克，代赭石12克，钩藤6克。

3. 恢复期

主症：咳嗽逐渐减少、减轻，痰少，两颧发红，潮热，微汗，舌质红，苔薄，脉细数。

治法：养阴清肺，益气和中。

例方：参麦汤加味：

南沙参9克，麦冬6克，生稻芽9克，陈皮6克，桔梗6克，茯苓9克，川贝母6克，知母6克，桑白皮9克，地骨皮9克，甘草3克。

四、简易方选介

（1）鸡苦胆1个，取汁，加白糖适量，蒸后加开水冲服。1岁以内小儿3天1个，2岁以内2天1个，2岁以上每天1个。一般可服用2~3个。

（2）白前9克，百部9克，白梨（用清水洗净，连皮切碎）1个，同煎，可以少加白糖，每天服2~3次（去渣饮汤），连服5~6天。

（3）大蒜1枚，去皮捣烂，加白糖适量，每天1个，冲开水，分2次服。如不习惯，可将大蒜煮熟，加糖，冲开水服。

（4）鲜芦根30克，鲜茅根30克，冬瓜仁15克，水煎，每天1剂，当茶饮，可连服数日。

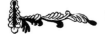

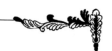

痄　腮

一、小儿痄腮病属热毒壅滞少阳

　　小儿痄腮（流行性腮腺炎）是一种传染性疾病。以学龄儿童较易感染，四季都可发病，但以冬春两季较为多见。

　　《诸病源候论》认为，本病与喉痹（喉炎）都是风毒所致。指出："……风热毒气，客于咽喉颔颊之间，与血气相搏，结聚肿痛。"

　　《活幼心书》也认为是一种风毒，指出："毒气蓄于皮肤，流结而为肿毒。……多在腮颊之间，或耳根骨节之处。"

　　本病以耳垂为中心的腮腺肿胀为特征，而其肿胀可以延及颈、颊及颔部。一侧或两侧俱可发生。初起先见于一侧，继而延及对侧；也有两侧同时发生。起病时，除局部灼痛肿胀而外，一般没有其他症状。或只是轻微发热，或咽部不适。由于咀嚼时疼痛加剧，可能出现纳差食少。

　　有的重症，除一般症状外，可能出现寒热往来、嗜睡、呕吐、头痛等较为明显的症状，但很少引起惊厥。

　　年长儿和成年男子可能合并出现睾丸炎，睾丸红肿胀痛。

　　自发病至腮腺肿胀消失，恢复正常，约需 10 天。

　　个别的腮腺高肿色红灼热，毒滞化脓，即所谓"重则成痈成疖"。这类情况也较为少见。

　　基于以上所述，风邪外乘，湿热内蕴，毒壅少阳是引起本病的主要原因。风邪热毒聚于头面两侧耳下腮部，症见肿

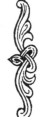

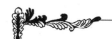
胀疼痛，恶心呕吐。若合并睾丸肿痛，则不仅与足三阳胃、胆、膀胱三经有关，而且与肝经郁滞也有一定关系。本病基本上都是一种热证、实证。但因容易相互传染，所以必须注意隔离。

二、治痄腮习用清解汤解毒消肿

痄腮的治疗，着重于清热解毒，佐以软坚散结。由于风毒壅滞少阳经络，故应以清肝利胆、疏风消毒为主。而软坚散结，只可用宣、通之剂，以去其壅滞，而不要过于攻伐。壅滞既去，则风散毒解，自然会达到消肿止痛的治疗目的。在局部用药外敷，也有一定作用，但要注意保护皮肤，药涂得太厚或干裂，反而会增加疼痛，使肿处皮肤受伤，引起感染化脓，所以，外用药要调得滋润，也不要涂得太多，才好换药而不致于影响皮肤。

由于体质的强弱，病邪的深浅，以及有无兼证，故在证候表现上有轻重之分。但变化不大，在治疗原则上基本一致，一般以清热、解毒、消肿为治，除基本方而外，根据病情，随症加减。

症见：腮颊一侧或两侧肿胀，酸痛拒按，吞咽不便，表证不明显，精神正常，脉象、舌苔无明显变化，无其他兼证。

治法：清热解毒。

例方：清解汤。

龙胆草9克，黄芩6克，连翘9克，板蓝根9克，蒲公英9克，甘草3克，山栀子6克，夏枯草9克，山慈菇9克。

随症加减：

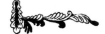

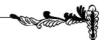

恶寒、发热、头痛、身疼，加羌活 6 克，柴胡 6 克，白芷 6 克。

热甚、口渴、烦躁，加生石膏 12 克，黄连 3 克。

恶心作呕，加藿香 6 克，橘叶 6 克，竹茹 6 克。

嗜睡、神昏、项强，加黄连 3 克，石菖蒲 6 克，葛根 6 克。

头痛、惊厥，加防风 6 克，钩藤 6 克，白芷 6 克。

咽部红肿疼痛，加马勃 6 克，锦灯笼 6 克

大便干燥，加全瓜蒌 9 克，熟大黄 3 克。

小便短黄，加滑石粉 9 克，车前草 6 克。

睾丸肿胀疼痛，加橘核 9 克，荔枝核 3 克，枳壳 9 克，延胡索 9 克，川楝子 9 克。

三、治痄腮外用药

（1）金黄散（如意金黄散），成药。用清茶加蜂蜜少许，调敷肿处，每日换 1 次。

（2）简易方：芙蓉花叶，鲜蒲公英，鲜马齿苋，鲜野菊花叶，鲜鸭跖草。以上各药，任选其中一种，洗去尘土，捣细敷肿处。

四、预防痄腮方

贯众 6 克，板蓝根 9 克，甘草 3 克，用水煎，日服 2 次。在流行季节，连服 3 天。可以减少发病，如已发病可以减轻症状。

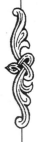

腹　泻

小儿腹泻是一种常见病，系由于脾胃不和所致。"胃不伤不吐，脾不伤不泻"。饮食不节或气候的寒温失调，使肠胃受到影响，或脾胃素来虚弱，都容易发生腹泻。

"湿胜则濡泻"，"湿旺于四季"，故四时都有腹泻，而夏秋季节湿盛，兼之小儿喜欢吃瓜果及冷饮，故腹泻的发病率较高。

一、小儿腹泻须别寒、热、虚、实、湿、食

腹泻，亦称"泄泻"，如大便稀薄，时作时止，来势较缓者，称之为"泄"；如大便直下，如水倾注，其势较急者，称之为"泻"。一般临床常将二者合称为"泄泻"。

引起腹泻的原因是多方面的，凡风寒、湿热，或饮食不节等原因均可致泻。但总括而言，湿邪犯脾，脾为湿困，则是引起腹泻的主因。

脾为湿土，喜燥而恶湿。湿胜则伤脾，脾伤则作泻。所以《素问·阴阳应象大论》说："湿胜则濡泻。"朱丹溪《幼科全书》亦说："凡泄泻皆属湿，易寒易热。"加之小儿寒温不能自调，饮食不知自节，故更容易伤脾致泻。正如钱乙《小儿药证直诀》在脏腑虚实辨证中指出："脾主困。实则困睡，身热饮水；虚则吐泻，生风。"又说："脾病，困睡、泄泻，不思饮食。"

脾主运化，为气血生化之源泉。脾在五脏之中，为中州

枢纽。脾既为心之子、肺之母，又受肝主疏泄功能之制约；同时，与肾分主先天、后天，共同调节水液代谢。又，脾与胃相为表里，"脾为胃行其津液"，"大肠、小肠皆属于胃"，而"肾者，胃之关也"。水谷精微之输布，水湿之分消运化，不仅与脾脏本身有关，同时，与全身各脏腑之间的相互配合，相互依存，相互制约有密切关系。因此先师强调，对于一切疾病，包括小儿腹泻，不能只看到局部，必须注意到整体，要全面分析，判明主次，才能做出正确的辨证。

《丹溪治法心要》谓泄泻"有湿、有气虚、有火、有痰、有积。"徐春甫《古今医统》谓："泄泻乃脾胃专病。凡饮食、寒、热三者不调，此为内因，必致泄泻。又经所论：春伤风，夏飧泻，夏伤暑，秋伤湿，皆为外因，亦致泄泻。医者当于各类求之。毋徒用一止泻之方，而云概可施治，此则误儿，岂鲜云耳。若不治本，则泻虽暂止而复泻，耽误既久，脾胃益虚，变生他证。"

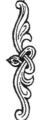

先师在总结前贤论述的基础上认为，讨论小儿腹泻应首先明确以下几点：

（1）腹泻发病的主要因素是"湿"盛。

（2）腹泻病位主要在"脾"。

（3）导致腹泻的病源有内因，即饮食、内寒、内热三者不调；也有外因，即外感六淫。外因通过内因才能起到作用，所以，内因为"必致泄泻"的主要因素，而外因虽然有时"亦致泄泻"，但不是致泻的必然因素，只是某种诱发因素。

（4）腹泻的治疗，同样需要"治病必求其本"，只有"得病之性"，知其标本，然后"谨察间甚，以意调之"，才能"万举万当"。

先师还强调，小儿腹泻一病，绝不是简单的无足轻重的一种小病，而是比较复杂的，直接影响小儿健康发育的一种常见病，多发病。对此治疗不当，还会"变生他证"，因此，医生、家长，对此都务须谨慎，引以重视。

从临床实践看，泻出物有酸臭味，腹痛，腹胀，不思饮食，发热或不发热，面黄者，多为伤食泻。

泻出水样便，夹有不消化食物，面色㿠白，口不渴，腹隐隐痛，四肢发凉者为寒泻。

泻出黄稠便，腹痛，面色发红，口渴喜饮，肛门发红，灼热者为热泻。

久泻不止，面黄肌瘦，四肢不温，嗜睡，泻出物完谷不化者为脾虚泻。

二、治腹泻应标本兼顾，佐以分利升提

先师强调，腹泻是消化道疾病，与饮食的关系最为密切，但除饮食而外，寒温失调也常影响脾胃的正常运行。脾和胃，相为表里，对立统一。脾司运化，为太阴湿土之脏，喜燥而恶湿，以升为健，湿胜则脾困，脾困则清气不升，易生飧泻；胃主受纳，为阳明燥土之腑，喜润而恶燥，以降为和，过燥则化热，胃失和降，浊气在上，易生䐜胀。所以，脾与胃，一脏一腑，一阴一阳，一燥一湿，一升一降，二者之间，任何一方对另一方起着制约的作用，以维持其相对平衡。

脾胃功能一旦发生障碍，一则水湿不能正常运行而致泄泻，一则饮食不能正常纳化，而致水谷精微得不到补充，机体日虚，影响发育。所以，治疗腹泻，应从三方面着手。

其一，从祛除病因角度看，中医认为"湿胜则濡泻"，

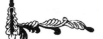

无论是寒泻、热泻、伤食泻或脾虚泻，均必夹湿，故治泻，一般均须燥湿、利水，朱丹溪《幼科全书》曰："凡泄泻皆属湿，……治法以分利升提为主"。所谓分利，即指分消水湿，通利小水。因一般腹泻患儿，往往伴有小便不利。水谷不分，水湿不走膀胱而错走大肠，造成水谷相混，合污而下，所以，采取利小便的方法，使水湿前渗，而不致后下，则肠道水分减少，大便自渐成形。此即古人所谓"利小便即所以实大便"之意。所谓升提，一则升提脾气，升发脾阳，使之清气上行。精微得布，自可免其下泄；一则升提肺气，提壶揭盖。因肺为水之上源，肺与大肠相表里，使肺气得开，水道自能通调，大肠传导复职，腹泻不止自止。

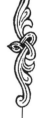

须注意的是，分利不宜过早，过重。尤其是热泻，更应知此。分利之法毕竟是一种渗降之法，对于腹泻一病，如过用分利，则是降之又降，一则重竭其阳，一则过耗其液，非但与病不利，而且有伤于正气。小儿脾常不足，肠胃本弱，尤其是水泻，更易消耗体液，用药应当慎重，"脾阳不伤不泻"，一伤不能再伤。所以分利之法，常与升提之法相结合而施，庶可免其虚损。

其二，从治病求本角度看，"泄泻乃脾胃专病"，治疗腹泻，必须脾胃兼顾。治脾当和胃，和胃须理脾。理脾、和脾，甘淡养脾，其目的在于恢复运化，渗湿利水，以实大便。和胃安中，理气消食，则有益于纳运复常，饮食有增，正气早日来复。否则，泄泻本来即是消耗性疾病，只消耗而得不到补充，则实证可能转为虚证，虚者则会更虚。

其三，治腹泻，除药物外，还应注意饮食调理。在腹泻时，尤其是伤食泻，一般应当减食。如系脾胃虚弱，更不宜食油腻、生冷之物，应多食清淡食品，方有利于早日康复。

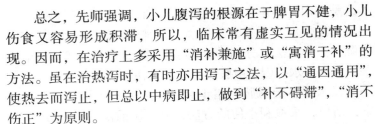

总之，先师强调，小儿腹泻的根源在于脾胃不健，小儿伤食又容易形成积滞，所以，临床常有虚实互见的情况出现。因而，在治疗上多采用"消补兼施"或"寓消于补"的方法。虽在治热泻时，有时亦用泻下之法，以"通因通用"，使热去而泻止，但总以中病即止，做到"补不碍滞"，"消不伤正"为原则。

具体而言，如热泻、伤食泻，虽然多为实证，可用清法、消法，但过于寒凉或过于消导的药则不适宜；寒泻、脾虚泻，多为虚证，可用温法、补法，但过于辛燥或过于酸补的药也不适宜。

先师还强调，小儿腹泻的治疗，以标本而言，补脾益气为治其本，清里消滞为治其标。临床应权衡轻重，标本兼顾。若体壮而病轻，则治标多于治本；若体弱而病重，则治本多于治标。

三、小儿腹泻辨证论治举例

先师根据前人论述及个人实践经验，加以分析归纳，执简驭繁，将小儿腹泻分为寒、热、虚、实四大类，立方遣药时常取多方化裁，综合而成。

现举例分述如下：

（1）寒湿腹泻：治以温中利湿，常用理中汤、五苓散、五味异功散等方化裁，组成加味理中汤。理中汤着重治中焦虚寒，但小儿阴常不足，不宜过燥，所以用炮姜而不用干姜。五苓散能燥湿利水，五味异功散治疗小儿脾胃虚弱。加生稻芽以养胃阴。如寒甚则加重温化，气滞则助以行气。加味理中汤集温中、散寒、利水、和脾、养胃气诸法于一方，故对于寒湿腹泻较为适用。

病例1：李某，男，10岁，1981年9月15日就诊。腹泻1日，为水样便，每日2~3次，多在进食后，腹部隐隐作痛，口不渴，不发热。查：面白、倦怠、腹软、苔薄白、脉沉缓。证属寒湿困脾，治宜温中利湿。处方：

党参10克，炒白术10克，炮姜6克，云茯苓10克，泽泻6克，桂枝6克，陈皮6克，木香3克，甘草3克。

并嘱勿食生冷，多饮热粥或热面汤。遵嘱服上方3剂，诸症皆除。

（2）湿热腹泻：治以清热利湿，临证时根据湿热偏胜不同而选方用药。如热重于湿，则多用葛根芩连汤加味；而在夏季，偏于暑湿者，则用《苏沈良方》二香散加减；若一般内蕴湿热而兼有积滞腹泻，则用香朴散加减。

先师指出，葛根芩连汤为《伤寒论》治下利不止方。热泻一般皆有外邪，葛根解肌，使病邪从里达表；芩、连、甘草，苦甘相合，既能清肠和胃，又能清热解毒；加藿香、苍术化浊燥湿，焦槟榔、厚朴、木香行气导滞，连翘解毒，组成临床习用的葛根芩连汤加味，则适用于热重于湿而见发热较甚，口渴，烦躁，腹痛。大便黄赤，肛门灼热的腹泻的治疗。

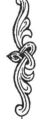

二香散为《苏沈良方》治暑湿相搏，烦渴、闷乱等症的方剂，着重于祛暑解表，利湿和脾。本方去半夏、紫苏等味，而加以清热、利水、养胃阴的连翘、滑石、生稻芽。如汗多则不宜辛温发汗，故去香薷，而加石膏、知母以清热养阴。热甚则黄芩、黄连并用。暑热不解，出现汗多、气短、口渴等症，容易形成气阴两伤，故应益气养阴。《千金方》生脉散为治热伤元气，气短倦怠、口渴多汗等症的有效方剂。故对于体弱气虚，因暑湿作泻而兼有汗多、气短等症者，宜加生脉散。

香朴散以燥湿、分利为主。藿香芳香化湿，厚朴治湿郁气滞，是脾胃不和的常用药。而苍术、厚朴、陈皮、甘草即平胃散，为燥湿健脾的主方。茯苓、泽泻渗湿利水，木香行气散滞，黄芩清热燥湿，焦三仙消积导滞，六一散（滑石粉、甘草）清湿热、利小便。故本方适用于一般内蕴湿热而兼有积滞的腹泻。

病例2：张某，男，3岁7个月，1979年8月16日就诊。腹泻水样便4日，昨日呕吐1次，腹泻每日5~6次，伴腹痛，发热有汗，夜眠不安，纳差，小便短黄。大便化验：黏液（＋），白细胞（＋）。查：面色稍红，舌质淡红，苔黄腻，脉数。证属暑湿夹食，脾胃不和。治宜清暑利湿，调和脾胃。处方：

藿香9克，苏梗9克，炒三仙各6克，泽泻6克，茯苓9克，葛根6克，马尾连6克，黄芩6克，桔梗6克，木香3克，滑石9克，生姜3克，甘草3克。

服上药3剂，吐止，纳增，大便成形。

按：暑湿夹食致脾胃不和，则吐泻而作。选用二香散合葛根芩连汤加减，因有汗故去香薷；小便短黄，故加用滑石、甘草，清湿热，利小便；炒三仙导滞消积和胃。辨证精确，药合方投，故服后效如桴鼓。

（3）伤食腹泻：小儿伤食腹泻最为常见，一般以消食导滞为治，多采用保和丸（《丹溪心法》方）加减。

病例3：朱某，女，4岁半，1979年7月9日就诊。患儿近来腹胀，纳差，伴腹泻，每日2~3次，便泻物夹有不消化食物残渣，气味特臭，口渴，苔白微腻，脉数。证属伤食腹泻，兼有湿滞。治宜消食导滞，利湿清热。处方：

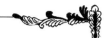

炒三仙各 6 克，茯苓 10 克，泽泻 9 克，腹皮 6 克，苍术 6 克，桔梗 9 克，陈皮 9 克，黄芩 6 克，莱菔子 9 克，藿香 9 克，苏梗 9 克，甘草 3 克。

1979 年 7 月 12 日复诊：服上药 3 剂，腹胀见轻，纳仍不佳，大便日 1~2 次，不消化，继用上方 3 剂，诸证皆平。

按：保和丸为治胃肠病的常用方剂。本方减去其中的连翘、半夏，而加以升提肺气的桔梗，甘缓的甘草，化湿的藿香，燥湿的苍术，行气、宽中、利水的苏梗、腹皮、泽泻，也即是对腹泻采用以分利、升提为主的治法。

（4）脾虚泻：先师强调，脾虚，主要是气虚。由于中气不足，脾阳不升，会影响运化而形成腹泻。小儿脾胃本来就弱。如饮食不节，更易损伤脾胃。而脾胃受伤，其气必虚。所以，治疗小儿脾虚腹泻，应以益气补脾为主。但又应注意，在益气补脾的同时，必须加用行气药，以求"补不碍滞"。钱乙治小儿脾胃虚弱的方剂如七味白术散、五味异功散等，都是以四君子汤为基础，但都加用行气药，也即是注意到"补不碍滞"这个原则。

病例 4：唐某，女，1 岁，1978 年 8 月 28 日就诊。患儿腹泻近半年，时轻时重，大便有粘液，时有不消化食物，体重不增，牛奶喂养，辅食为粥、面食等。查：面黄肌瘦，舌质淡，苔薄白，指纹淡红。证属脾虚不运，治宜补脾养胃，方以七味白术散为主，合以五味异功散、理中汤加减化裁。处方：

云茯苓 10 克，泽泻 6 克，炒陈皮 6 克，白术 6 克，太子参 10 克，葛根 6 克，炒麦芽 10 克，乌梅 6 克，广木香 3 克，藿香 6 克，炮姜 3 克，炙甘草 3 克。

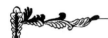

1978年9月4日二诊：服上药3剂，大便日1~2次，溏便，进食不香，倦怠。继以调理脾胃为治，处方：

太子参10克，白术10克，茯苓10克，陈皮6克，莲子肉10克，炒神曲6克，山楂6克，藿香6克，炙甘草3克。

1978年9月9日三诊：服上药6剂，腹泻止，纳稍增，继以启脾丸善后调治。

按：本例患儿因喂养不当，致脾虚不运，长期腹泻，影响发育。首诊治用七味白术散、五味异功散、理中汤诸方化裁，以补脾养胃，健运止泻；二诊更以补脾助运之五味异功散加味调治而收效明显；三诊则以启脾丸调理善后，以巩固疗效。由此足见先师治疗脾虚腹泻，层次井然，不求速效，贵在缓图固本之经验，实可为后学效法。此外，先师还强调，小儿脾虚，除用药物治疗而外，还应重视饮食调护，要养成不乱吃零食、爱清洁、多锻炼身体的习惯，才能保证脾胃健全，身体健康。

消化不良（积滞）

一、病机概述

小儿消化不良除引起呕吐、腹泻而外，还有积滞一症也最为常见。

积滞，是由于伤食、伤乳而造成的一种胃肠疾病。经常消化不良，又容易感冒。平时表现为饮食不正常，潮热，夜间睡眠不安定，辗转反侧，爱俯卧，头上爱出汗，龂齿，小

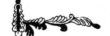

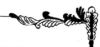

便短黄，大便有时干燥，有时溏泻，一经感冒即发热加重，咳嗽痰多。

积滞过久，则出现长期低热不退，发热时间不规则，或朝热暮退，或夜重日轻，饮食无味，面黄肌瘦，腹胀，隐隐作痛，口干，夜卧不宁，大便或干或溏，小便有时短黄，有时清长。日久不治，形成虚羸。

积滞一症，虽有轻、重、虚、实、久、暂之分，而追溯其源，皆系乳食无度，宿滞不消，以致脾胃受伤，影响消化功能正常运行的一种疾病。

潮热，为小儿积滞主要证候之一，但它与外感性疾病的发热有所区别。

《幼儿新编》说"小儿初病潮热，或病后潮热，俱属食伤太阴脾经。"

《小儿卫生总微论方》说："小儿身热，时发时退，退但肚热，或夜发热，面黄，腹胀，吐泻，乳食不化，粪酸臭异常，此为食伤。"

《脉经》说："小儿有宿食，尝暮发热，明日复止，此宿食热也。"

不同因素所引起的发热，有它不同的表现。小儿积滞的发热，一般为潮热；时发时退；午后及晚间较热；手心足心及腹部发热。

其次为腹痛。

《证治准绳》说："按之痛者为积滞，不痛者为里虚。"

又："积痛腹中隐隐而痛，面黄不食，口吐酸馊食物，出气臭。"

又："口中气冷，不思饮食，为脾土虚寒，口中气温，大便酸臭为积痛。"

　　小儿受寒、受热、积滞，小肠疝气，以及肠寄生虫等都可以引起腹痛，而积滞和虫痛又最为常见，但应加以区别，不要认为凡是腹痛都是虫症。虫痛，一般是绕脐痛，痛有休止，痛止则其病若无，饮食嬉戏如常，痛时面色发白，出冷汗。平时爱吐清水。它与积滞的腹痛显然有所不同，加以区别，有助于辨证。

　　再其次是面色和体形。

　　《片玉心书》："面黄者脾之病。"

　　《保婴撮要》："黄者食积症伤。"

　　《古今医统》："黄色者亦为热为食积，……"

　　《活幼精要》："黄为饮食伤。"

　　面黄肌瘦，为小儿积滞的一种表现，积滞为脾胃病，饮食伤脾，故面色发黄。但不是所有积滞面色都发黄，如脾胃虚寒，则可出现面色㿠白，如肝脾不和，则可出现颜面青苍，没有光采，结合其他见证，尤其是必须与形体结合起来看。"脾主肌肉"，脾虚则"饮食不能荣肌肤"。《素问·脏气法时论》指出："脾虚则腹满肠鸣，飧泻，食不化。"所以会出现面黄肌瘦，吐利清冷，腹胀肠鸣，四肢无力，饮食不进等证。面黄肌瘦是相联系的，而积滞的主要证候是肌瘦。肌瘦也即是"虚羸"。钱仲阳说："虚羸者，脾胃不和，不能乳食，致使肌肤瘦弱，亦因大病或吐泻后，脾胃尚弱，不能传化谷气。"这又进一步说明了肌瘦的原因。

　　另外，积滞和疳疾也有相互的关系，《证治准绳》说："积为疳之母，所以，有积不治，乃成疳候。又有治积不下，其积存脏虚，成疳尤重。"关于疳疾，实际包括多种小儿慢性疾病，与一般积滞有区别。

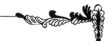

二、治法举要

积滞症分轻重虚实。轻症、实症，应和胃消食；重症、虚症，应益气补脾。

补脾调胃，是治积滞的一般原则，但不能一概而论。积滞这个病，最容易虚实互见，既不能因其不思饮食而重用克食下积之药，又不能因其稍见消瘦而重用辛燥温补之剂。任何大攻大补的方药，对于小儿的脾胃，不但无益，反而有损。必须慎重选择。

小儿肝常有余，脾常不足。肝旺则脾弱，抑肝则脾和。心为脾之母，心气不足则脾损，益脾则心宁。所以，调理脾胃还须兼察心肝两脏的虚实。

脾为湿土，喜燥而恶湿，其性喜温喜缓。故在治法上，宜甘润以养之，苦辛以燥之。尤其是小儿，宜用甘淡养脾的方法。

小儿积滞，主要是宿食不消，宿食不消的原因，主要是脾不健运，所以，应调理脾胃。而胃主纳，胃之所纳，依脾来运化。因此，既要养脾，也要和胃。五脏六腑皆禀气于胃，依靠胃化运水谷以养各脏。胃气盛衰与体质的强弱有密切的关系。而饮食积滞最容易使胃气受伤，如过于使用克伐之药，则"胃中发生之气"，更易受伤。《证治准绳》认为治积滞如三棱、莪术、牵牛子、大黄、巴豆等药应当特别审慎，不要轻用。他认为："宿食不消"，系由于"胃之所纳，脾气不足以胜之，故不消。"特别指出：如用攻伐之药，会使"脾气一受伤于食，再受伤于药"，所以主张"克食之药，不可多用，下积之药，尤不可不审其证之可下与不得不下而后用。"这些都是说明要注意保护胃气。

由于积滞而引起脾胃虚弱，还易感冒，也即是"肺乘

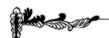

脾"。在治疗上必须肺脾兼顾。《古今医统》关于小儿积滞，引《活幼心书》的一段话："小儿所患之症，皆因乳哺不节，过食生冷坚硬之物，脾胃不能克化，停积中脘，外为风寒所伤，或因夜卧失盖，致头疼、面黄、身热、眼泡微肿，腹痛膨胀，足冷肚热，喜睡神昏，不思饮食，或呕哕噫气，吞酸，大便腥臭。此为陈积所伤。但有时泄下清水如生草汁，是受惊而后有积，烦闷啾唧，常似生嗔，名为惊积，小儿医者，亦唯因其轻重虚实而治之。"

"乳哺不节，过食生冷坚硬之物"，是引起积滞的主要因素。"脾胃不能克化"，以及"夜卧失盖"，都容易"外为风寒所伤"而引起感冒，出现"头疼、身热、眼泡微肿"这类症状，都说明兼有表证。而"足冷肚热""喜睡神昏""不思饮食"，以及"呕哕噫气、吞酸、大便腥臭"等，都是积滞的一些主要证候。"泄下清水如生草汁"也即是绿色水样便，青绿色属肝，小儿受惊为肝经的病，肝盛脾虚则泻下青绿，或者是"烦闷啾唧"。这些观察和描述，都是切合实际的。

朱丹溪说："小儿食积痰热伤乳为病，大概肝与脾病多，肝只是有余，脾只是不足。"

历代儿科医家，关于积滞的治疗，主张补脾养气以治其本，清热消积以治其标，权衡轻重，标本兼治，若体壮而病轻者，则治标之药多于治本之剂，若体弱而病重者，则治本之剂多于治标之药。掌握这些原则，对于小儿积滞的治疗是很重要的。

三、证治举例

1. 乳、食积滞

主症：小儿饮食不节，伤乳伤食，症见不思乳食，潮

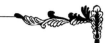

热，嗳气吞酸，腹痛。

治法：清热导滞。

例方：保和丸加减：藿香、茯苓、法半夏、橘红、焦三仙、连翘、黄芩、莱菔子、枳壳、甘草。

口渴喜饮去半夏，加花粉、石斛。腹胀作痛加青皮、槟榔。胸膈痞满加厚朴、木香。小便短黄加桔梗、泽泻、滑石粉。大便干燥加熟大黄。

小儿积滞最常用的消导药物为神曲、麦芽、山楂，即炒三仙。对于一般伤乳伤食效果较好。但也应有所区别：

哺乳婴儿奶积用焦山楂、草果仁。经常食面食的小儿食积用神曲、麦芽。经常食大米的小儿食积用神曲、稻芽。由多食生冷瓜果引起的积滞用山楂、陈皮。由猪肉、蛋类引起的积滞用焦山楂。由牛羊肉引起的积滞用草果仁、焦山楂。凡是消食导滞的药物，用时均宜炒过。

2. 脾胃不和

主症：由于喂养或饮食不规律，能食，但不消化，夜眠不安，喜俯卧，不发热，只手足腹部微热，大便次数较多，但成形，肌肉不丰满，但不消瘦，面色微黄。

治法：调理脾胃。

例方：平胃散加味：厚朴、陈皮、苍术、神曲、麦芽、山楂、枳实、白术、藿香、甘草。

腹胀加大腹皮，或焦槟榔。手足心热，有寒热加黄芩、柴胡。胃寒作呕加生姜、藿香。胸闷加青皮、苏梗。有痰加法半夏、竹茹。小便赤涩加茯苓、泽泻。大便干燥加熟大黄。

脾胃不和为小儿积滞之较轻者，一般为湿滞，故使脾运不健，平胃散有燥湿健脾的作用。本方佐以神曲、麦芽、

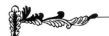

山楂、枳实导滞消食，藿香化浊，白术补脾。虚实都有所照顾。

由枳实、白术二味组成的方剂名枳术丸。是张洁古的方子。白术甘苦，能去湿热补脾。枳实苦温，能泻痞闷消积滞，一补一消，既能去积滞，又不伤脾胃。苍术较为猛悍，而白术较为柔缓，二者并用，燥湿健脾的作用较好。平胃散加枳实，或二陈汤加枳实，以及枳术丸这类方子，都是根据《伤寒论》枳实理中丸而发展的。仲景治胃虚夹食及伤寒结胸，本虚不能受攻而设的这个方子（枳实、茯苓、人参、白术、干姜、甘草），是对于虚实互见而采用攻补兼施方法很好的一个例方。而一般脾胃不和，虽然还不是脾虚证，而积滞这个病最容易使脾胃受伤。所以，在使用消导药的时候，应该适当地照顾到脾胃，不要用过于克削的峻剂，但没有虚象的时候，也不要过早地补，而小儿的脾胃也不宜一味地峻补。在补的时候，也要适当地加用行气导滞的药，才能补而不滞，消而不伤。一般轻证，以消为主，如体质较弱，则要消中有补，而一般虚症，则应先补后消，以养胃补脾为主。

3. 脾胃虚弱

主症：面黄肌瘦，不思饮食，手足指冷，睡时露睛，倦怠嗜卧，腹胀、便溏。

治法：养胃补脾。

例方：参苓白术散加减：人参、茯苓、白术、山药、莲肉、扁豆、陈皮、神曲、鸡内金、甘草。

腹胀痞满加厚朴、枳实，白术加倍。反胃呕逆加半夏、生姜。胁痛吞酸加黄连、吴茱萸。口渴喜饮加花粉、石斛。心悸烦躁加麦冬、五味子。汗多加浮小麦、大枣、乌梅。

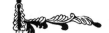

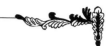

4. 积滞潮热

主症：由于积滞而引起的潮热，症见长期低热不退，食少而瘦，面黄，眠少，汗多。

治法：养阴益气。

例方：七味白术散加减：白术、人参、茯苓、藿香、葛根、木香、甘草、青蒿、鳖甲、生稻芽、地骨皮。

热甚加知母、黄芩，汗多加生牡蛎、生龙骨。虚烦眠少加麦冬、五味子。进食不香加鸡内金、焦三仙。兼有外邪，热久不退，多汗而渴，病在募原者，以达原饮加减为治。(厚朴、槟榔、草果仁、黄芩、知母、生白芍、甘草、青蒿、地骨皮、银柴胡。)

肝脾较大者加丹参、郁金、鳖甲。饮食不化加枳实、白术。

小儿积滞多虚实互见之症。出现潮热或低烧不退，多为脾阳不振，宿食不化，如虚多于实，应以扶脾为主，用钱乙七味白术散加减；如实多于虚，应以导滞为主，用《张氏医通》达原饮加减，总之，先治积，后调胃。对于体质素虚的小儿，则宜三分治积，七分调胃。潮热已退，则应调理脾胃，一般用异功散加生稻芽、鸡内金。

潮热，为积滞伤脾主要证候之一，但不单纯是脾。如出现胁痛、腹胀、胸脘不舒、吞酸厌食，以及潮热、烦躁等症，皆为肝气横逆，肝脾不和所致。小儿肝常有余，脾常不足，故往往由于肝木乘脾而出现肝旺脾弱，治肝应实脾，而理脾也必须舒肝。小儿积滞潮热，并见郁闷烦躁，使用菊花、桑叶、栀子、丹皮、夏枯草等疏散肝火的药品，或用《证治准绳》柴胡清肝散加减（柴胡、黄芩、当归、生地黄、丹皮、川芎、山栀、升麻、白术、茯苓、生甘草。）对于久

病伤阴、虚烦潮热，确具有一定的疗效。

积滞也可以引起痰湿。由于痰湿阻滞，可能出现短气乏力，自汗，或呕吐者，痰气上逆，虚烦惊悸不眠等心胆虚怯的证候。所以，也适用《千金》温胆汤：半夏、竹茹、枳实、橘皮、茯苓、甘草、生姜、大枣。这个方子主要是由二陈汤组成的。二陈汤为治痰饮的主方，加竹茹以清胃热，加枳实以消食逐滞，痰去胆和，则肝脾自安，烦热亦除。所以，用温胆治痰湿阻滞、虚烦潮热的小儿积滞，也能收到一定的效果。

《温病条辨》的青蒿鳖甲汤（青蒿、鳖甲、细生地、知母、丹皮）主要是治温病、夜热早凉，热退无汗，热来自阴分者。也即是说它的作用着重于养阴。小儿积滞，可能伤阴，所以，也出现夜热早凉，养阴是可以的。但积滞未消，单纯去养阴，也不能退热，而胃气较弱不宜使用生地这类滋腻的药物。

青蒿虽然是苦寒的药，但能泻热，治虚烦、盗汗而不犯胃气。鳖甲能补阴、益气、退热、消宿食。因此，采用青蒿、鳖甲治小儿积滞的低烧潮热是可以的。

积滞这个病之所以出现低热不退，主要是由于饮食不节，引起脾胃损伤，消化不良。因此，消食导滞、调胃健脾是主要的治疗方法。而关键在于调理。小儿的喂养方法和饮食都应注意。

一般伤食，可服用保和丸或香橘丹。

脾胃虚弱，面黄肌瘦，而无其他证候者，可服用人参启脾丸。

如睡眠、饮食、二便都正常，就不必服药。

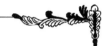

四、验案选介

例1：李某，男，1岁7个月。1980年5月26日初诊。患儿近半个月余以来，食欲明显下降。平素纳食即较同龄小儿少，爱吃甜食，不吃菜蔬，常腹胀，喜俯卧。两天前，患感冒，现仍流涕，咳嗽。面色不黄，口角流涎，大便偏干，舌红，苔白。咽微红，扁桃体不大。

此由饮食不节所引起的积滞之症，应以消食导滞为治，因有外感未除，不便用补，故先解其表，佐以和里，方投藿香正气散加减：

藿香9克，苏梗9克，白茯苓9克，大腹皮6克，泽泻6克，桔梗6克，焦三仙各6克，莱菔子6克，连翘9克，陈皮6克，枇杷叶9克，生甘草3克。

二诊：服上药4剂，症有轻减，纳食见增，大便已不干，腹胀亦轻。唯近日汗多，略显烦躁，舌苔剥脱。此脾胃虚弱，食积为患，服前药，表证虽解，里气未和，内热尚存，但以虚多于实。故治以扶脾和胃，佐以清轻之品，仍属表里兼顾，方用七味白术散加味：

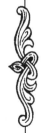

太子参9克，白术6克，白茯苓9克，生麦芽9克，鸡内金6克，泽泻6克，藿香9克，粉葛根6克，炒扁豆9克，木香6克，陈皮6克，生甘草3克。

上药继服4剂，面色较润，汗、涎皆减，烦躁亦除。原方增损，续服4剂，以调理善后。

按：此属饮食不节，食满为患，脾胃受损，表里不和。先师治宗先表后里，表里兼顾之原则，先投藿香正气，次用七味白术，故使食滞得消，表邪得除，里气得和，脾胃自健而愈。

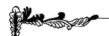

例2：张某，男，3个月，住院号29198。

患儿因新生儿败血症后，喂养不当，反复腹泻，日7~10行，量多，呈稀水样便，无脓血及黏液。先后反复住院治疗，大便4~5次/日，至今2个月不愈。1986年10月16日收入院。当时有发热，精神萎靡，营养极差，皮下脂肪消失，头发稀少，呈老人貌，皮肤干燥无弹性，腹胀纳差，日摄入量100毫升，大便日20余次，呈稀水样，量多，舌红苔黄。查体：体温38.5℃，脉搏160次/分，呼吸浅，38次/分，心音低钝，律齐，心率160次/分，未闻杂音，两肺呼吸音无异常，肝肋下2厘米，脾未扪及，体重3公斤。血常规：白血球17×19^9/L，中性49%，淋巴50%，嗜酸细胞1%，血色素10.4克。大便常规可见脂肪滴。诊断：消化不良并发营养不良Ⅲ度。证属脾胃气虚，余热未清。治宜健脾益气，渗湿止泻，佐以清热。

方用七味白术散加减：人参（另煎）2克，茯苓、葛根、白术、泽泻、赤石脂各6克，藿香、分心木、川黄连各3克，生石膏10克，鸡内金4克（分冲）。日一剂，水煎服。并输全血150毫升。3剂后，热退，诸证减轻，精神转佳，上方去石膏5剂后，大便次数减少。继用原法出入，治疗近2月，大便日2次，纳增，日摄入量520毫升，面色转润，皮肤光泽，目光有神，腹胀消，舌淡红，苔薄白，体重增加3公斤，痊愈出院。

按：本例消化不良，属于中医疳证。败血症后热伤营血，余邪未净，且幼儿脾常不足，加之喂养不当，遂至腹泻久久不已，乃至化源不足，精液下流，气血更亏，脏腑组织失去滋养，而酿成疳证，古人谓："无积不成疳。"疳证往往与积滞有密切关系，唯二者有轻重深浅不同。积滞多实，疳证多虚，但均与脾胃受损有关。先师王老治疗本例抓住健脾胃这一大法，并取现代医学之长、相辅为用取得了显著疗效。

肝　　炎

一、小儿肝炎实证热证居多

小儿肝炎，是一种传染性疾病，如与肝炎患者密切接触，均有被传染的可能。

临床上以急性黄疸型肝炎及急性无黄疸型肝炎较多。只要及时治疗，一般预后良好。少数病情较重，病程迁延，或转入慢性，则历时较久方能痊愈。

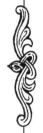

中医认为：小儿肝炎，基本上是由于饮食不慎，感受湿热而引起的一种疾病，属于黄疸病的范围。《幼科发挥》关于黄疸病曾经说："疸有二证，有因天地湿热之气而发之者，有因水谷之湿热而发之者"，"小儿之病，多因湿热食积"。《幼科准绳》也指出："凡黄病者，不可一概而论，标本不同，证治亦异，乃脾胃气虚，感受湿热，郁于腠理，淫于皮肤，蕴积成黄，熏发于外，故有此证。"可以看出，脾胃气虚，饮食不慎，是致病的内在因素，而感受湿热，蕴积成黄，则是它外来的因素。

当然，出现黄疸，只是肝炎临床上的一种症状，还必须结合其他症状来全面地分析。同样的发黄，可因不同的原因而出现不同的表现，在《医宗金鉴·幼科心法》中，将小儿黄疸分为"阳黄"和"阴黄"两类，认为阳黄"乃脾家湿

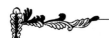

热"，阴黄"乃脾肾寒湿"。这些论述，有助于我们在临床上对本病进行辨证论治。

小儿急性黄疸型肝炎，初起多有发热、口渴以及食欲不振、恶心、呕吐、腹胀、上腹部疼痛、虚恭多、便秘或腹泻等胃肠道症状，数日后，出现黄疸，目黄、皮肤发黄、尿色深黄，舌质红，苔白腻或黄腻，湿热阻滞之象较为明显。经过治疗，一般在二周左右黄疸逐渐消退，其它症状亦逐渐消失，一至两个月即可趋于痊愈。象这类肝炎，在临床上较为多见，其极大多数，均属于中医所称的阳黄的范围。

个别患儿，不发热而恶寒，口不渴，食少，腹痛隐隐，精神怠倦，目黄，皮肤黄，黄色晦暗，大便溏，小便淡黄，舌质淡，舌苔白腻。系由于寒湿阻滞，或气血不足，这类则属于阴黄。一般病程较长，如加紧治疗，自能缩短疗程，促进恢复。

至于无黄疸型肝炎，症状与体征基本上与黄疸型肝炎相同，但始终不出现黄疸。这类绝大多数均为轻型，但应及时检查，随证论治而不要忽视。

综上所述，不难看出，小儿肝炎，临证还是以实证，热证者居多。

二、疗肝炎清利湿热，当知调肝扶脾

肝胆与脾胃之间的关系极其密切，肝胆有病会累及脾胃；脾胃不和也会影响肝胆。《金匮要略》有"见肝之病，知肝传脾，当先实脾"之说。中医认为：黄疸型肝炎系病邪由口而直犯中焦，脾虚不能散津，影响肝胆而发生病变，若湿热俱重者，则湿从火化而为阳黄；如阳气素虚，形寒饮冷，则湿从寒化而为阴黄。小儿急性黄疸型肝炎，极大多数

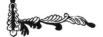

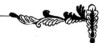

属于阳黄的范围，在治疗方法上，以清利湿热为主，着重于肝胆和脾胃。如表实无汗应予以疏散，使湿热从表解；如里实，二便秘涩腹满者，应予以通利，使湿热从下解；如有汗，不便秘，只腹满，则以清热利湿，通调小便为治。

任何一种病，都有虚实之分，小儿肝炎自然是以阳证、实证为多，但应考虑也有极少数的阴证、虚证。《医宗必读》指出："统言疸证，清热导湿，为之主方，假令病人脾衰胃薄，必以补中。"所以，除清利湿热而外，对于虚寒证，还应采用温脾或温肾的治法。

借鉴前人经验联系实际来看，小儿肝炎，总要注意到脾胃，初期湿热较重，在清利的同时，要调脾胃；如迁延不愈，或黄疸消失，或无黄疸，而食少体倦，低烧潮热，则以扶脾健胃为主，同时也要佐以清利。《小儿药证直诀》的"芍药参苓散"（芍药、人参、茯苓、白术、陈皮、柴胡、山栀子、甘草、生姜）是以五味异功散为基础，加芍药、柴胡舒肝，山栀子清热退黄。《幼科全书》的"胃苓丸"（苍术、厚朴、陈皮、白术、甘草、草果、猪苓、泽泻、茯苓、官桂）则是以平胃散、五苓散加味而组成。都是既注意清利，又注意调理脾胃。至于《金匮要略》的"茵陈蒿汤"以及"茵陈五苓散"等，都是行之有效的方剂，以这类方剂为基础，结合临床实际，进行加减化裁，对于小儿肝炎的治疗是有一定作用的。

三、临床习用方举例

1. 急性黄疸型肝炎

主症：发热，口渴，面目及全身发黄，纳差，呕恶，腹胀痛，小便短少，尿色深黄，苔黄腻，脉滑数。

治法：清利湿热。

例方：茵陈蒿汤加减：

茵陈12克，山栀子9克，熟大黄3克，茯苓9克，泽泻6克，苍术6克，夏枯草9克，滑石粉9克，甘草3克。

纳差，加焦三仙各6克。

热甚，加知母6克，黄芩9克。

腹胀痛甚，加青、陈皮各6克，佛手片或香橼片9克。

黄疸较重，加板蓝根9克，苦丁茶9克，败酱草9克。

兼有表证，加淡豆豉9克，葱白二寸。

黄疸消失，诸症悉减，唯食少体倦，以下方调理：茯苓9克，泽泻6克，藿香9克，炒陈皮9克，白术6克，北沙参9克，炒神曲9克，甘草3克。

肝大，加鳖甲9克，鸡内金9克。

2. 急性无黄疸型肝炎

主症：微热，食欲不振，恶心，呕吐，腹胀，虚恭多，小便短黄，舌苔黄，脉滑数。经化验检查，转氨酶高，但面目、皮肤无黄染。

治法：调理脾胃，佐以清利。

例方：清肝和脾饮：

茯苓9克，苍术6克，厚朴6克，青、陈皮各6克，柴胡6克，炒神曲9克，黄芩9克，夏枯草9克。

腹胀甚，加大腹皮9克，藿香9克。

大便干燥，加熟大黄3克。

小便短黄，加六一散3克。

转氨酶高，加金钱草9克，败酱草9克。

3. 慢性肝炎

主症：病程较长，黄疸久不消退，或反复出现黄疸，黄

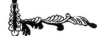

色晦暗，口不渴，胸胁胀痛，精神倦怠，大便多溏，舌苔垢腻，脉沉滑。系由脾肾两虚，寒湿凝滞，属于阴黄范围。

治法：温肾健脾。

例方：茵陈理中汤加味：

茵陈10克，党参9克，干姜3克，白术6克，茯苓9克，泽泻6克，甘草3克，金钱草9克，青皮9克，五味子9克。

四肢厥冷，加制附片9克，桂枝6克。

胃滞甚，加焦三仙各6克。

腹胀满甚，加藿香9克，厚朴6克。

腰酸痛，加杜仲9克，狗脊9克。

腹泻甚，加制附片9克，肉桂3克。

如病程较长，胸胁胀痛，腹胀满，便秘或便溏，舌苔白腻或黄腻，脉沉涩，或弦大而缓，系气郁血滞，脾胃虚弱。以柔肝扶脾为治。方用芍药白术散加减：白芍9克，白术9克，茯苓9克，当归9克，柴胡9克，郁金9克，厚朴6克，炙甘草3克。

胁痛较甚，加延胡索6克，金铃子6克。

胃滞甚，加焦三仙各6克，鸡内金9克。

腹胀满甚，加藿香9克，佩兰9克。

腰酸痛，加续断9克，杜仲9克。

口渴，加花粉9克，麦冬9克。

便秘，加熟大黄3克，枳实6克。

便溏，加炮姜6克，木香6克。

如病程较长，体倦神疲，胸闷气短，腰背酸痛，脉虚弦或濡弱，系气血两虚。以益气养血为治。方用加味归脾汤：党参9克，白术9克，茯苓9克，枣仁9克，黄芪9克，当归9克，白芍9克，木香6克，肉桂3克，木瓜9克，桂元

肉 9 克，炙甘草 3 克。

胸闷胀甚，加厚朴 6 克，藿香 9 克。

肝区痛，加郁金 6 克，香附 9 克，延胡索 6 克，金铃子 9 克。

腰背酸痛较甚，加续断 9 克，杜仲 9 克。

虚烦不眠，加生龙齿 9 克，夜交藤 9 克。

喜暖畏寒，加制附片 9 克，炮姜 6 克。

如病程较长，头晕耳鸣，潮热盗汗，口舌干燥，舌质红，苔薄，脉象细数而弦，系阴虚肝郁。以滋阴潜阳为治，方用加减复脉汤：生地 9 克，白芍 9 克，女贞子 9 克，天冬 9 克，生鳖甲 9 克，生牡蛎 9 克，柴胡 6 克，黑芝麻 9 克，炙甘草 3 克。

肝区痛甚，加当归 9 克，左金丸 9 克（或吴茱萸、黄连）。

睡眠不稳，加枣仁 9 克，柏子仁 9 克。

大便燥结，加桃仁 6 克，柏子仁 9 克，火麻仁 9 克。

腰背酸痛，加牛膝 9 克，杜仲 9 克，狗脊 9 克。

谷丙转氨酶高，加金钱草 9 克，夏枯草 9 克。

小儿急性肝炎，在症状消失后，可以用丸剂调理，用香橘丸、启脾丸，每天各服一丸，连服 10 天或两周。慢性肝炎，在症状消失后，也用丸剂调理，用参苓白术丸，每天 2 次，每次 6 克，连服 10 天或两周。同时，饮食生活都要有规律，要讲究卫生，多吃蔬菜，少吃油腻、生冷及不容易消化食物。

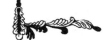

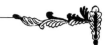

湿　温

一、概述

湿温是发于夏秋季节的一种温热性疾病。系感受湿邪，由湿生热所致。

成年人由于劳烦及饮食、起居不慎；小儿由于饮食不节，脾胃失调，均易感受湿热。

湿温病症见：持续发热，或但热不寒。一般有头重身痛，胸脘痞闷，腹胀作痛，便秘或溏泄，小便短黄。舌苔白腻或黄腻，脉濡。

小儿见症基本相同。唯面黄肌瘦，纳呆食少，体倦神疲，腹胀腹痛，肠鸣飧泄，夜间发热，舌苔厚腻，口干口臭，小便短黄，或如米泔等证，较为突出。

经云"诸湿肿满，皆属于脾。"湿为土之气，土为火之子。故湿每能生热；热亦能生湿。而湿气秽浊黏滞，一为病则缠绵难愈。且随人之体质而变化，以阳虚湿重之人，多从寒化而为寒湿；阴虚火旺之人，多从火化而为湿热。湿化热而成温。故湿温是一种诸气杂至的疾患。而湿热最易使脾胃受病。

小儿"阳常有余"，感受湿邪多从热化。兼之"脾常不足"，更易为湿所困；脾为湿困则运化失常。夏秋之际，正值湿气偏盛，小儿调理不当，贪凉居湿，恣食瓜果，既易感受外邪，又易产生内热。由此而引起的伤湿、湿热诸证，最为多见。

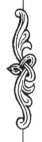

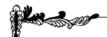

二、病因病机

温病学，是在《内经》《难经》《伤寒论》《脉经》等古典医学的基础上发展起来的。湿温这一病名，早在《难经·五十八难》"伤寒有五"中即列有湿温。并提出："湿温之脉，阳濡而弱，阴小而急。"

《王氏脉经》："伤寒湿温，其人常伤于湿，因而中暍，湿热相搏，则发湿温。"（王氏引自《医律》）这里所说的"伤寒湿温"，系指《难经》所说"伤寒有五"中湿温而言。

以上两则有关湿温的文献，为后世多数温病学家所宗。《医律》所论，实源于《金匮·痉湿暍病脉证》篇。仲景所论湿与暍，实为湿温病在理论上、治法上奠定了基础。

仲景在论太阳湿痹（《玉函》云中湿）及湿家诸篇章中，关于湿病的证候叙述甚详，还提到：风湿、风湿相搏诸多见症。风为阳邪，风湿相搏，亦即湿热夹杂之意。

接着是述太阳中暍。暑亦为阳邪，而暑多夹湿。故《医律》"其人常伤于湿，因而中暍，湿热相搏，则发湿温"之说，是渊源有自的。

在治法上，所提出的不可妄发汗，不可妄下，亦为后世医家所遵。从而对于湿热病的治法治则，产生了深远的影响。

湿温为病，变证最多，如疟疾、痢疾、黄疸、痹证，以及疮疥等，从病因病理来说，都与湿有关。因而议论纷纭，莫衷一是。吴鞠通《温病条辩》，上焦篇则湿温、寒湿并列；中焦篇湿温则附以疟、痢、疸、痹；下焦篇同样附以上述诸病。《金匮·痉湿暍病脉证》则湿与痉和暍并为一篇。仲景系本《素问》"诸痉项强，皆属于湿"之义，故合而论之，

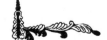

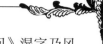

吴鞠通在《妇儿难·痉因质疑》中，认为《素问》湿字乃风字之误。故另立暑痉、湿痉、风湿痉等各条。这对于致痉病因方面的分歧，见仁见智，原无大碍。问题在于湿温一病的概念，究竟如何才能明确地理解。

其实，湿温病包括多种时令病，其中有的是传染病，有的不是传染病。喻嘉言说："湿温一证，即藏疫疠在内。一人受之则为湿温，一方受之则为疫疠。"这也是两可之辞。但看出包括传染病在内，湿温病有传染性，在认识上是有所发展的。

从发病情况看，薛生白《湿热病篇》说："湿热之邪，从表伤者十之一二，自口鼻而入者十之八九。阳明为水谷之海，太阴为湿土之脏，故多为阳明、太阴受病。"说明了湿热与脾胃的关系最密切。

章虚谷《医门棒喝》说："湿土之气同因相召，故湿热之邪始外受，终归脾胃。"

归纳起来，湿温病是夏秋之际暑湿相搏，酝酿成热的脾胃病。

小儿感受湿热，可能引起很多变证。以三焦、卫气营血的传变而论均较为复杂。初期虽以脾胃为主，亦可出现肺胃兼病；中期如湿热并重，高热不退，病邪深入，出现神昏痉厥等症；末期如病邪不解，气血消耗，以致正虚邪实，可能引起内闭外脱。所以必须慎之于始。至于一般与湿热有关的疾患，如痢疾、疟疾、黄疸等，均各有专论，不在本篇中重复。

三、辨证要点

（1）发热：湿温病常先见有恶寒发热，随后即但热不

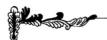

寒。热势起伏不定，或逐渐加重。初发时，肌肤灼热不显著，而手掌心有灼热感，甚则两足胫不温。一日之内，午后发热渐盛，日晡最高。如病邪深入，夜半则热势趋高。

（2）汗：湿温病汗出不透，一般多齐颈、齐腰而还，不能汗出洽体。

（3）头身四肢：头痛，四肢酸痛，身体沉重，胸腹痞闷不适，甚则胀满而痛。

（4）饮食：纳呆食少，不知饥饿。口渴而不欲饮，或喜热饮。口发腻、呕恶。

（5）二便：大便或溏或秘，小便短黄，或尿如米泔。

（6）面色：面色黄垢，两眼乏神。

（7）脉舌：脉缓濡，舌淡，苔滑腻。

（8）神态：体倦神疲，或神志模糊。

（9）疹候：白痦，又名白疹，晶痦。

由于湿热之邪郁于肌表而发。湿热郁遏，不能透泄，乃发而为白痦，状如水晶，即白色粟粒疹。初起于颈项，渐及胸腹，亦可见于四肢。显示湿热有外透之势。

以上为湿温病的常见证候及其辨别之概要。自宜注意望诊，尤以舌诊对辨证审病颇为重要。一般说来，初期多见白苔，继而转黄，先为淡黄、滑黄，还可转为黄腻、焦黄。如邪去正安，即转为正常。故舌苔的变化，可作为病势的进退盛衰在诊断时的参考。

至于若舌质也红绛，则是湿邪化热之象，舌光绛起芒刺，是邪热深入，气阴两伤之象。而在后期，如津液亏损，苔薄如镜，舌质一般无变化，即使出现痉厥神昏，舌质也反而无变化。故必须结合其它诸证，谨察间甚，明确诊断。小儿"易虚易实"，在诊断上，尤需审慎。

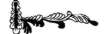

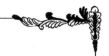

四、治则述要

前代温病学家，对于湿温病的治疗，积累了丰富的经验，虽人言言殊，各有千秋，但综众所长，自有成法可循。

湿温一病，乃湿邪化热所酿成，故化湿清热系治疗本病的基本大法。

叶天士说："或透风于热外，或渗湿于热下，不与热相搏，热（指病势）必孤矣。"

薛生白说："湿热两分，其病轻而缓。"

吴鞠通说："徒清热则湿不退；徒祛湿则热愈炽。"

雷少逸说："湿热之病，清利乃解。"

说明各家对于清热利湿这一法则，认识是一致的。而在具体应用上，则有芳香化湿法、宣疏表湿法、淡渗利湿法，清热利湿法等。这些行之有效的方法，着重要善于掌握应用。

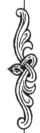

以上诸法，成年人和小儿患者固然皆可通用，不过毕竟小儿有小儿的特点，虽不是全须同病异治，但应根据小儿的特点因人制宜。

小儿最常见的是外感表邪而伤肺，内因饮食而伤脾。湿和热最易致病，因湿与热引起的疾患，每于夏秋，发病最高。从温病学的角度来看，小儿肺脾两经在夏秋季的发病，显然是与湿温有关的。

中医儿科一代宗师钱仲阳，在其《小儿药证直诀》一书中，虽未提到湿温，但在五脏虚实及其他有关诸论中，对于脾肺诸证，均已论及。从中对于湿温的论治，大有启发。

例如："脾主困"，"脾病、困睡泄泻、不思饮食"，"脾病见四季"等。

朱肱《活人书》已详列伤寒与温病的鉴别及其治法。其真知卓识，为后世温病学家所发扬。治温热用辛凉的主张，即朱氏所倡。

朱氏对小儿易虚易实的特点，主张不可过服寒凉药，以及治疹禁用下法等，对儿科来说，是有重要意义的。

刘完素《素问玄机原病式·自序》"六气为病"，以及《宣明论方·水湿门》都既强调了火热同风湿燥诸气的联系，又阐明了湿与火热的关系。他指出："湿病本不自生，因于火热怫郁，津液不能宣通，即停滞而生水湿"说明湿病多由热生，湿从热化最为多见。故主张用辛苦寒凉之药以除湿热。

张从正提出慎用补法之戒。同时指出："善用药者，使病者而进五谷者，真得补之道也。"说明同样是重视脾胃功能的自然恢复。而湿热病切忌蛮于用补，在治法上也很重要。

李杲以专工脾胃学说著称于世。对一般疾患主张升发阳气，补益脾胃，但同时也用泻火祛湿药物以治湿热。

朱丹溪以气、血、痰、郁为纲，以六气致病为目，进行六证论治。在论中风时，他认为多是湿土生痰，痰生热，热生风。虽然是指中风，但湿、痰、热这一病理变化，对于湿热疾病同样是适用的。

徐灵胎在《兰台轨范·自序》中说："欲治病者，必先识病之名，能识病名，而后求其病之所由生，知其所由生，又当辨其生之因各不同，而病状所由异，然后考其治之之法。"

五、治法及方药

湿温病，其邪初起，踞于气分，不比寒湿之证，湿热成

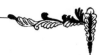

温，尚未化热，故不用辛散。

初起恶寒，乃阳气为湿所遏，后即但热不寒，则郁而成热矣。热甚蒸湿则汗出，湿蔽清阳则胸闷。湿气上蒸则舌白；湿热交蒸则舌黄。热则液不升而口渴；湿则饮内留，故渴不欲饮。湿困于脾则身重体倦。湿侵阳明则肌肉烦疼。湿温头痛恶寒，身重疼痛，有似伤寒，但伤寒脉浮紧，湿温脉濡细。

自汗，口渴身热，有似伤暑，但湿温舌白滑，口中涎腻，虽渴不思饮。

午后身热，状若阴虚者，湿为阴邪，故旺于阴分，而非阴虚。

湿温病如误用表散，则神昏耳聋，如误用下法，则转为洞泄，如误用滋补，则病邪深入而不易解。

对本病治则以清利为宜。南方治湿温，常以《温病条辨》三仁汤为主方：杏仁、滑石、通草、白蔻仁、竹叶、厚朴、薏苡仁、半夏。

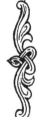

本方辛芳淡渗，轻开上焦。肺主一身气化，肺气一宣，湿热俱化。故不用重浊之药。吴氏此方，可称法良意善，但以之治小儿，则尚未尽善。原以小儿肺胃兼病，湿热夹杂，较为多见，故拟方需要斟酌。兹分别论治如下：

（一）湿温兼表

湿温初起，复感外邪。症见：恶寒发热，头疼身痛，或咳嗽、胸满、脉滑濡而兼浮，舌苔滑白，或微黄。不思食，汗不透，大小便变化不大。

治法：解表祛湿。

方剂：荆芥穗9克，薄荷3克，连翘9克，竹叶9克，

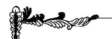

茯苓皮9克，藿香9克，厚朴花6克，生苡仁9克，炒神曲9克，六一散9克。

上方以荆芥穗、薄荷、竹叶以清其表，连翘、六一散、以清热除湿，藿香、朴花以宣上焦之气而开胸痞，神曲以和胃，茯苓皮、苡仁以利水和脾。全方取表里双解之意。

（二）湿郁三焦

湿热弥漫之邪，蔓延三焦。症见：恶寒发热，腹痛胸痞，时发呕逆，水泻不止。口渴不欲饮，小便短黄。脉细而濡，舌苔黄，系由湿注肠胃，湿邪化热所致。

治法：除湿和中。

方剂：藿香9克，紫苏6克，茵陈9克，连翘9克，茯苓9克，泽泻6克，半夏6克，桔梗6克，大腹皮6克，陈皮9克，白术9克，甘草3克。

上方以藿香、茵陈化湿除秽，连翘清热，紫苏疏表，腹皮泻中焦之湿满，茯苓、泽泻，佐以桔梗，用分利升提以止泻，半夏降逆止呕，白术扶脾和中。取三焦并重，湿热两消之意，泻止后，仍须清利湿热。

（三）湿郁诸证

湿邪为病，肌体脏腑，无处不到。见症不一，变证多端。伤脾则泻，伤胃则吐，阴阳相争则寒热交作。脾胃为六腑之总司，先调脾胃则各气皆和。故吴鞠通立正气散五加减法以治湿温，而《局方》制六和汤以调和六气。二方虽为治夏月饮食不调，内伤生冷，外伤暑气，及伤冷、伤湿，症见寒热交作，头痛身痛，呕吐泄泻，胸膈满闷，口渴，便赤等，皆可用之，但要在于随证加减。兹条分如下：

（1）症见中脘及腹部作胀，大便欲解而不畅。此中焦升降不利，宜化湿解秽，以利脾胃升降之气。用六和汤加减：

藿香6克，砂仁3克，厚朴6克，杏仁6克，扁豆6克，神曲6克，陈皮6克，大腹皮6克

上方藿香、砂仁、厚朴、杏仁，香能舒脾，辛能行气。厚朴、陈皮、大腹皮能泻湿满，杏仁兼能利肺与大肠之气，神曲、砂仁、厚朴，皆能化食，以升降脾胃之气。伤暑加香薷6克，伤冷加紫苏6克。

（2）症见四肢酸痛，大便稀溏，胸膈满闷。此湿滞中脘，脾运不健。兼之湿侵经脉，故四肢酸痛。以除湿和脾，佐以通络为治；以六和、正气二方加减治之：

藿香6克，紫苏梗6克，大腹皮6克，茯苓6克，白术6克，陈皮6克，厚朴6克，神曲6克，桔梗6克，桑枝6克。

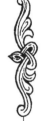

上方藿香理气和中，紫苏梗与厚朴同用，则能散湿解暑，与桔梗同用，则能利膈宽中。紫苏治暑湿泄泻，为利气之品，用其梗则下气较缓。厚朴、大腹皮、茯苓，行水消满。陈皮行气散逆。神曲消食调中，健脾和胃。白术专补脾，凡水湿诸邪，靡不因其脾健而自除。桑枝能祛风，清热，逐湿，消食，通关节，利小便等。治湿郁引起的四肢酸痛，最为适宜。

关于湿郁诸证，在基本治法上，自应以除湿为主。湿重于热，更应着重于利湿。小儿脾胃嫩弱，应淡渗利湿，行水耗气之药，一定要慎用。如湿郁中宫，渐化为热，胃气上逆，呕吐不止，舌苔黄腻。可于上方中，去桔梗、白术、紫苏梗，改加竹茹6克，法半夏6克，川黄连3克，枳壳6克，以治由湿热引起的呕吐，比较恰当。

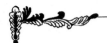

（四）湿温痰喘

《金匮》谓："水在脾，少气身重。"太阴湿蒸为痰，上射于肺，喘促不宁。症见：气急咳喘，烦热，痰声辘辘，胸酸胀满，脉细滑而缓，舌苔白腻微黄。以苇茎汤加减为治。

治法：宣肺涤痰。

方剂：苇茎（即芦根，有鲜用鲜）15克，生苡仁9克，冬瓜仁9克，瓜蒌9克，杏仁9克，石菖蒲3克，知母9克，甘草3克。

热盛加生石膏15克，粳米15克。

有表邪加紫苏6克，芥穗6克。

《千金》苇茎汤，本治"咳有微热，烦满，胸中甲错，是为肺痈"的。近年来用以治其他肺气病亦颇有效。对于湿热之邪结于肺部，苇茎轻宣肺气，解气分之热结；苡仁、冬瓜仁皆能利湿。以杏仁易桃仁，因湿温痰喘，主要是湿热客肺，以苦降涤其痰热，而无瘀可化，故不必用桃仁。石菖蒲有开窍豁痰，化湿和中，除胸腹闷胀的作用。瓜蒌清肺化痰，利气宽胸，治痰热咳喘，最为相宜。知母清热降火，治口渴烦躁，肺热咳嗽。甘草能补肺和胃，此方则用以祛痰止咳。

至于热盛加生石膏、粳米，则系并用《伤寒论》的白虎汤全方。阳明经热盛，非配辛凉重剂，其热不解。如微有表邪，加紫苏、芥穗，以助疏散，即可。

（五）邪伏膜原

湿热之气，触自口鼻，由膜原以走中道。膜原者，外通肌肉，内近胃腑，为三焦之门户，实一身之半表半里。邪由上受，直趋中道，故多归于膜原。症见恶寒发热，头痛身重，脘闷，神倦气短，舌苔白腻，或黄腻，脉或洪或缓，或沉或伏。以开达膜原，除秽化浊为治，方用达原饮加味。

方剂：厚朴6克，槟榔6克，草果仁3克，知母6克，白芍6克，黄芩6克，神曲9克，茯苓9克，陈皮9克，甘草3克，藿香9克。

达原饮为吴又可《瘟疫论》方。治瘟疫或疟疾邪伏膜原，先憎寒而后发热，继而但热不寒，或发热傍晚益甚，头疼身痛，脉数等证的方剂。张璐《张氏医通》亦将本方收入。方中加大枣一枚，生姜一片同煎。认为：此为疫邪初犯膜原之主方。膜原贴近于里，为经络脏腑之交界。湿土之邪，从窍而入，以类横连，未有不入犯中土者。所以用槟榔、草果、厚朴清理肠胃为先，有姜、枣，佐芩、芍、甘草以和解之。茯苓渗脾家之湿，最为利水除湿之要药。陈皮理气燥湿，藿香芳香化湿，能助脾醒胃以辟诸恶。以此方治小儿因积滞引起的发热恶寒，或低烧潮热，亦颇有效。可供参考。

（六）湿温变证

（1）暑温伏暑宜清宣，湿温宜温化。如见其身热口渴，遽投寒凉，或见腹满而用硝黄，则邪必内陷。症见发热益甚，频欲呕利，甚则谵语神昏。舌苔灰黑。其脉右胜于左。此邪尚在气分，为寒凉之药所阻。应用温化宣透法，以三仁汤加味为治。

方剂：杏仁6克，滑石9克，通草3克，蔻仁6克，竹叶6克，厚朴6克，苡仁克，半夏9克，豆黄卷9克，神曲9克，藿香9克。

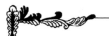

三仁汤为《温病条辩》治暑温方。功能疏利气机，宣畅三焦，上下分消，清热利湿。治湿温初起，邪在气分，或暑温夹湿，头痛，身重，面色淡黄，胸闷不饥，午后身热，舌白，口不渴，脉濡等证。大豆黄卷能散胃家郁热，长于去湿和胃，再加能散气调中、化食消滞的神曲和芳化湿浊的藿香，其邪自得透解。

（2）湿热误认为外感，服用辛燥之剂，化热必烈，本热重湿轻之证，湿易化燥，邪热与有形之燥实内结于阳明，症见汗出，身壮热，谵语，便秘，腹满硬痛，口渴，舌有芒刺，脉沉实。此为热滞阳明，治宜清热救液，应用竹叶石膏汤加味为治。

方剂：生石膏15克，太子参9克，麦冬9克，鲜竹叶9克，生地黄9克，鲜芦根15克，鲜石斛9克，甘草6克。

如湿热内结，大便不通，胸腹痞满。应泄热通便，用小承气汤：大黄9克，厚朴6克，枳实6克。便通则停后服。

热未退，服加味竹叶石膏汤。

（3）湿温伏暑，著于经络，多身痛身热之候，如误以为寒而误汗，容易引起湿热窜入心包。症见神昏，痰壅，舌苔干燥，津液枯竭，脉象洪数。此乃湿陷心包，治宜泻火清心，方用清温败毒饮主之。

方剂：生石膏15克，知母9克，生地黄9克，犀角3克（可用水牛角9克代），黄连9克，栀子9克，桔梗9克，黄芩9克，赤芍9克，玄参9克，连翘9克，丹皮9克，甘草3克，竹叶9克。

可兼服局方至宝丹，或牛黄清心丸。

所用上方，系采自清·余师愚所撰《疫疹一得》中的清瘟败毒饮全方。本方为余氏治疫疹的主方。同时"治一切火

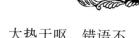

热，表里俱盛，狂躁烦心，口干咽疼，大热干呕，错语不眠，吐血衄血，热盛发斑"等证。

此方泻壮火，滋阴血，气血兼治，而尤重在清解。湿热化火之证，移陷心包，着重还在于阳明，石膏直入胃经，而余氏用药又照顾到其他各经。湿陷心包，往往投以犀、羚、脑、麝见效不大，用此方效果较好。

湿温的病理病机，已在前章加以概述。而由于湿温所引起湿温证，不胜枚举。在今天看来，小儿很多疾病，在病因上都与湿热有关，但不能全都归之于湿温。所以本文不再赘述。

六、预防与调理

预防必须注意调理，调理也即是预防。中医儿科有"三分医药，七分调理"之说，说明调理是十分重要的。预防为主，调理为上，是对小儿保健行之有效的。

关于湿温病如何预防和调理，概括起来有以下三个方面：

（1）注意气候季节的变化。温热病，包括湿温病，与季节气候的变化关系密切。小儿肌体柔弱，易为外邪所侵。而湿与热，在夏秋之际，无处不有，稍一不慎，极易感染。入夏以后，天气炎热，小儿贪凉弄水，容易为暑湿所侵，加之饮食不节，外感内伤，由湿生热，就会酿成疾病。而以湿热证为多见。所以在生活上一定要注意，要爱清洁，不要在烈日中嬉戏，不要贪凉水，要早睡早起，保证足够的睡眠，养成起居有常的良好习惯。

（2）注意饮食调理。脾为湿土，喜燥而恶湿。如果脾为湿困，则诸病丛生。小儿脾胃柔弱，如饮食不规律，恣食瓜

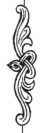

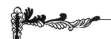

果生冷，脾胃最易受伤。加之湿盛热盛，脾胃更易受病。如平素爱吃零食，脾胃自来不健，则病势更重，发生变证也较多。所以饮食方面的节制，对小儿来说尤为重要，主要是从小养成良好的习惯，不要挑食，要多吃蔬菜，少吃零食。脾胃健全，自然少生病，纵有小病，亦易痊愈。

（3）注意加强锻炼。《千金方》载："凡天和暖无风之时，令母将儿于日中嬉戏，数见风日，则血凝气刚，肌肉牢密，堪耐风寒，不致疾病。若常藏在帏帐之中，重衣温暖，譬犹阴地之草木，不见风日，软脆不堪风寒。"小儿从小就要锻炼，是我国的优良传统。只有通过锻炼，才能增强体质。

认真做好孩子起居、饮食、锻炼三方面的工作，就能减少疾病，促进小儿健康地成长。

至于偶然有点小病，一定要慎医慎药。不要既伤于病，又伤于药。没有病就不要服药，有病才服药，而且要病去远药。

暑　热

小儿暑热，系指小儿夏季发热，经久不退，在我国南方及滨海地区较为多见，习称为"小儿夏季热"。相当于中医儿科所称的"小儿疰夏"，是由于暑热所引起的一种季节性疾病。

夏季气候炎热，小儿适应能力不强，容易伤暑受热。因为热邪内闭，故出现肌肤灼热而无汗；热自内生，故虽有汗

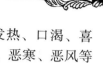

而热不解。同时，无论是有汗或无汗，除发热、口渴、喜饮、小便清长等主症而外，一般头痛、身疼、恶寒、恶风等表证现象则并不明显。所以，它不同于一般的外感病，而是外伤暑邪，内蕴湿热。

一、小儿暑热乃肺胃两经之病

暑邪系由口鼻而入，首犯肺胃。肺主气，而暑必伤气，气虚则邪滞，兼之暑多夹湿，湿之为病，多在脾胃，郁久化热，津液必伤。津液耗损，加之气虚，故往往使热邪稽留而不易退。

体质较弱，或长期发热不退，多呈虚象，或虚实互见之证，也即是"小儿疰夏"。《幼科证治准绳》认为：小儿疰夏"凡脾胃之气不足者，遇长夏润溽之令，则不能升举清阳，健运中气……热伤元气。"临床上会出现："肢体怠惰，……精神不足，饮食少思，口中无味，呼吸短乏气促"等症。小儿夏季热在后期的证候，也正是这样。所以，小儿夏季热，小儿疰夏，都属于小儿暑热的范围。

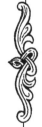

暑之为病，包括很广，如"中暑"（卒然昏倒）、"暑风"（四肢抽搐）等，而小儿暑热并不出现这类证侯。所以，它同其他的暑病是有区别的。

二、治疗暑热须清解宣透，并宜养阴益气

小儿伤暑发热，病程长短不同，病情轻重各异，原则上是以清暑解热为治。而在发病初期，则应佐以宣透泄热；中期则应佐以养阴生津；后期则应佐以益气扶正。

宣透泄热，是着重于宣肺气，泄内热。肺气为暑热所伤，腠理闭塞，故多高热而无汗。治疗应清解宣透，但不能

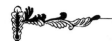
太过，如过于发表，会使津液受伤，则内热更甚。

养阴生津，是着重于养胃阴、存津液，但不能过于滋腻，如过于滋腻，则湿滞化热，反而灼伤津液。

益气扶正，是着重于补中气，和脾胃，但不能峻补，如过于峻补，反而助热，则热邪稽留而不退。

小儿暑热一证，主要是肺胃两经的病，宜润宜清，而不宜用辛燥和过于苦寒的药物，应以清凉甘平之药为治。如夹湿，则应察其湿与热之轻重。暑热在初期、中期，大多热重于湿，治宜清解；即使湿重，亦容易化热，应于清解药内，佐以芳香化湿、淡渗利湿之品。在后期，由于中气亏损，脾不健运，可能出现湿多于热，在益气扶正的同时，佐以芳香化湿，也不要用过于辛燥和苦寒的药物。

由于小儿体质较弱，而暑热一证又容易伤气，高热烦渴，更使气阴两伤，一般多见正虚邪实。因此，在治法上，根据病情的久暂，体质的强弱，分别虚实，审慎用药，是十分必要的。

三、临床习用方举例

（1）小儿伤暑，发热持续不退。气候越热，发热越高。发热有起伏，多见暮热早凉，或早热暮凉。无汗或少汗，口渴喜饮，小便多。发热高时，烦躁不安，热轻减时，仍嬉戏如常。无头痛，身疼，恶风寒等症，但见口唇干，舌质红，舌苔薄白或微黄，脉象滑数。

治法：清暑，宣肺，泄热。

方例：加减二香饮：

香薷 3 克，藿香 6 克，连翘 6 克，金银花 6 克，生石膏 9 克，生稻芽 9 克，知母 6 克，甘草 3 克，黄芩 6 克，淡竹

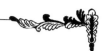

叶（或鲜竹叶）6 克。

（2）如发热时间过长，有汗或多汗，烦渴引饮，舌质仍红，干燥少津，薄苔或无苔，脉象洪数。

治法：清暑，养阴，生津。

方例：生脉散加味：

太子参 9 克，麦冬 9 克，五味子 6 克，知母 6 克，寒水石 9 克，生稻芽 9 克，石斛 9 克，黄芩 6 克，甘草 3 克，淡竹叶 9 克。

以上二方，皆系着重于清暑，而前者则是侧重于宣透泄热。香薷芳香辛散，为治伤暑无汗的主要药物，藿香芳香化湿，能解暑热而不偏燥。小儿暑热，初期、中期多为肺胃实热，故以辛凉为治。石膏、知母，除烦止渴；银花、连翘，宣散风热，生稻芽同于粳米，与甘草同用，可以养胃和中；黄芩、竹叶，清热除烦。故前方对于清暑泄热有一定作用。而后一方则是侧重于养阴生津。《千金方》生脉散，为治热伤元气、生津存液的一个主方。石斛滋养胃阴而能清热；寒水石清热泻火，除烦止渴，其功用同于石膏，而味咸入肾，不伤阴，于小儿较宜。两方虽各有侧重，而清暑泄热的主方则基本相同，都是以白虎汤为基础。因为小儿暑热初期、中期变化不大，但体质强弱不同，如初期有汗而津液不足，即可以用第二方，如中期仍然无汗或少汗，也可以用第一方。也即是偏于实的用第一方，偏于虚的用第二方。

（3）后期气阴两伤者，症见发热不退，肢体怠惰，精神不足，不思饮食，口中无味，口渴，唇干，舌燥，苔少，脉象虚数。

治法：益气育阴。

方例：生津保元饮。

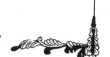

太子参 9 克，炙黄芪 9 克，五味子 9 克，天冬、麦冬各 6 克，茯苓 9 克，白术 9 克，知母 9 克，甘草 3 克，地骨皮 9 克，白扁豆 9 克。

太子参、炙黄芪为补中益气主药，茯苓、白术、甘草能补脾益气，天冬、麦冬为养阴清热、润燥生津之品，五味子敛肺滋肾，知母清热除烦，白扁豆清暑、除湿热，而人参、茯苓与地骨皮同用，即钱乙"地骨皮散"，能治虚热作渴。本方系以参芪膏、生脉散、四君子汤为主，加用养阴、生津、除烦的药物，着重补中益气、生津液、消暑湿、和脾胃、除烦热。对于小儿暑热后期，出现虚证，有所补益。

四、习用简易方选介

芳香清凉饮：

鲜藿香 9 克，鲜佩兰 9 克，鲜荷叶 9 克，鲜薄荷 6 克，鲜石斛 9 克，鲜芦根 9 克，鲜茅根 9 克，鲜竹叶 9 克。

以上诸药，煎水当茶频服。如药不全，短缺二三味也无大碍。如鲜藿香、鲜石斛、鲜竹叶三叶同煎，或鲜佩兰、鲜荷叶、鲜芦根三叶同煎，以及其他的三四味、五味药同煎均可。对于初期、中期，有发热、口渴、烦躁等症皆可采用。

五、小儿暑热的预防方法

《幼科全书》认为："伤暑发热，多得于夏"，说明这是一种季节性疾病。而其发病原因则是："因天气已热，包裹太厚，重受其热"或者"阴室之中，取凉太过所致"。很明显，过暖过凉，都不适宜。而重要的是过于姑息，缺乏锻炼，没有让孩子循序渐进地去锻炼身体，以适应气候的变化。所以，体质不强，不耐暑热。"邪之所凑，其气必虚"。

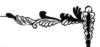

暑热又最易伤阴伤气，到后期往往气阴两伤。预防的方法，首先在于平素要加强锻炼，要多见阳光，衣被都不要太厚，喂养要有规律，能吃饭的小孩，饮食要有节制，多吃蔬菜，少吃油腻，入夏以后，更要注意。

以下几个便方，对于防治小儿受暑有一定作用，可以酌情选用，或者交替服用，不拘日、次。

（1）绿豆煎汤，加糖适量温服。

（2）鲜藿香9克，鲜芦根9克，鲜荷叶小半张，煎水当茶。

（3）午时茶一块，煎水，分2~3次服。可以加糖适量。

癫　痫

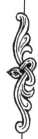

癫痫是一种临床综合征，它的特点是大脑神经细胞反复发作的异常放电，导致的大脑功能失调。癫痫不是一个单独的疾病，引起癫痫的原因多种多样，因此其临床症状也千差万别，千奇百怪。但是，因为癫痫发作时，脑部大量神经细胞的异常、过度、同步性放电，在各种癫痫的发病过程中都是相同的，所以癫痫的临床表现以突然昏倒，口吐涎沫，两目上视，四肢抽搐，口作猪马牛羊鸡等六畜叫声，发作后，即苏醒如常人为其共同特征。据此，群众则将癫痫俗呼为"羊痫风"或"羊羔风"。

小儿癫痫的发病原因很多，除先天因素外，与难产、跌扑损伤、曾患过急慢惊风，以及暴受惊吓、乳食内伤等因素都有密切的关系。

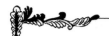

　　小儿癫痫有大发作、小发作、婴儿痉挛症，以及精神运动性发作或局限性发作等不同类型，且具有反复发作倾向。由于其发病类型不同，病情轻重不一，临床表现各异，因此，隋·巢元方《诸病源候论》将其区分为风、惊、痰、瘀等证，并认为其发作持续时间的长短，病势的缓急，发作程度的轻重，与风、惊、痰、瘀的深浅，正气的强弱，有着密切的关系。中医历代前贤，对于本病的治疗都非常强调要分清标本虚实。主张在发作时以治标为主，可采取涤痰、熄风、镇惊、化瘀手段，根据不同病情，随证选用。如系反复发作者，又须根据正气虚弱的程度，配合益气养血、扶正固本的原则，方可取得较为满意的效果。

　　先师王老在长期临床实践中，总结出一套治疗小儿癫痫的方法，兹介绍如下：

一、小儿癫痫病多发　惊痫癫狂须辨清

　　先师认为，小儿癫痫属于中医儿科惊痫类。惊和痫是有区别的。惊是惊风，一般分为急惊风、慢惊风和慢脾风。急惊风发病急暴，多系外感热病所致，故抽搐常伴有发热，或其它外感热病证候，多无反复发作史；慢惊风及慢脾风则多为缓慢发病，不伴发热，而有明显虚象或其它慢性病证。痫是癫痫。严格讲，中医所说的癫和痫也有所区别。癫，常与"狂"相并称，《内经》曰："重阴者癫，重阳者狂"。《临证指南医案》更明确地将癫、狂、痫三者予以辨别，谓："言乎现症，狂则少卧不饥，妄言妄笑，甚则上屋逾垣，其候多躁而常醒；癫则或歌或哭，如醉如痴，甚至不知秽洁，其候多静而常昏；痫则发作无时，卒然昏仆，筋脉瘛疭，口中作声，后人因其声似，分马痫、牛痫、猪痫、羊痫、鸡痫五

名，其候经时而必止。"这一鉴别诊断可以说是非常符合临床实际的。

由于癫、狂、痫诸症始本于心，都与精神等因素有关，其状虽异，其因相近，故古代医家常将几者混淆。如《内经》所言"颠疾"，乃上巅之疾，概指脑部疾患。《难经》释癫，颠也，发即僵仆直视，有颠厥之义，由阴气太盛，不得行立而倒仆者。《千金方》认为"十岁以上为癫，十岁以下为痫。"明·张景岳说："癫即痫也，观《内经》言癫症甚详，而痫症则无辨，即此可知"（《景岳全书·杂病谟·癫狂痴呆》）。可见，古代医家认为癫、痫二症名称虽异，其实则一，或仅有发病年龄上的差别，即年长者为癫，年少者为痫。还有医家称痫证为"胎病""胎痫""暗痫""潮搐"等，唐以前医家还将神昏、抽搐之症，统称为痫。直至宋《太平圣惠方》始立惊风之名，将其与痫症区分开来。然而，惊风与痫症的临床表现有相似之处，且惊风又是癫痫的直接病因或诱使癫痫复发的常见因素之一。因此，临床应该认真审证，仔细鉴别，以免误诊或漏诊。

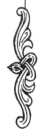

元·朱丹溪曰："惊（即痫症）者，因见非常之形，异类之物，或因争斗，或因跌仆，或水火，或禽兽之类，以致惊其神，气结于心，而痰生焉。痰壅气逆，结成搐搦，口眼歪斜，口吐涎沫，一时即醒，如常无事。或一日一发，或一日再发，或三五日一发，或一月一发，或半年一发。若不急治，变成痫疾。治法当先利痰顺气，后用清心安神。……风（即惊风）者，或因外感风寒，或因内伤饮食，以致热生于内，因热生痰，因痰生搐，其状口眼㖞斜，手足牵动，气喘涎潮，口吐涎沫，发过略醒，潮热不退，须臾复发。治法当先泻火开痰，后用清热安神"（《幼科全书》）。丹溪这一论述，

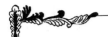

也是与临床实际相符的。

由此可见，癫痫与惊风，从其病因病机、临床表现，以及治疗方法都是有所区别的。先师王老结合临床，将二者的区别归纳为以下八个方面：

（1）癫痫发病突然，惊风发病暴急。

（2）癫痫间歇发作，惊风持续发作。

（3）癫痫不伴发热，惊风伴有发热或高热。

（4）癫痫昏迷时间短暂，醒后即正常，惊风昏迷时间亦短，但醒后多烦躁不安。

（5）癫痫抽搐较轻较缓，惊风抽搐较重较急。

（6）癫痫发作，喉间多作异声；惊风发作，喉间仅作痰鸣。

（7）癫痫发病时多口吐泡沫，惊风发病时只是喉间痰壅。

（8）癫痫发病时面青气不促，惊风发病时面赤气粗。

综上所述，根据癫痫和惊风在发病特点和证候表现上的不同，临证时并不难作出鉴别。但是，由于小儿癫痫发病多较突然，且具有昏迷、抽搐、痰壅等表现，往往容易当成惊风治疗；又由于其醒后即恢复如常人，因此家长多不经意，直至反复发作，乃至病势加剧，则治之难矣。所以，先师一再强调，即使对于一般小发作的癫痫患儿，也必须进行详细地检查和诊断，并给予及时合理的治疗，否则，将会贻误病机。

二、癫痫之生不离风火痰食　疗痫之法应调心肝脾肾

先师认为，小儿癫痫的发病原因，多由于突受惊恐刺激

所致，属于情志性疾病，也即是现代医学所说的由于精神因素引起的一种神经系统的疾病。但其发病因素也不单纯是由于惊吓。诸如饮食不节，风邪所伤，先天遗传等各种原因都可引致或诱发癫痫的发生。

中医认为，疾病"有诸内，必形诸外"，同样，见于外者，亦必因于内。由于上述多种因素的发病，与小儿五脏的生理病理特点是分不开的。如明·万全《育婴家秘》即指出小儿"五脏之中肝有余，脾常不足肾常虚，心热为火同肝论，娇肺遭伤不易愈。"缘其小儿肝常有余，肝为风木之脏，"实则目直，大叫，呵欠，项急顿闷；虚则咬牙，多欠气"（《小儿药证直诀》）。若肝木自旺，则出现手足搐搦，风痰上壅，喉间异声等症，《内经》所谓"诸风掉眩，皆属于肝"是也。缘其小儿脾常不足，易为乳食所伤。脾为湿土之脏，生痰之源。若乳食不节，脾运失常，湿聚凝痰，不仅上蒙清窍，内闭心神，以致突然昏仆，而且郁生痰热，阻滞肝经，引动肝风，以及风痰上扰，而使四肢抽搐，口吐涎沫，喉出异声。

小儿脏腑娇嫩，形气未充，肺脏尤其不耐寒热而易为外邪所侵，加之其神气怯弱，经脉未盛，知识未开，见闻易动，易为惊恐所伤，而致气乱、气逆，神志失守，病及巅顶，发为癫痫。癫痫患儿卫外功能薄弱，较正常儿童患感冒的次数明显增多，并易诱发痫证复发；痫证特点，除神昏、抽搐外，常伴有胆小易惊，寐多恶梦，惊吓后易引起发作，或发作伴有惊叫等，都说明在治疗癫痫时，应充分重视提高患儿的免疫力和抵抗力，增强患儿体质，减少感冒次数，预防高热惊厥，以此可以作为降低癫痫发病率和巩固抗痫疗效的重要手段。

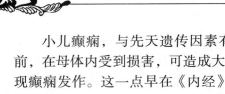

　　小儿癫痫，与先天遗传因素有一定关系。胎儿出生以前，在母体内受到损害，可造成大脑发育异常，以致生后出现癫痫发作。这一点早在《内经》中即有记载。《素问·奇病论》说："帝曰：人生而有巅疾者，病名曰何？安所得之？岐伯曰：病名为胎病，此得之在母腹中时，其母有所大惊，气上而不下，精气并居，故令子发为巅疾也。"此段文字即论述了小儿癫痫可能会由于胎儿在母腹中时，遭受先天之大惊卒恐，乃致扰动胎气，伤损胎元，胎儿心肾受损，神明失主，脑髓不充，故而生后即有癫痫发作。

　　总而言之，小儿癫痫实际是多种原因引起的一种综合征，其发病系由各种先天的和后天的，以及外在的和内在的因素，导致患儿脏腑为风火痰食所壅滞，或脾虚痰湿，清阳被蒙，或风痰上扰，引动肝风，或痰火扰心，心神失守，甚或"血滞心窍，邪气在心，积惊成痫"（《普济方》）所致，而其中病初尤以与肝、心、脾三脏失调的关系更为直接，若至病久，经常反复发作而久治不愈时，则应考虑补益脾肾之虚。

　　至于癫痫的命名，自古分类繁多。如《内经》根据其发病部位分别为"巅疾""骨癫""筋癫""脉癫""痫瘲筋挛"等。南北朝陶弘景《名医别录》则据发作时有六畜之声而命名为"马痫""羊痫""猪痫""犬痫""鸡痫""牛痫"等六畜痫。明·鲁伯嗣《婴童百问》则根据五脏所属分为"心痫""肝痫""脾痫""肺痫""肾痫"等五脏痫。这些分类，现在从临床角度来看，实际意义不大。

　　从古代文献看，隋·巢元方《诸病源候论》根据痫症的病因和证候特点分风、惊、食三种，根据病变属性分为阴、阳两类，较符合现在临床实际，对癫痫的辨证论治有一定指

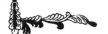

导价值。

《诸病源候论·小儿杂病诸候·痫候》指出："诸方说痫，名证不同，大体其发之源，皆因三种。三种者，风痫、惊痫、食痫是也。风痫者，因衣厚汗出，因风入为之；惊痫者，因惊怖大啼乃发；食痫者，因乳哺不节所成。然小儿气血微弱，易为伤动，因此三种，变作诸痫。"该书"风痫候"中还指出："又病先身热，瘛疭惊啼唤而后发痫，脉浮者，为阳痫，内在六腑，外在肌肤，犹易治；病先身冷，不惊瘛，不啼唤，乃成病，发时脉沉者，为阴痫，内在五脏，外在骨髓，极者难治。"巢氏这种认识对后世的影响较大，明·鲁伯嗣《婴童百问》中所谓"调理之法，惟以惊、风、食三种，阴阳二证，别而治之"的观点实即遵此而出。

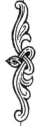

先师对鲁氏之说甚为推崇，认为所谓惊痫、风痫、食痫是以病因而论，也即是由于惊恐、风邪、过食可引起癫痫。所谓阴痫、阳痫，是以病情的轻重久暂而论，如一般只是间歇地发作，属于阳痫，如经久不愈，反复发作，加之四肢逆冷，形体瘦弱，则属于阴痫。

关于小儿癫痫的治法，先师指出，鲁伯嗣氏虽以五脏分别命名，《医宗金鉴·幼科心法》除惊、风、食、阴阳而外，又另列一痰痫，但实际上都是以各脏的偏胜及其证候的表现而言，在临床上，仍然应按着"阴阳二证，别而治之"的原则进行治疗。

历代医家治痫，着重于祛痰，认为"痫症有五……无非痰涎壅滞，迷闷孔窍"（《丹溪心法·痫》），"然诸痫，莫不有痰"（《幼科释迷·痫证》）。治法上也主张先治痰，佐以泻火清神，然后养血补脾。清代医家陈复正更主张在治痫药中加用益气健脾之品，以绝生痰之源，起到"毫不治痰而痰自

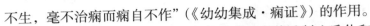

不生，毫不治痫而痫自不作"（《幼幼集成·痫证》）的作用。

先师根据其临床经验，认为在治疗上应着重制止昏仆和抽搐。昏仆和抽搐产生的主要原因是由于肝热心火，炼液成痰，火升痰壅，气血不顺。痰阻清窍，神识不清，则出现昏仆；肝失条达，肝风内动，则出现抽搐。所以其治疗应以清肝定搐、清心开窍为主。清肝，在于清肝经之热，而达到熄风定搐的目的，故清肝必须降火，佐以养血，以使血和而风灭。清心，在于泻心经之火，而达到安神开窍的目的，故清心必须豁痰，佐以顺气，以使气顺而神安。

对于癫痫经常发作，历久不愈，或脾胃素虚，先天不足者，虽应考虑补虚，但在发搐时，仍应本"急则治标，缓则治本"的原则，先治搐，待病势缓解后，再行温补脾胃或滋养脾肾，以固本培元。

三、临证习用千金龙胆汤、温胆汤　加减灵活遣方虽无奇、效力彰

先师常讲，中医治病，首先要识病、辨证、明理、立法，然后据以遣方施药，如此才能使理、法、方、药丝丝入扣。先师临证疏方，看似平淡无奇，但其疗效往往出奇制胜，实即体现出他的中医理论与实践的功底之深厚。

治疗小儿癫痫，先师习用千金龙胆汤加减治疗小发作，无其他兼证，而症见突然昏倒，面色红紫，手足抽搐，口吐涎沫，须臾即醒，一如常人，平时眠食正常，二便无异，脉象平和者。

《千金方》龙胆汤原方为胆草、钩藤、柴胡、黄芩、桔梗、赤芍、茯苓、甘草、蜣螂、大黄。"治婴儿出腹，血脉盛实，寒热温壮，四肢惊掣，发热大吐者……并诸惊痫，方

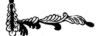

悉主之。"其中胆草、钩藤、柴胡、黄芩、赤芍可清泻肝热，茯苓、桔梗渗湿祛痰，大黄、蜣螂祛瘀通下。本方虽能清肝祛痰，但其平肝定搐，豁痰开窍之力终嫌不足，故先师每于临床随证加减，以原方去大黄、蜣螂，加天麻、地龙，以增强平肝定搐之力，加胆南星、远志以助祛痰开窍之功，组成治痫基本方：

龙胆草9克，钩藤6克，天麻6克，柴胡6克，黄芩6克，赤芍6克，胆南星6克，远志6克，地龙6克，桔梗6克，甘草3克。

临证时还需随证加减，如：

痰多，便干，加青礞石9克，熟大黄6克；

痰多，头痛，加天竺黄6克，野菊花9克；

纳差，腹胀，加炒神曲9克，枳实6克；

热重，烦躁，加连翘9克，山栀9克。

若癫痫小发作，而发作又比较频繁，证见突然昏倒，面色或青或白，手足抽搐，口吐涎沫，须臾即醒，醒后头昏，痰多，饮食时好时坏，睡眠不安，脉象弦数，舌苔白滑者，先师则习用千金温胆汤加味治之。

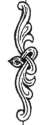

《千金方》温胆汤，即二陈汤加枳实、竹茹。该方的适应范围比较广泛，它主治心胆虚怯，气郁生痰，或短气乏力，自汗，或热呕吐苦，痰气上逆，虚烦惊悸不眠等证。二陈汤本为治疗一切痰证之主方，加竹茹清化热痰，枳实降逆下气，则温胆汤行气豁痰的作用更强。因为清肝定搐，豁痰开窍是治疗小儿癫痫之常法，所以，先师临证习用本方为主。但是，这个方子在定搐熄风方面的力量不足，故而先师每与《证治准绳》"钩藤饮"合方化裁。

钩藤饮原方由钩藤、防风、人参、蝉蜕、麻黄、僵蚕、

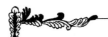

天麻、蝎尾、川芎、甘草、麝香组成，主治小儿脾胃气虚，吐利虚风、惊慢天钓，卒然惊悸等证，其作用在于熄风止惊，但与泻肝清胆的方药配合，用于治病小儿癫痫，甚为合拍。二方化裁后基本方如下：

法半夏 6 克，橘皮 6 克，云茯苓 9 克，枳实 6 克，竹茹 9 克，酸枣仁 9 克，钩藤 6 克，天麻 6 克，地龙 6 克，桑枝 9 克，菖蒲 6 克，甘草 3 克。

若抽搐较甚，加僵蚕 9 克，可去竹茹、枳实；

若汗多，气短，加太子参 9 克，生龙骨 9 克，生牡蛎 9 克，去枳实；

大便干燥，加全瓜蒌 9 克。

以上两方为治疗小儿癫痫通用方，实践证明较为有效。

如先师曾于 1978 年 2 月 18 日函诊一患儿，女，8 岁。平素体质较差，1993 年 3 月因食生冷，又受恐吓，后即出现腹痛，呕恶，约半小时后又出现目睛上视，手足抽掣，口吐泡沫。数分钟后，搐止，神清，活动如常，故未加重视，亦未服任何药物。此后一年之内发生类似抽搐 5 次，方到当地某医院做脑电图等检查，诊为癫痫。此后曾交替服用白金丸与中药煎剂，似觉有小效。但近两月来又连发数次，故来函求治。

据函中所述，先师虑及此患儿病前先兆有脐周腹痛等证，断其为脾胃不和，兼有蛔虫，可能是癫痫发作的诱因。但因其素体较差，暂不宜驱虫，先以健脾化痰，顺气和血，平肝熄痫为法治之。处方：

云茯苓 12 克，苡仁 12 克，白矾 6 克，菖蒲 6 克，天竺黄 6 克，胆南星 6 克，降香 6 克，郁金 6 克，代赭石（先煎）15 克。

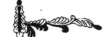

水煎分三次服。

二诊：上方服10剂，来函说诸证平稳，纳可神爽，服药期间未出现腹痛、呕吐等现象，但抽搐发作一次，口吐泡沫较前减少。据证分析，胃气稍顺，肝气未平，仍遵前法，重在清肝以平木，豁痰以化痫。处方：

云茯苓9克，橘红9克，胆南星9克，法半夏9克，天麻9克，龙胆草9克，灵磁石（先煎）9克，郁金9克，生白芍9克，远志6克，菖蒲9克，甘草3克。

三诊：服上药20剂，一般情况尚好，癫痫未再发作。效不更方，前方加槟榔6克，乌梅9克，再服10剂，并嘱其以原方三倍量，研作细末，每服3克，日服2~3次，以图久效。后随访一年之内诸证悉解，癫痫未发，发育正常。

对于癫痫日久不愈，经常发作，发作时四肢逆冷，发作后四肢无力，面黄肌瘦，懒进饮食，睡眠不安，证属素体脾胃虚弱，肝气偏旺者，先师每用钩藤饮加减，以益气补脾，养血柔肝。药如：

太子参9克，钩藤6克，天麻6克，云茯苓9克，菖蒲6克，远志6克，生白芍9克，生牡蛎9克，生麦芽9克，炙甘草3克。

若四肢逆冷较甚，自汗者，加制附片6克，桂枝6克；

烦躁，睡眠不安较明显，加莲子肉9克，夜交藤9克；

大便稀溏，加陈皮6克，干姜6克；

手足掣动，酸软无力，加牛膝9克，桑寄生9克。

待癫痫缓解后，病情稳定，不再经常发作，治疗则着重补益气血，增强体质，以期巩固疗效，促使完全恢复。针对这一阶段病情，先师习用养营汤加减：

党参9克，白术9克，云茯苓9克，当归6克，白芍9

克，法半夏6克，橘红6克，天麻6克，桑寄生9克，炙甘草9克。

例如，先师曾治一例赵姓女孩，9个月。门诊号223854，1980年5月26日初诊。患儿自6个月时发现有小抽动，一次可持续4~5秒，一天最多抽动40多次。发作时全身抖动，两眼发直。曾在医生指导下，喂服西药鲁米那及中药煎剂，病情未能控制。现仍抽动不止，日发30多次，每次发作最长可达10秒钟左右。患儿自发病以来，食欲明显下降，汗多，便干。舌边尖红，苔薄白。曾在北京某医院作脑电图，提示为边缘状态脑电图。

另据其母诉，患儿属高龄孕妇（38岁）第一胎剖腹产。其母妊娠期呕吐剧烈，但未服任何药物，其祖父有癫痫病史。

据证分析，此属小儿惊痫，即婴儿痉挛症。小儿惊痫，属于肝风。由于反复抽掣，肝逆犯脾，食欲下降，脾运自当受损。肝气上逆则抽搐不止，脾虚湿困则生痰阻络。医圣仲景有明训：见肝之病，知肝传脾，当先实脾。故治宜肝脾兼顾，以柔肝熄风，和脾涤痰为法。处方：

云茯苓9克，橘红9克，法半夏6克，钩藤6克，连翘9克，远志肉6克，石菖蒲6克，地龙6克，生桑枝9克，菊花9克，生甘草3克，竹茹6克。

水煎分多次频服。

二诊：服上药8剂，抽搐发作仍频繁，纳食略有好转。肝旺之势未能得挫，治宜平肝降逆为重，处方：

云茯苓9克，橘红6克，制南星6克，钩藤6克，白菊花9克，连翘9克，珍珠母9克，赭石9克，炒神曲9克，甘草3克。

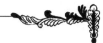

服法同前。

三诊：服上药 20 剂，近两周未再抽搐。近日微有感冒，眠食欠佳，汗多溲黄，手足心热，咽部略红。继以前法为治，着重柔肝熄风，安神定搐，尚宜佐以益气育阴，兼清风热之品。

处方：

南沙参 9 克，麦冬 6 克，五味子 3 克，钩藤 6 克，白菊花 9 克，连翘 9 克，云茯苓 9 克，泽泻 6 克，制南星 6 克，橘红 6 克，生桑枝 9 克，赭石 9 克，炒山楂 6 克，生甘草 3 克。

再进 10 剂。随访半年，未再发作。

痹　　证

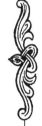

痹，含有闭塞不通的意义。小儿腠理不密，易受外邪侵袭。如体质较弱，气血运行不畅，使病邪滞于肌肉、经络、关节等处，则易成痹证。表现为关节肿胀疼痛，或酸楚，或肢体沉重，麻木，甚则出现气短、心悸等症。

一、小儿痹证不外风寒湿热诸气杂至为患

痹证与风寒湿邪都有关系，《素问·痹论》指出："风寒湿三气杂至，合而为痹"。但三者之间，又各有偏胜："其风气胜者为行痹，寒气胜者为痛痹，湿气胜者为着痹。"

行痹一般是痛处游走不定；痛痹是痛有定处，且疼痛较剧；着痹的疼痛亦有定处，但肢体沉重，行动不便，或肌肉

感觉麻木。痛楚多在肢体，尤其是腕、肘、膝、踝等关节更为明显，屈伸不便。如遇天气变化，疼痛酸楚则更为加剧。

此外，还有一种热痹，往往急性发作，关节疼痛明显，局部红肿灼热，喜冷拒按，兼有发热、汗出、恶风、口渴等症。

又如寒湿稽留过久，湿郁成热，寒从热化，也能转化成热痹。

基于以上所述，临床习见的小儿关节炎，基本属于中医痹证的范围。由于病邪的各有偏胜，一般分为风痹（行痹）、寒痹（痛痹）、湿痹（着痹）和热痹。

二、疗痹证祛散清利，还须理气活血、通经活络

痹证为"风寒湿三气杂至"之病，病因较为复杂，所侵犯的部位又牵连到经络、肌肉及关节。如病久不愈，还容易波及脏腑，影响气血，以致正虚邪实，使气血更加耗散，病邪稽滞，而出现虚实互见之证。

由于三气杂至而又各有偏胜，如偏于风邪的，应着重祛风，但要兼顾到寒湿；偏于寒湿的，在散寒利湿的同时，也要兼顾祛风；至于热痹，同样除清热而外，也要照顾到祛风湿。

祛风、散寒、利湿、清热，是针对引起痹证的外邪及其偏胜而言。"邪之所凑，其气必虚。"邪犯经络，以致气血受阻，不能宣通，因而不仅是祛散清利，还须理气活血、通经活络。如果波及脏腑，出现虚损，则应该加以补益。如伴有心悸、食欲不振以及长时间低热不退等症，均较为多见。这类情况，应根据病邪的深浅、病情的轻重、病程的久暂，分别主次，标本兼顾。

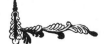

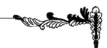

三、临床习用方举例

1. 风痹

主症：四肢关节疼痛，常游走不定，或屈伸不便，舌苔薄白，脉浮。发病前多曾有发热、咽红、有汗、恶风等症。

治法：疏风除湿。

例方：寄生汤加减：

独活 6 克，秦艽 6 克，防风 6 克，木瓜 6 克，牛膝 6 克，鸡血藤 9 克，威灵仙 6 克，松节 6 克，甘草 3 克，桑寄生 9 克。

偏在上肢手臂疼痛、抬举困难，加桂枝 9 克，伸筋草 9 克。

偏在下肢股胫疼痛、行走不便，加续断 9 克，海风藤 9 克。

兼有表邪，恶寒、无汗，加麻黄 3 克，葛根 6 克。

2. 寒痹

主症：四肢关节疼痛，痛有定处，屈伸不便，喜热敷，遇寒冷则疼痛加重，舌苔薄白滑润，脉浮紧。

治法：祛风散寒。

例方：乌头寄生汤加减：

制川乌 6 克，制草乌 6 克，独活 6 克，秦艽 9 克，制乳香 6 克，制没药 6 克，鸡血藤 9 克，防己 6 克，木瓜 9 克，牛膝 6 克，甘草 3 克，桑寄生 9 克。

汗出、恶风，加桂枝 9 克。

胃不和致恶心，加葛根 6 克，去乳香、没药。

3. 湿痹

主症：肢体沉重疼痛，痛有定处，或酸楚、麻木，运动

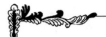

不灵活，舌苔白腻，脉缓。

治法：祛风利湿。

例方：羌活胜湿汤加减：

羌活 6 克，独活 6 克，苍术 6 克，生苡仁 9 克，防己 6 克，通草 3 克，木瓜 9 克，海风藤 9 克，甘草 3 克，桑枝 9 克。

身重、汗出恶风，加黄芪 9 克，生白术 9 克。

肢体酸痛明显，加姜黄 6 克，五加皮 9 克。

4. 热痹

主症：肢体关节疼痛，局部灼热红肿，发热，恶风，口渴，烦躁，手指弯曲，痛时不能屈伸，喜凉拒按，舌质红，苔黄燥，脉浮数。

治法：清热利湿。

例方：宣痹汤加减：

连翘 9 克，生苡仁 9 克，蚕沙 9 克，山栀子 9 克，生石膏 12 克，知母 9 克，防己 9 克，秦艽 9 克，甘草 3 克，桑枝 9 克。

小便短黄，加滑石粉 9 克，木通 6 克。

大便干燥，加熟大黄 6 克。

关节红肿、疼痛较剧，筋脉拘急，日轻夜重，高热烦渴，舌红少津，脉弦数，原方作如下加减：

连翘 9 克，金银花藤 9 克，生山栀 9 克，生石膏 12 克，黄连 3 克，黄柏 6 克，黄芩 6 克，生地 9 克，知母 6 克，络石藤 9 克，桑枝 10 克，甘草 3 克。

心烦、气短、多汗，加太子参 9 克，麦冬 6 克，五味子 6 克，去黄柏、黄芩。

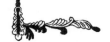

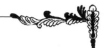

四、痹证兼证的治疗

风寒湿痹，如影响心气，可能出现脉结代、心动悸。在治疗时应兼顾心经。作如下的分别论治：

风邪偏胜而兼心悸者：

太子参 9 克，麦冬 6 克，五味子 6 克，嫩桂枝 9 克，白芍 9 克，独活 6 克，牛膝 6 克，鸡血藤 9 克，甘草 3 克，桑寄生 9 克。

寒湿偏胜而兼心悸者：

太子参 9 克，麦冬 6 克，五味子 6 克，制附片 6 克，肉桂 3 克，炒丹参 9 克，鸡血藤 9 克，木瓜 9 克，白术 9 克，甘草 6 克，桑寄生 9 克。

气血两虚而兼心悸者：

党参 9 克，黄芪 9 克，白术 9 克，酸枣仁 9 克，炒丹参 9 克，远志 6 克，茯苓 9 克，何首乌 9 克，柏子仁 9 克，炙甘草 6 克，桑寄生 9 克。

风热偏胜而兼心悸者：

太子参 9 克，麦冬 6 克，五味子 6 克，连翘 9 克，菊花 9 克，莲子心 6 克，蚕沙 9 克，茯苓 9 克，炙甘草 3 克，桑枝 12 克。

痹证缓解期，关节疼痛酸楚等症已消失，只是低热不退者：

茯苓 9 克，泽泻 6 克，青蒿 9 克，鳖甲 9 克，秦艽 9 克，白芍 9 克，生地 9 克，青皮 6 克，甘草 3 克，地骨皮 9 克。

痹证缓解期，关节已不疼痛，只是纳差、腹胀、便溏、午后及夜间仍有低热者：

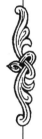

茯苓 9 克，苡仁 9 克，大腹皮 9 克，炒神曲 9 克，厚朴 6 克，知母 6 克，黄芩 6 克，苍术 6 克，陈皮 6 克，银柴胡 6 克，甘草 3 克。

五、寒痹外用方选介

寒痹因遇寒则疼痛加重，遇热则疼痛缓解，采用温熨的办法有效。方药及其用法如下：

生艾叶 15 克，生川乌 9 克，生草乌 9 克，苍术 9 克，白芷 9 克，川芎 9 克，羌活 9 克。

上药一剂，共为粗末。分为两份，用布包好，放入水中煎煮，煮时加鲜大葱四五根，生姜一块，均捣碎，老酒一杯。煮沸后约 20 分钟，取出一个布包，将水压干，趁热（以不太烫为度）熨痛处。轮流用两个布包热熨，每天早晚各 1 次，每次约 10 分钟，熨时注意不要当风，不要过烫以免烫伤皮肤，熨后将水擦干，注意保温。一剂可用 2~3 次，再用时均加酒一杯同煮。

六、治痹常用方药浅释

治风寒湿痹，应用温通法，所用方剂，均系以独活寄生汤加减化裁。独活辛、苦、微温，它祛风、胜湿、通经、活络、蠲痹、止痛的作用较好。小儿易实易虚，多虚实互见之证，一般着重于祛邪，邪去则正安，在没有出现虚损以前，应采用理气活血、通经活络的治法，如常用舒筋活络、补血行血的鸡血藤，舒筋活络又能和胃化湿的木瓜，通利关节、补益肝肾的牛膝，祛风除湿、通络止痛的威灵仙，祛风燥湿的松节，以及根据风、寒、湿的偏胜，选用祛风、散寒、利湿、止痛的药物，随症配合应用。至于热痹，在清热利湿的

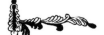

同时，也应通经活络，如祛风通络、利关节的络石藤，清热、祛风、通络的桑枝，以及祛风止痛的防己，除风湿、舒筋止痛的秦艽等，也应配合使用。一般说来，风寒湿痹，治以温通，少用苦寒；热痹，治以清通，不用温补。至于有其他兼证，则应分别论治。

心悸较为多见，一般以生脉散作基础，人参（太子参或党参）补气，对于心悸、怔忡，以及虚脱等症都很有效，麦冬养阴清热，五味子补肝肾、益精气，不专于收敛。痹证而兼出现心悸，往往伴有烦躁、汗出、潮热等阴虚阳亢之证，一补、一润、一敛的生脉散，较为恰当。

心悸、怔忡，多为心气受损，小儿心气不足，又多与脾运不健有关，所以治小儿心悸，应心脾兼顾，着重益气补脾，如用党参、黄芪、白术、茯苓、炙甘草等。与此同时，还须兼顾肝肾，生血活血，如丹参、鸡血藤、何首乌、牛膝、芍药等均可配合使用。

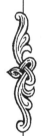

小儿易虚易实，易寒易热，也即是说，要注意到虚实寒热的转化，辨证论治。同时，要注意调理，避免潮湿，寒冷季节要注意保温，平时要加强锻炼，才能增强体质，促进健康。

发　　热

一、小儿发热的临床类型

发热，是小儿疾病最常见的证候之一，大多数的疾病都

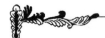

能出现发热。先师认为，根据不同情况，临床上可将小儿发热分为表热、里热、虚热、实热、壮热、潮热、食热、血热、烦热、余热等。

表热：一般外感疾病，病邪在表，如伤风发热，或伤寒发热等，皆为表热。

里热：一般内伤疾病，病邪在里，如肠胃不调，睡眠不安，惊热风痰等表现发热者，皆为里热。

虚热：一般气血不足，形体羸弱，睡眠露睛，夜间多汗，神倦乏力，经常发热等，皆为虚热。

实热：一般头昏面赤，肚腹胀满，小溲赤涩，大便干燥，烦渴有汗等，皆为实热。

壮热：一般血气壅实，表里俱热，突发高热，甚至惊厥者，属于壮热。

潮热：发热时起时伏，发歇有时，实证虚证，都可出现潮热。

食热：手足心热，腹部发热，日轻夜重，不思饮食，为积食化热。

血热：每日午前发热，夜间身凉，便血，面色潮红者，属于血热。

烦热：烦躁不安，小便赤涩，唇红舌红，口鼻生疮，口渴发热，饮水不止，属于烦热。

余热：病邪未尽，药后尚有微热，精神、眠食仍未复元者，为有余热。

以上各种情况的发热，在小儿疾病中较为常见。而各种不同原因引起的发热，证既不同，治亦当异。除表里寒热而外，须明辨虚实，病在何脏，随证治之。

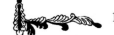

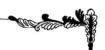

二、小儿发热治法举隅

先师强调，外感风寒或外感风热，由于表证而出现的发热，自应通过解表的方法来退热。

内伤饮食或内有积热，由于里证而出现的发热，自应通过下法或清法来退热。

小儿还常见：表邪未解，里热复甚，汗出恶风寒，身热而渴的表里俱热的现象，则应表里双解才能退热。

表证、里证都有虚实。体质素弱，高烧壮热，汗多而热不退，恶风寒，多为表虚，不可过表；高烧壮热，见汗而解，多为表实，热退即止。高烧壮热，津液缺乏为里虚，多喜热饮；高烧壮热，口渴引饮为里实，多喜冷饮。里实宜下，里虚不宜下。

兹就先师王老有关虚热、实热几种常见病证（除外感及一般伤食发热而外）分述如下：

1. 心经虚热

小儿掌心发热，心烦不寐，善惊，胸部多汗，舌破咽干，神识呆滞，脉弱，舌质淡。治以益气清心，方用生脉散加味：

人参，麦冬，五味子，远志肉，云茯苓，柏子仁，生龙骨，生牡蛎，地骨皮。

2. 心经实热

小儿心火上炎，口舌生疮，烦躁不安，小便赤涩，脉数，舌质红。治以泻心导赤，方用导赤散加减：

生地，麦冬，黄连，栀子，木通，青黛，儿茶，连翘，竹叶，甘草，灯心。

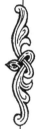

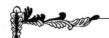

3. 肝经虚热

小儿面青目肿，胸腹满闷，两胁及少腹疼痛，四肢困热，欲作惊痫，脉弦细，舌质干，苔薄。治以清肝和血，方用柴胡散加减：

云茯苓，银柴胡，青皮，鳖甲，炒丹参，白芍，黄芩，知母，甘草，地骨皮。

4. 肝经实热

小儿发热烦躁，目赤眼肿，睡中惊恐，耳中疼痛，脉弦数，苔黄。治以疏肝散风，方用泻肝汤加减：

白菊花，冬桑叶，青皮，山栀，夏枯草，钩藤，白蒺藜，龙胆草，草决明，生甘草。

5. 脾经虚热

小儿面黄肌瘦，长期潮热，口渴或不渴，汗多，腹胀，大便时干时溏，脉细数，苔黄。治以扶脾和胃，方用参苓散加味：

人参，茯苓，白术，陈皮，柴胡，青蒿，鳖甲，鸡内金，怀山药，白芍，甘草。

6. 脾经实热

小儿面黄口干，夜热，手足心热，腹胀肠鸣，口臭，大便干，小便短黄，脉数，苔黄。治以导滞行脾，方用达原饮加减：

厚朴，槟榔，草果仁，黄芩，知母，焦三仙，熟军，青皮，甘草，藿香。

7. 肺经虚热

小儿面白气短，经常低热，容易感冒，咳嗽多汗，胸中肩背胀痛，脉虚数，苔薄白。治以益气补肺，方用沙参麦冬汤加减：

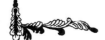

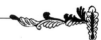

南沙参、麦冬、茯苓、五味子、紫菀、款冬花、桑白皮、地骨皮、知母、甘草。

8. 肺经实热

小儿咳嗽气急，发热，多汗恶风，口渴，痰稠，脉数，苔黄。治以清肺泻火，方用苇茎汤加味：

杏仁，桃仁，瓜蒌仁，冬瓜仁，桔梗，知母，黄芩，枳壳，栀子，桑叶，甘草，苇根。

9. 肾经虚热

小儿体瘦，嗜睡善惊，口干，饥不欲食，耳鸣，低烧，手足心热，二便不调，脉数大，苔灰黑。治以滋肾退热，方用地黄汤加味：

生地黄，山萸肉，怀山药，丹皮，泽泻，云茯苓，知母，黄柏，桑螵蛸，地骨皮。

10. 小儿血热

小儿血热，系指疮疖、丹毒等证而言。古人认为："血热则生疮疖而搔痒。"这类病证应以清热败毒凉血为治。

疮疖以荆防败毒散加减：

荆芥，防风，赤茯苓，川芎，蝉蜕，牛蒡子，苦参，赤芍，黄芩，甘草，蒲公英。

丹毒以金花散加减：

黄芩，栀子，黄连，郁金，升麻，连翘，银花，防风，生地，丹皮，甘草。

小儿血分病，当然不只是疮疖、丹毒。而治血也不只是凉血一法。血分的疾病，范围很广，也有虚实之分。而心生血、肝藏血、脾统血，肾精也可化血，这些皆当随其病之所属，审其虚实，辨证论治。在此不作赘述。

先师说：小儿以发热为主症的疾病最为多见。《金鉴·幼

科》认为小儿发热有"表里虚实之异",而在治疗上有"汗下补泻"之殊。而历代医家都着重于明辨虚实。

大凡"面赤腮黄,气粗口热,燥渴唇肿,大小便难,掀揭露衣,烦啼暴叫"等症,都属于实;而"面色青白,恍惚神缓,口中清冷,嘘气软弱,泄泻多尿,夜出虚汗"等症,都属于虚(鲁伯嗣《婴童百问·诸热症》)。这些都有助于辨证。

三、小儿低热不退的辨治

关于小儿潮热,证见长期低热不退,由于消化不良,饮食积滞所引起的较为多见,已于"消化不良(积滞)"中加以阐述。而先师指出,出现低热不退,不单是积滞一个原因,其他原因的疾病,也可能出现低烧。所以,中医认为:小儿低烧潮热,有"风寒疳积食癖之分","阴阳虚实五脏之别",除积滞而外,常见的有以下几种:

1.肺阴虚损

肺为娇脏,风、寒、暑、燥皆易伤肺。肺气受损,则津液耗伤,咳唾不已,致生燥象。症见肌肉消瘦,低烧潮热,口中干燥,颜面苍白,皮肤干燥,头面汗出,咳嗽痰黏,不易咯出,气短神倦,脉象虚数,舌上少津,舌苔白腻。

此为肺阴虚损而生内热之证,治宜养阴清热为法,方用地骨皮散加减。

南沙参,知母,银柴胡,鳖甲,地骨皮,赤茯苓,黄芩,桔梗,五味子,甘草。

2.风湿积热

小儿气血不足,腠理疏豁,易为外邪所侵犯。若邪滞经络,则郁而成痹。症见关节疼痛,游走不定,或固定不移,

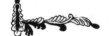

局部关节出现红肿。发病多有咽部红肿疼痛，发生热痹。此为风湿郁滞经络之热痹，治宜清热利湿、祛风通络为法，方用羌活胜湿汤加减：

羌活，独活，藁本，防风，川芎，苍术，黄柏，白芷，甘草，生桑枝。

若病程迁延，经久不愈，肢体疼痛沉重，或疼痛不明显，只长期低热不退，舌苔白腻，脉缓，是为寒湿凝滞，气血损伤。治宜祛风散寒，利湿活络为法，方用独活寄生汤加减：

独活，秦艽，木瓜，牛膝，鸡血藤，川续断，防己，杜仲，甘草，桑寄生。

若久病正虚，烦躁不宁，则当以益气养心，并补肝肾为治，方用归脾汤加减：

太子参，白术，云茯苓，黄芪，五味子，麦冬，酸枣仁，当归，远志肉，炙甘草，桑寄生。

四、小儿发热的内外伤辨惑

综上所述，发热，实际是疾病的一种反应。很多疾病，无论是外感，或者是内伤，都能出现发热。《灵枢·刺节真邪》说，虚邪"与卫气相搏，阳胜者则为热"。小儿为稚阳之体，阳气旺盛，最易出现发热。一般说来，实热多，虚热少。但由于小儿的特点是易虚易实，再加之阴常不足，虚实的转化很快，由发热而引起的变化也较大。因此，临证时，外感内伤，表里虚实，疑似之间，不可不辨。

以临床上看，各种疾病，除发热而外，一定伴有其他证候。如表热必兼恶风、恶寒、头痛、身痛等症；而里热必兼恶热、口渴、唇红、舌赤、大便干燥、小便短赤等症。又如

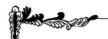

表热、里热俱有自汗，但表热自汗必畏风、恶寒，里热自汗则不恶风寒，反恶热。表热，则手背热，手心不热；里热，则手心热，手背不热。

从脉象辨之，发热脉必数。若浮数则为表热，沉数则为里热，浮而无力为虚热，浮而有力为实热。

从三焦来看，凡口舌生疮，眼目赤肿，头项肿痛，口渴，脉洪，为上焦实热；如胸膈烦躁，饮食无味，大便坚结，脉沉实，舌红赤，苔黄燥，为中焦实热；如小便赤涩，尿血淋闭，大便秘结，脉数或细，舌根苔黄，为下焦积热。

阴虚、食积、瘀血，都可能出现夜间发热，至晨而止。三者的区别在于：阴虚发热，症见烦渴欲饮，两足心灼热，盗汗，脉细数；食积发热，症见口渴腹胀，喜俯卧，足冷，脉沉数；瘀血发热，胁下或少腹痛而拒按，脉沉细。

上述所论，仅就小儿发热证治而言，临床上根据其表里虚实，掌握汗下补泻的治则，是很重要的。在运用时应当审慎。"热者寒之"是治疗的一般原则，如系实热，则可用苦寒、咸寒；如系虚热，则宜用甘寒、酸寒。至于具体在不同的疾病上，用药则还必须有针对性地考虑。

蛔虫证及蛲虫证

一、小儿虫证最多见，理脾安蛔是良法

蛔虫证及蛲虫证是小儿最常见的两种肠寄生虫病。这种病不仅给小儿带来痛苦，还会影响健康。

病从口入。如饭前、便后不洗手，爱在潮湿泥土间游戏，爱吮手指，吃未经洗净的瓜果生冷食物等，都容易使虫卵进入人体而发生疾病。

有蛔虫的小儿，可经常腹痛，面色青苍，形体消瘦，食欲不振，或易饥饿；有的饮食异常，不知饥饱，或嗜食异物，如土块、炉灰等。一般夜眠不安，睡中咬牙，爱俯卧，头上多汗，或肢冷等。

蛔虫于人体小肠内寄生，吸取养料而滋长繁殖，消耗小儿营养，日久脾胃受损，渐趋消瘦，面色不荣。由于经常腹痛，故颜面青苍。

由蛔虫引起腹痛的特征是：疼痛部位在肚脐周围，时间多在空腹时或夜间睡眠后，疼痛时发时止，疼痛较剧时，涕泪交流，痛不可忍；平时则若无所苦，嬉笑如常。

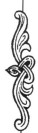

蛔虫有游走钻孔的习性，如蛔虫过多，或小儿高烧病重，或饮食、服驱虫药不当，使蛔虫骚动，扭结成团，出现剧烈腹痛、恶心呕吐、喉鼻发痒、手足发凉、烦躁不安，蛔虫上泛，往往由口鼻而出。当蛔虫阻塞肠道，可能造成蛔虫性肠梗阻；如窜入胆管，可引起胆道蛔虫症。这类并发症都应及时处理。

蛲虫寄生于人体小肠末端及结肠，雌虫于夜间爬出肛门产卵，在肛门口可见到白线头样成虫。由于肛门、会阴奇痒，用手搔抓时，虫卵沾染于手指及指甲上，带入口内吞下，又在肠内发育繁殖。因为搔痒，影响小儿睡眠，常烦躁不安，或夜间惊叫啼哭；如皮肤搔破，可引起疮疹；或因膀胱失约，引起遗尿。间或也有腹痛、腹泻、恶心、食欲不振等症状。

总之，蛔虫证及蛲虫证在小儿疾患中，比较多见，应随时注意，积极预防，发现后及时治疗，使小儿健康成长。

驱虫是治疗虫证的主要方法，有效的方剂药物也很多，从临床实践来看，应根据小儿身体强弱加以区别，如身体健实，可以直接驱虫；如身体较弱，应着重调理脾胃，佐以安蛔。蛔虫习性，喜甘而恶酸苦，故得甘则动，遇酸则止，遇苦则安。有蛔虫的小儿宜多食菜疏，少食肥甘。同时，治以酸苦之剂，使虫安伏，还须佐以轻下之剂，使虫随大便排出。驱虫药剂，一般二至三剂即可。如虫未净，隔两周再治。与此同时，要养成良好的卫生习惯，饭前、便后要洗手，不吃没有洗净的食物，勤剪指甲。体弱的小儿，先扶脾安蛔，下虫后，再调理脾胃。一般采用甘淡养脾的方药，佐以消导，不宜峻补和过于攻克。

二、临床习用方举例

（1）驱蛔连梅汤：适用于一般体质较强小儿，症见：经常腹部绕脐痛，食欲一般，或时好时坏，夜间咬牙，曾便下蛔虫。

川黄连3克（或胡黄连6克），乌梅6克，榧子6克，雷丸6克，芜荑6克，青皮6克，槟榔9克，使君子9克，川楝子6克，熟大黄3克，花椒6克。

每日1剂，水煎2次，分2次早晚空腹时服，连服2至3剂。

（2）理中安蛔汤加减：适用于体质较弱的小儿，症见：颜面青苍，消瘦，经常腹部绕脐痛，食欲不振，夜卧不宁，咬牙，爱俯卧，头上出汗，大便不调，腹泻或便秘，曾便下过蛔虫。

党参9克，炒白术9克，干姜6克，乌梅6克，花椒6

克，青、陈皮各6克，焦三仙各6克，茯苓9克，炙甘草3克。

每日1剂，水煎2次，分2次早晚服，连服3剂。

（3）异功散加味：适用于小儿驱虫后，症见：腹痛缓解，面黄肌瘦，纳差，大便不调，便溏或秘结，睡眠不安稳，多汗。

太子参9克，白术9克，茯苓9克，炒陈皮9克，山药9克，炒神曲9克，乌梅3克，使君子9克，炙甘草3克。

每日1剂，水煎2次，分2次早晚服，连服3~5剂。

（4）乌梅丸：适用于呕吐蛔虫，或腹痛剧烈，蛔虫上泛，窜入胆道，肢冷，自汗，惊厥等。

乌梅9克，党参9克，细辛3克，黄柏6克，黄连3克，桂枝6克，制附片6克，干姜3克，当归6克，花椒3克。

每日1剂，水煎2次，分3次服，连服3剂。

如有成品"乌梅丸"，可用丸剂。如吞服不便，可将丸剂3丸，水煎成汤剂服。

（5）百部汤：适用于蛲虫证，症见：肛门、会阴部位瘙痒，夜卧不宁，惊叫，间或腹痛、腹泻恶心、食欲不振等。

百部9克，槟榔9克，使君子9克，青皮6克，苍术6克，黄柏6克，甘草3克

每日1剂，水煎2次，分2次早晚空腹时服，连服3剂。

三、简易方选介

1. 驱蛔方

（1）使君子仁，去外壳，炒熟，去皮尖，每日服3~5粒，不超过10粒，连服3天。

（2）苦楝根皮（去外皮）15克，槟榔15克，每日1剂，水煎2次，分2次早晚服，连服2天。

2. 治蛲虫方

（1）槟榔15克，南瓜子仁15克（捣碎），每日1剂，水煎2次，分2次早晚空腹时服，连服3天。

（2）外用药：鹤虱15克，苦参15克，百部15克，花椒6克，水煎，临睡前洗肛门、前阴局部，连洗3天。

又方：米醋少许，临睡前涂肛门周围，连涂3天。

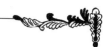

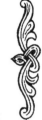

诊余漫话

痰证对小儿疾病的影响
及其治法探讨

　　小儿多种疾病都与痰证有关，无论是外感风寒，或者是内伤饮食，以及其他疾病，多数都会出现发热和生痰的情况。程钟龄说："凡病未有不发热、不生痰者，是痰与热，乃杂病兼见之证"（《医学心悟》）。因此，对于痰证的探讨是很有必要的。

一、痰证产生的原因及其与脏腑的关系

　　痰证亦概称痰饮（稠浊者为痰，清稀者为饮），痰饮一辞，见于《金匮要略》"痰饮咳嗽病脉证并治篇"。关于痰饮的解释，尤在泾说："谷入而胃不能散其精，则化而为痰；水入而脾不能输其气，则凝而为饮，其平素饮食所化之精

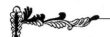

津，凝结而不布，则为痰饮。"（《金匮要略心典》）在这里，指出了水湿不能运化是产生痰饮的一个主要原因；而在脏腑方面，则与脾胃的关系最为密切。

钱乙说："小儿吐沫及痰，或白绿水，皆胃虚冷。"（《小儿药证直诀》）也说明了小儿痰饮方面的疾病与脾胃的关系。

小儿惊搐，与热、痰、心、胃有关，如鲁伯嗣说："小儿热痰客于心胃，因闻声非常，则动惊搐矣。"（《婴童百问》）

王肯堂指出："中焦热隔，则肺与大肠不通，其热毒之气，必上蒸于肺而生痰，故患肺热者，多脾实得之。"（《证治准绳》）

出现痰证，可能有多种因素，如心热、肺热，以及其他原因，但总是关系着脾胃。

因为痰是水湿所化，如脾胃健全，受纳运化的功能都好，饮食就能化为精津而充实人体的需要，如化为痰，就会留滞在肺、胃、胸膈，以致随气升降，流窜各处，经络四肢，无处不到，引起各种疾患。如小儿咳嗽痰喘，脾胃不和，低烧潮热，惊搐，癫痫等证，都与痰湿有关。这对于临床实践是有一定意义的。

二、痰证治法初探

"病痰饮者，当以温药和之。"这是张仲景的主张。

"吐涎痰热者，下之；吐涎痰冷者，温之。"（《小儿药证直诀》）这是钱仲阳对于小儿痰饮的治法。

丹溪认为："实脾土，燥脾湿，是治痰之本法。"（《丹溪治法心要》）

程钟龄说："治痰须理脾，以痰属湿，脾土旺则能胜湿

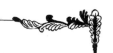

耳。治痰如此，饮亦宜然。"(《医学心悟》)

综上所述，温中燥湿，是治痰证的一个主要方法。但不是唯一的方法。

从痰的情况来看，除湿痰而外，有热痰、有寒痰、有风痰、有老痰、有积食生痰等。其中寒热不同，虚实各异，在治法上亦有区别。

湿痰多见于脾，如痰涎壅塞，并见困倦痰稀等证，则用温法。

热痰多见于肺，如咳嗽痰喘，并见燥热痰稠等证，则用清法。

风痰多见于肝，如惊风抽搐，并见发热痰鸣等证，则用化法。

食痰多见于胃，如恶心呕吐，并见痞胀痰滞等证，则用消法。

至于寒痰、老痰，则多虚实互见之证，其关键在脾，日久则多影响其他各脏，出现不同的兼证。在治法上，寒者温之，虚者补之，盛者泄之，顽者攻之。如用温中除湿兼用清法，或用降火顺气兼用下法。各法应用，都在于祛湿化痰，关键也是在于脾胃的调整。

三、治疗痰证常用方药

历代医家对于痰证的治疗，有不少的实际经验可供借鉴。在方药的选用上也很审慎，有的方剂，疗效比较确切，具有一定的现实意义，通过一些常用方剂的探讨，理解它的方义，掌握其应用方法，在实际应用中，进一步加以提高，对于临床工作是有意义的。

中医有"治痰通用二陈"之说。即指二陈汤而言。很多

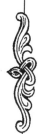

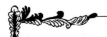
治痰的方剂，也是采用与二陈汤相同的药物；有的是由二陈发展而来的。至于二陈汤本身，在应用上药物的加减，在各个方书上也有所不同。因此，对于二陈汤的应用，有必要作一些探讨。

二陈汤：见于《太平惠民和剂局方》，关于它的主治、方剂组成及其用法，有如下的记载：

"治痰饮为患，或呕吐恶心，或头眩心悸，或中脘不快，或发为寒热，或因食生冷，脾胃不和。

半夏（汤洗七次）、橘红各五两，白茯苓三两，甘草炙一两半。

右为咬咀，每服四钱，用水一盏，生姜七片，乌梅一个，同煎七分，去滓热服，不计时候，日二三服。"

从方剂组合来看，半夏是燥湿化痰药，又能降逆和胃，陈皮也是燥湿化痰药，又能理气健脾，茯苓渗湿利水，甘草和中润肺，乌梅酸敛生津，生姜温中止呕。归纳起来，其作用在于和胃、理气、燥湿、化痰。所以，是一个调理脾胃，治疗湿痰的效方。

徐灵胎认为：二陈汤的作用，在于"治胃中寒湿痰浊"等证，他用以"治肥盛之人痰湿为患，咳嗽胀满。"（《兰台轨范》）

朱丹溪指出："二陈治痰要药，世多忽之，且平胃散为常服之药，二陈汤反不可服乎？但能随证加减，用之无不验。"在这里，他指出随证加减的重要性，足以看出他是善用二陈汤的。至于其具体加减法，略举于下：

他说："二陈汤加升麻、柴胡，能使大便润而小便长，胸膈宽。

脾虚者，清中气以运痰降下，二陈汤加白术之类，兼用

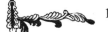

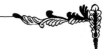

升麻提气。

眩晕嘈杂，乃火动其痰，用二陈汤加栀子、黄芩、黄连之类"。(《丹溪治法心要》)

从这些论述中可以看出，二陈汤的作用，不局限于治湿痰，而如何更好地发挥二陈汤的作用，则在于随证加减。

丹溪治食郁瘀滞，胸膈不快，用加味二陈汤：

苍术、白术、橘红、半夏、茯苓、川芎、香附、枳壳、黄连、甘草。

又，治一切呕吐清水如注用二术二陈汤：

苍术、白术、陈皮、半夏、茯苓、甘草，姜3片，枣1枚，同煎稍热服。

虚寒者，加人参、煨干姜；痰饮加南星、焙半夏；宿食加神曲、砂仁。

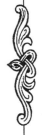

刘河间治热痰、头眩，用二陈汤加黄芩，即黄芩二陈汤。

以上所引，系从《景岳全书》中选出，可以概括地理解二陈汤随证加减的应用方法。

小儿科在二陈汤的应用方面也很广泛，如《婴童百问》对于寒冷呕吐哕逆的治疗，即选用了二陈汤："二陈汤治痰饮为患，或呕吐恶心，或头眩心悸，或中脘不快，或发为寒热，或因生冷伤脾"。服法也是加生姜、乌梅同煎。

《保赤新编》所载有关二陈汤应用及加减，亦可供临床参考：

"风痰加南星、白附、皂角、竹沥；寒痰加姜汁，重用半夏；火痰加石膏、青黛；湿痰加苍术、白术；燥痰加瓜蒌、杏仁；食积痰嗽发热加枳实、瓜蒌、莱菔子、山楂、神曲；膈上热痰令人呕吐，加黄连、栀子、生姜；痰结胸膈，

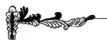

喘咳上气，加香附、枳壳。"

从以上的加减法中，既发挥了二陈治痰的作用，又对于不同因素引起的痰饮采用加味的方法，使之发挥更好的作用。

从中可以看出，治痰饮的方剂，多数是以半夏为主，追溯其源，也是从仲景治痰饮的方法发展而来的。

如《金匮要略》小半夏汤：半夏、生姜。治呕吐，谷不得下，及心下有饮者。

小半夏加茯苓汤：即小半夏汤加茯苓。治卒呕吐，心下痞，膈间有水，眩悸者。

此外，《景岳全书》所载"御药"：大半夏汤（一名橘皮汤）：半夏、陈皮、白茯苓、生姜。治痰饮及脾胃不和。

茯苓半夏汤：白茯苓、半夏、生姜。治呕吐哕，心下坚痞，膈间有水，痰眩惊悸，及小儿等病。

《宣明论方》橘皮半夏汤：陈皮、半夏、生姜。治痰涎壅嗽，久不已者。

以上各方，由半夏、生姜，加茯苓、再加陈皮，逐步形成了沿用至今的二陈汤。

二陈汤是治疗痰证的一个主方，因而在治疗与痰有关的多种疾病，在方剂组合上也多配合二陈。有些方剂都是经常使用而疗效也较好，如能加以掌握和应用，对临床是很有助益的。

在小儿科，常见的疾病，基本上是以咳嗽痰喘，呕吐腹泻这类与痰湿有关的疾病较多，经常使用的方剂也不外乎燥湿化痰、利水清热、和胃健脾等方面作用较好的一些效方，其中不少都是与二陈汤有关，或者是由二陈汤发展而来的。

温胆汤：

与二陈汤近似的方剂为《千金要方》的温胆汤。温胆汤首见于《千金要方·胆虚实篇》："治大病后虚烦不得眠，此胆寒故也。宜服温胆汤方：半夏、竹茹、枳实各二两，橘皮一两，生姜四两，甘草一两。右六味㕮咀，以水八升煮取二升，分三服。"

　　这是温胆汤的本来面目，只是由半夏、橘皮、枳实、竹茹、甘草、生姜六味组成，而没有茯苓，也没有乌梅、大枣。

　　《千金要方》为唐代孙思邈撰，所采集的多为唐及唐以前方。二陈汤见于宋代《太平惠民和剂局方》，显然温胆在前，二陈系由温胆加减而成。问题不在于孰先孰后，而是两个方剂的主治不同，而所加减的药味又不多。温胆的作用，在于主治胆虚痰热上扰所引起的虚烦不得眠，二陈的主要作用，在于燥湿化痰，理气和中。

　　徐灵胎《兰台轨范》将温胆汤列入"情志卧梦方"中，药味、主治、服法，皆本《千金要方》而无更易。二陈汤则列入通治门，在主治方面则是："治肥盛之人，湿痰为患，喘嗽胀满。"这里面包含了徐灵胎应用这两个方子的实际经验。

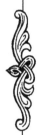

　　高鼓峰治伤寒变病之虚烦、战振、身摇不得眠，需大补气血者，用十味温胆汤，或加味温胆汤。十味温胆汤方：枳实、陈皮、茯苓、半夏、甘草、远志、枣仁、熟地、五味子、人参，加生姜、大枣。加味温胆汤方：人参、生地、白芍、当归、川芎、枣仁、柴胡、黄连、茯苓、橘红、半夏、甘草，加竹茹、生姜（《医宗己任篇》）。

　　温胆汤在儿科临床上，曾两见于《婴童百问》，一为第十四问，发搐门：温胆汤，治惊悸烦躁不得眠。半夏、枳

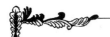

实各二钱半，茯苓半两，橘红、甘草各一钱半，酸枣仁去壳二钱半，腹痛加芍药。右㕮咀，每服一钱，入竹茹少许，姜、枣煎服。又，第六十问，呕证吐乳证门：温胆汤，治小儿心经虚怯，夜卧不宁。枳实、陈皮、茯苓、甘草、半夏各等分，竹茹少许。右锉散，白水煎，加姜二片，枣一枚，空心服。

以上二方，在应用时均有所加减。

李中梓《医宗必读》将温胆汤列入惊、不眠证两门。对于温胆汤的主治，他认为，可治心胆虚怯，触事易惊，或梦寐不佳，心惊胆慑，气郁生涎，或短气，或自汗。

关于不眠证，李氏指出原因有五：一曰气虚，一曰阴虚，一曰痰滞，一曰水停，一曰胃不和。如痰滞不得卧，则用温胆汤加南星、酸枣仁、雄黄末。

《医宗金鉴·幼科心法》以加味温胆汤列入《吐证门·热吐》中，指出：小儿胃热，食入即吐，口渴喜饮冷，吐酸涎，发热、唇红、小便赤，用加味温胆汤为治：陈皮、半夏、茯苓、麦冬、枳实、竹茹、黄连、生甘草。引用灯心，水煎服。

此外，在惊风门，治急惊风的清热化痰汤和清心涤痰汤两方，实际是温胆汤加味。清热化痰汤由橘红、麦冬、半夏、赤苓、黄芩、竹茹、甘草、川连、枳壳、桔梗、胆星等药组成。而清心涤痰汤由竹茹、橘红、半夏、茯苓、枳实、甘草、麦冬、枣仁、人参、菖蒲、南星、川黄连等药组成。还有感冒门，用以治感冒夹惊的柴胡温胆汤，药物组成有柴胡、陈皮、半夏、茯苓、甘草、竹茹、枳实，引用生姜，水煎服。

综上所述，温胆汤系临床应用较为广泛的一个方剂。温

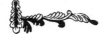

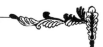

胆汤药味不多，本来是"治大病后，虚烦不得眠"的一个方子，基础也即是二陈汤的两味主药：半夏、陈皮。但由此而变化的方剂为数很多，治疗的范围也随之而更加广泛了。凡是一切有关痰饮为病的疾患，所选用的方剂大多系由二方合并组成。这是在中医方剂组合方面很有意义的一个问题，能够掌握好这些法则，对于立方遣药是有助益的。掌握方，首先应当掌握药，关于温胆汤的药物，前人有较为明确的论述，兹摘要节录如下：

半夏：味大辛，微苦，气温。可升可降。有毒。其质滑润，其性燥湿降痰。人脾、胃、胆三经。生嚼戟喉，制用生姜。下肺气，开胃健脾，消痰饮痞满，止咳嗽上气，心痛胁痛，除呕吐反胃，霍乱转筋，头眩腹胀，不眠，气结痰核肿突，去痰厥头痛，散风闭喉痹，治脾湿泄泻，遗精带浊，消痈疽肿毒，杀蜈蚣蜂蚕虫毒，性能堕胎，孕妇虽忌，然胃不和而呕吐不止，加姜汁微炒，但用无妨，若消渴烦热及阴虚血证最忌，勿加。李时珍曰：半夏能主痰饮及腹胀者，为其体滑味辛而性温也，滑则能润，辛温能散，亦能润，故行湿而通大便，利窍而泄小便，所谓辛走气能化液，辛以润之是矣。丹溪曰：二陈汤能使大便润而小便长。成聊摄云：半夏辛而散，行水而润肾燥。

陈皮：味苦辛，性温散。气实痰滞必用。留白者微甘而性缓，去白者用辛而性速。泻脾胃痰浊，肺中滞气，消食开胃，利水通便，吞酸嗳腐，反胃嘈杂，呃逆胀满堪除，呕吐恶心皆效，通达上下，解酒除虫，表里俱宜，痈疽亦用，尤清妇人乳痈，并解鱼肉诸毒。

竹茹：味甘凉，治肺痿唾痰，唾血、吐血、衄血、尿血，胃热呕哕噎膈，妇人血热崩淋，胎动，及小儿风热癫痛，痰气喘咳，小水热涩。

枳实：味苦微酸微寒，气味俱厚，阴中微阳，其性沉，急于枳壳。除胀满，消宿食，削坚积，化稠痰，破滞气，平咳喘，逐瘀血停水，解伤寒结胸，去胃中湿热，佐白术亦可健脾，佐大黄大能推荡，能损真元，虚羸勿用。

甘草：味甘气平，生凉炙温，可升可降，善于解毒。其味至甘，得中和之性，有调补之功。祛邪热，坚筋骨，健脾胃，长肌肉。随气药入气，随血药入血，无往不可，故称国老。

姜：味辛微苦，性温热。生者能散寒发汗，熟者能温胃调脾。通四肢关窍，开五脏六腑，消痰下气。除转筋霍乱，逐风湿冷痹，阴寒诸毒，寒痞胀满，腰腹疼痛，扑损瘀血，夜多小便。孙真人曰：呕家圣药是生姜。

以上六味为《千金》温胆汤原方。

茯苓：味甘淡气平，性降而渗，阳中之阴也。能利窍去湿，利窍则开心益智，导浊生津；去湿则逐水燥脾，补中健胃，祛惊痫，厚肠脏。治痰之本，助药之降。

乌梅：味酸涩，性温平。下气，除烦热，止消渴、吐逆、反胃、霍乱，治虚劳骨蒸，解酒毒，敛肺痈、肺痿、咳嗽喘急，消痈疽疮毒，喉痹乳蛾。涩肠，止冷热泻痢，便血、尿血、崩淋带浊，遗精梦泄，杀虫伏蛔。

大枣：味甘平。调和脾胃，生津止泻。

以上所引，摘自《景岳全书·本草正》及《医宗必读·本草征要》

方中半夏、陈皮，固然是治一切痰饮的主药，但竹茹、枳实，也都是化痰药。如脾胃虚寒，痰多呕吐，生姜的作用最好。有半夏、陈皮、生姜的辛温，济之甘寒的竹茹，苦寒

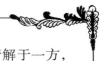

的枳实，甘平的甘草，集辛开、苦降、温化、清解于一方，对由于痰凝气滞而引起的虚烦不得眠等证，甚为贴切。

痰由湿生，非燥湿不能降痰，而痰湿化热，痰浓痰稠，非清热不能化痰。但无论是湿痰热痰，没有行气破逆之药，则痰不易排出。由于热痰阻滞，影响胃纳，兼之心胆虚怯，而有烦躁惊悸等证，都会出现呕逆，生姜化痰止呕，温而不燥，枳实行气，去胃中湿热，竹茹清热化痰。痰湿去则脾胃安，脾胃的受纳运化正常则肝胆自和。采用温化痰湿的方法，来达到痰去胆和的治疗目的。这就是温胆汤的含义。

四、温胆汤、二陈汤加减方在儿科临床上的应用

（一）痰湿咳嗽

主症：湿热阻滞，咳嗽痰多，纳差腹胀，夜卧不安，以致久咳不止，时作呕恶，精神烦躁，午后低热，舌苔白腻而黄，脉数。

治法：燥湿豁痰，导滞和胃。

例方：温胆汤加味（习用方）：

半夏6克，橘红6克，枳实6克，竹茹6克，桔梗6克，神曲9克，莱菔子9克，甘草3克，枇杷叶9克。

大便溏泻，加白术6克；腹胀满，加大腹皮6克，厚朴6克；咳甚，加杏仁6克，瓜蒌6克，桑皮9克；低热，加青蒿9克，地骨皮9克。

小儿咳嗽，为临床常见疾病之一，临床又多肺胃兼病之证。应用温胆汤加味组成的方剂有一定的疗效。温胆汤着重治虚烦不得眠，成年人病此，多由于情志因素所引起。小儿夜卧不宁、烦躁不安，则多由于胃气不和，胃不和则睡不

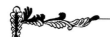

安。睡眠不安则易导致心胆虚怯，胆虚不能制脾，则能引起湿滞痰生，痰湿阻滞则形成肺胃不和，故出现咳嗽痰多，纳差腹胀，烦躁不眠等证，温胆汤的作用在于温通，应用半夏燥湿，橘红理气，甘草和中，竹茹清热，枳实破滞，使气顺逆降而痰热不致上扰，肝胆自宁，则虚烦自除。烦躁消除了，睡眠好转了，胃气才能恢复。

瓜蒌清热化痰，润燥止咳，且能理气宽胸散结，但脾胃虚寒及腹泻者不宜用。所以，丹溪治湿痰则用半夏，治热痰则用瓜蒌。而湿热夹杂，自可合用。

桔梗止咳祛痰，既能宣开肺气，又善于祛痰，利咽，且能疏通肠胃。

仲景桔梗汤（《金匮要略》）：桔梗、甘草。主治"咳而胸满，振寒，脉数，咽干不渴，时出浊唾腥臭，久久吐脓如米粥者。"

《太平惠民和剂局方》另有一个桔梗汤：桔梗、半夏、陈皮、枳实。主治"除痰下气，胸胁胀满，寒热呕哕，心下坚痞，短气，烦闷，痰逆恶心，饮食不下。"

从这两个方子来看，治咳嗽痰多，都以桔梗为主，而后者还选用了半夏、陈皮、枳实，实际是温胆汤的一种加减。

在临床实践中，所选用温胆汤加味方，实际是以《金匮》的桔梗汤和《千金》的温胆汤为主，佐以导滞的神曲；消食化滞，下气定喘的莱菔子；清肺和胃，化痰降气的枇杷叶而组成。

再从方剂的组合及临证加减来看，半夏、陈皮、茯苓、神曲、莱菔子，又可看作丹溪保和丸的一些主药（未用山楂、连翘）。如加白术，则含洁古的枳术丸意；如加厚朴，则厚朴、陈皮、白术（不用苍术）、甘草，合之即具局方平

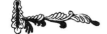

胃散意；至于桑白皮、地骨皮、甘草相伍，即为泻白散。

此外，小儿痰患，用温胆汤多加苦寒药如黄连、黄芩之类。《金鉴》温胆汤加味，加黄连、灯心；清热化痰汤加黄芩、黄连等；《宣明论方》的黄芩二陈汤也是二陈汤加黄芩。

以上系关于治疗小儿湿痰的方药应用。

（二）风寒咳嗽

主症：小儿感冒风寒，喷嚏，流清涕，鼻塞，咳嗽，痰多，发热或微热，不思饮食，干呕，或咳即作吐。舌苔白腻或黄腻，脉浮。

治法：疏风散寒，豁痰止嗽。

例方：参苏饮加减（习用方）：

紫苏6克，葛根6克，前胡6克，陈皮6克，半夏6克，枳壳6克，桔梗6克，茯苓6克，甘草3克，薄荷3克，黄芩2克。

咳嗽不爽，咽红，去半夏，加蛤粉9克，大青叶9克；纳差食少，加炒三仙各6克；热甚口渴，去半夏，加知母9克；咳嗽，口干，痰不易出，烦躁，去半夏、陈皮，加杏仁6克，花粉9克；咳嗽，气短，烦躁，去薄荷、枳壳，加南沙参9克，麦冬6克；咳嗽，气短，作喘，去紫苏、薄荷、葛根，加炙麻黄3克，杏仁6克，紫苏子6克，陈皮可改用橘红。

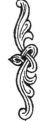

中医方书甚多，所载方剂，有的同一方而药味的多寡不同，因此，在主治方面也有出入。即以参苏饮而论也是如此。

参苏饮是中医治风寒感冒咳嗽痰饮的一个经验效方。《太平惠民和剂局方》及宋代王硕所撰的《易简方》皆列有此

方，但在药味上即小有出入。

《局方》对于参苏饮的主治，服用方法，以及对汤剂作用等，都有较详的解释，可供参考："参苏饮：治感冒发热头痛，或因痰饮凝结，兼以为热，并宜服之。若因感冒发热，亦如服养胃汤法，以被盖卧，连进数服，微汗即愈。如有余热，更宜徐徐服之，自然平治。因痰饮发热，但连日频进此药，以热退为期，不可预止。虽有前胡、午葛，但能解肌耳，既有枳壳、橘红辈，自能宽中快膈，不致伤脾。兼大治中脘痞满，呕逆恶心，开胃进食，无以逾此。毋以性凉为疑，一切发热皆能取效，不必拘其所因也。小儿、室女亦宜服之。"其药味是：木香、紫苏叶、干葛根、半夏、前胡、人参、茯苓、枳壳、桔梗、甘草、陈皮、姜、枣。(《易简方》不用木香。)《局方》所载如此，而《兰台轨范》引自《易简方》的参苏饮则有木香。在主治方面则是："治感冒风寒，头痛发热，憎寒咳嗽，涕唾稠粘，胸膈满闷，脉弱无汗。"同时，徐灵胎将参苏饮、《活人书》的败毒散（羌活、独活、前胡、川芎、柴胡、枳壳、茯苓、桔梗、人参、甘草）以及张元素的九味羌活汤（羌活、防风、川芎、白芷、细辛、苍术、黄芩、甘草、生地）一并列入"伤寒门·感冒方"的附方。他指出："以上三方，乃感冒风寒之总法，其病只在皮毛肌肉之中，未入经络，故不能传变，大概驱散太阳阳明之风寒足矣，其有食者，则兼用消食之品可也。此等证四时皆有，南方最多。"

在中医临床方面，治疗外感风寒等证，宗张仲景伤寒六经治法，多选用桂枝汤、麻黄汤为主。而宋代习用的参苏饮，金、元时代如张元素所拟的九味羌活汤，都是辛温解表法用于外感风寒。实践证明，效果与用麻黄汤、桂枝汤，既

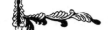

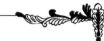

有异曲同工之妙，又无禁忌较多之弊。这是在治疗上很大的一个发展，但不能说这些方剂就代替了麻、桂。麻、桂有麻、桂的用途，关键在于怎样掌握。

《证治准绳》参苏饮："解惊风烦闷，痰热作搐，咳嗽气逆，脾胃不和。人参、紫苏、前胡、半夏、赤茯苓、枳壳、陈皮、桔梗、甘草，姜二片同煎。另方：去人参，加川芎。"

《医宗金鉴》风寒咳嗽："小儿脱衣偶为风冷所乘，肺先受邪，使气上逆，冲塞咽膈，发为咳嗽，鼻塞声重，频唾涎痰，先以参苏饮疏解表邪。"

正如《局方》所说："小儿、室女并宜服之"，在临床上，小儿风寒感冒经常使用参苏饮加减。在加减法方面，一般不是气虚的，不用人参，如见燥象的，则不用半夏，如伴有饮食积滞的，则加消食导滞药。《金鉴》的参苏饮只九味：苏叶、干葛、前胡、陈皮、半夏、甘草、枳壳、桔梗、赤茯苓。不同于《局方》的是没有人参、木香、姜、枣。

张仲景治中暑烦热而渴用白虎汤，如汗出恶寒，身热而渴，气阴两伤，则加人参。

参苏饮虽然以人参、紫苏来命名，但不一定非用人参不可，而是在一定情况下可以用人参，也可以不用人参。小儿易虚易实，对于一个药物用得当与不当，很有关系。

参苏饮这个方剂，其中半夏、陈皮、茯苓、甘草、生姜，也即是二陈汤，加了枳壳也即是温胆汤减竹茹。另外所加的为：人参、紫苏、前胡、桔梗、木香、葛根。这里面也有用参不用参，用木香或不用木香的，而所突出的药物不外紫苏、前胡、葛根。可以复习一下这些药物的性能：

紫苏：性味辛温，入肺、脾、胃三经。能发表散寒，行气宽中，解毒。用其温散，解肌发汗，祛风寒，开胃下食，

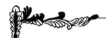
治胀满，能通大小肠，消痰利肺，止痛温中等。

前胡：苦辛微寒，入肺、脾二经。宣肺清热，止咳化痰，治头痛、发热、咳嗽、恶心呕吐等证。去火痰实热，开气逆结滞。

葛根：辛甘平，入脾胃二经。解肌退热，生津止渴，透疹止泻。治发热、头痛、口渴、下痢、腹泻等证。用此者用其凉散，虽善达诸阳经，而阳明为最。以其气轻，故善解表发汗，凡解散之药多辛热，此独凉而甘，故解温热时行疫疾，凡热而兼渴者此为最良。

可以理解：紫苏、前胡、葛根，都有解肌、宣肺、清热、止咳、化痰的作用，而又不完全都是辛温，结合二陈燥湿化痰，如果气虚，再加人参，还有枳、桔行气开肺，故对于外感风寒所引起的咳嗽，是具有较好作用的。

参照前人用药经验，结合临床实践，着重在于辨证，而证候的出现，必有其因，外感风邪，又有风寒风热之分；纵使同为一样的风寒，而不同体质的患儿，又有不同的感受。病情不一样，在用药方面，也就各异。但主证必有主方，要在于随证加减化裁而已。

在小儿风寒咳嗽的证治方面，除参苏饮而外，常有的方剂还有《温病条辨》的杏苏散。

主症：小儿外感风寒，内伤饮食，症见发热、鼻塞、流涕、咳嗽有痰、纳差、呕吐、腹胀、大便干或溏泻，小便黄，脉数、舌苔白腻兼黄。

治法：表里双解，宣肺和胃。

例方：杏苏散加味（习用方）：

杏仁6克，紫苏6克，桔梗6克，枳壳6克，前胡6克，半夏6克，茯苓9克，陈皮6克，甘草3克，炒三仙各6克，

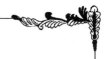

黄芩 6 克，姜汁拌竹茹 6 克。

本方系杏苏散全方，加炒三仙、黄芩及姜汁竹茹组成。实际是温胆汤加味。

杏苏散是吴鞠通用治由于秋燥而肺胃两伤，症见"头微痛，恶寒，咳嗽稀痰，鼻塞，嗌塞，脉弦，无汗"的一个方子。其加减法：

"无汗，脉弦甚或紧，加羌活，微透汗；汗后咳不止，去苏叶、羌活，加苏梗；兼泄泻腹满者，加苍术、厚朴；头痛兼眉棱骨痛者，加白芷；热甚者加黄芩，泄泻腹满者不用。"

关于本方及其加减之意，其方论如下：

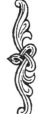

"此苦温甘辛法也。外感凉燥，故以苏叶、前胡辛温之轻者达表；无汗脉紧，故加羌活辛温之重者，微发其汗；甘、桔从上开，枳、杏、前、苓从下降，则嗌塞鼻塞宣通而咳可止；橘、半、茯苓，逐饮而补肺胃之阳；以白芷易原方之白（苍）术者，白（苍）术中焦脾药也，白芷肺胃本经之药也，且能温肌肉而达皮毛；姜，枣为调和营卫之用。若表凉退而里邪未除，咳不止者，则去走表之苏叶，加降里之苏梗。泄泻腹满，金气太实之里证也，故去黄芩之苦寒，加术、朴苦辛温也。"

燥邪多见于秋季，秋燥本来是热性病，经常所说：口干舌燥，目赤咽红等证，都是燥气为病。但是，在秋季，一方面暑热没有消尽，气候干燥，容易出现燥证；另一方面，秋天气候逐渐转凉，又容易受寒。故吴鞠通对于"秋燥之气"的解释是"轻则为燥，重则为寒"。故一般临床上有"凉燥"、"温燥"之分。燥而偏寒为凉燥，燥而偏热为温燥。

治寒以辛温，治热以辛凉。而凉燥一证，实际上是一个

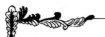

寒热夹杂证。这类表证，既有发热、恶寒，头痛，又有口干舌燥、津液不足等证象，不用辛温则表寒不易解，多用辛温则燥邪加重，津液更伤。因此，在使用辛温解表的药物时，应加审慎。吴鞠通在治疗上用苏叶、前胡辛温之轻者，以及他认为辛温之重者的羌活。其实，苏叶、前胡、羌活与麻黄、桂枝相比，从张洁古来看，可能都是辛温之轻者，他用以代替麻、桂的九味羌活汤，即是以羌活、防风等辛温药为主的。

羌活，辛苦温，性味同于麻黄，但不同于麻黄的发汗力强。羌活搜风胜湿的作用较为明显。张景岳认为，羌活"能入诸经，太阳为最，能散肌表之寒邪，利周身项脊之疼痛"。在临床上，用之于感冒风寒而偏于风邪者，效果较好。风为阳邪，容易化热，纵然是由于寒邪引起的外感病，因为夹有热邪，热盛容易伤阴，如过于发表、汗出过多，更易使阴津受损。尤其是在春末、深秋气候多变的季节，春以风胜，秋以燥胜，而春寒、秋寒都易出现寒热夹杂之证。在治疗上，除麻黄汤之类的方剂而外，多采用辛温辛凉并用的方法，而达到风寒风热两解的效果。具体应用的方剂，往往由参苏饮、杏苏散、葱豉汤、九味羌活汤、桑菊饮等几个方剂加减化裁。例如：

主症：感冒发热，流涕，咳嗽，无汗或少汗，唇红，舌质红，苔薄白，脉浮。

治法：宣肺透表，疏风散邪。

例方：葱豉汤加味（习用方）：

葱白2寸，淡豆豉9克，防风6克，荆芥穗6克，前胡6克，紫苏6克，杏仁6克，黄芩6克，薄荷3克，淡竹叶6克。

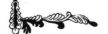

葱豉汤见于葛洪的《肘后方》，属于辛温解表方剂中的轻剂。其实是辛温辛凉并用的一个先例。葱白，性味辛温，入肺、胃二经，作用是解表散寒，通阳。淡豆豉，性味辛甘苦寒，入肺，胃二经，作用是解表退热，和胃除烦。葱豉汤的作用，在于既能发汗，又不伤阴。另外荆芥、防风，都是辛温解表药，也是祛风的作用强而发汗的力量缓和的药。薄荷性味辛凉，能发汗散风，加上紫苏、前胡，对于风寒证而风邪偏胜的，用起来效果较好。在使用解表药的同时，适当地加用苦寒的黄芩，甘淡寒的淡竹叶，以增强退热的作用也是必要的。

如表邪较重，情况如下的：

主症：恶寒，发热，头痛，身疼，鼻塞，流涕，咳嗽不爽，无汗，舌白腻或黄，脉数而浮。

治法：疏风散寒，清热解表。

例方：羌活汤加减（习用方）：

羌活 6 克，防风 6 克，白芷 6 克，川芎 6 克，黄芩 9 克，葛根 6 克，前胡 6 克，甘草 3 克，生桑枝 9 克，桔梗 9 克。

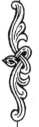

口渴喜饮，加生石膏 12 克；咳甚，加杏仁 9 克，紫苏 6 克；热甚，加炒知母 9 克，淡竹叶 9 克；夹食，腹胀，加炒三仙各 9 克，炒枳壳 9 克，腹皮 6 克。

以上二方，是以辛温解表法经常应用的方剂，虽不全由参苏、杏苏发展而来，但在治疗方法上基本是相近似的。

综上所述，小儿咳嗽的治疗，因其致病原因的不同，而治法亦异。同是外感引起的咳嗽，也有寒、热、虚、实的区别，不是用一个方子就能包治诸般咳嗽。咳嗽是一个症状，是疾病的一种表现，既然多种因素都可以引起咳嗽这一症

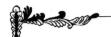

状，就必须通过现象去看它的本质。

由风寒而引起的咳嗽，就必须先解决风寒的问题，才能治好咳嗽。

风寒中人，不一定都出现咳嗽，已经出现咳嗽，那就构成了不是一般单纯的感冒风寒，而是已经形成了气管炎，因而在证候上不但出现发热、流涕、鼻塞、头痛、身痛等，而且有咳嗽、痰多，气急等。在治法上，解表是主要的，但在选方用药时，就必须有所兼顾。朱丹溪对于外感性咳嗽的治疗，有"行痰，开腠理"之说，就是既要注意祛痰，又要注意解表。参苏饮、杏苏散这类方剂的组合，就深得此法，所以沿用至今，效果都很好。

为什么又提出偏于辛温解表的葱豉汤和九味羌活汤呢？

问题是既要兼顾，又要分清主次。由于风寒引起的咳嗽，毕竟风寒是主要的，在证候表现上，发热、头痛、身疼这类表证也是主要的。在初发病的时候，往往咳嗽不重，痰也较少，如果表邪不解，咳嗽就会转重，痰也会增多，所以，解表就应重于止咳了。

临床上有两种情况，一种是表解后，其他各症如咳嗽、纳差等症也随之而解；另一种则是表解以后，其他各症又突出了，如咳嗽加重，痰也多了，或者不思饮食也更明显了。前者固无碍，而后者也易治。因为兼证不多，故便于调理。

小儿最多的兼证，一为容易生热，一为脾胃较弱，容易引起积滞纳差，因而用汗法多兼用清法，或兼用消法，但仍然是要分清主次，分别先后缓急，随证治之。

(三) 风寒湿滞

外感风寒，内伤饮食，以致湿浊积滞，引起表里俱病，

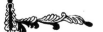

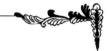

是小儿常见的疾患。

主症：恶寒发热，头痛，腹痛，呕吐腹泻，舌苔白腻或薄黄，脉数。

治法：解表和中，燥湿化浊。

例方：藿香正气散加减（习用方）：

藿香9克、紫苏6克、桔梗6克、白芷6克、大腹皮6克、陈皮6克、半夏6克、茯苓9克、甘草3克、白术6克、厚朴6克。姜三片、大枣三枚同煎。

积食较甚，只呕吐不腹泻，去桔梗、白术，加神曲9克、竹茹6克；发热较甚，去白术、姜、枣、桔梗，加黄芩9克、知母6克；头痛、干呕较甚，去姜、枣、甘草，加粉葛根6克、竹茹6克；口渴喜饮，小便短黄，去紫苏、半夏、白芷、姜、枣，加苏梗6克、苡仁9克、泽泻6克。

《局方》藿香正气散，是相沿已久习用的一个成方。《兰台轨范》对于本方的主治，较《局方》简明，指出本方："治外受四时不正之气，内停饮食，头痛寒热，或霍乱吐泻，或作疟疾。"张景岳认为："治外感风寒，内停饮食，头疼寒热，或霍乱吐泻，痞满呕逆，及四时不正之气，疟、痢、伤寒等症。"二者的差异不大，重点都是说用治由于外感风寒，内停饮食所引起的发热、头痛、呕吐、腹泻等症。北方群众称这种病为"停食着凉"，很概括，也很准确。

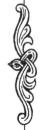

藿香正气散是治疗范围较广的一个方剂，也是包括二陈汤而组合起来的一个方子，突出的药物是藿香。

藿香，是一味芳香化湿浊的药物，性味是辛、微温，入肺、脾、胃三经。中医认为这是一味气厚味薄，可升可降的药物。善于快脾顺气，开胃口，宽胸膈，进饮食，止霍乱呕吐。主要的作用在于化湿浊，对于脾胃为湿滞秽浊所伤，确

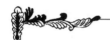

有较好的疗效。

湿邪旺于四季，尤其是夏秋之季，湿邪较重，又往往夹有热邪，例如暑天受湿，则容易出现呕吐腹泻，暑湿相搏，则容易形成湿温。因此，芳香化湿浊之方剂应用较广，而藿香正气散即是具有一定代表性的方剂。

《局方》除通用的藿香正气散而外，还有正气散一方：甘草、陈皮、藿香、白术、厚朴、半夏、姜、枣。治疗伤寒阴证，憎寒恶风，正气逐冷，胸膈噎塞，吐痢，呕逆酸水，不思饮食等症。

又：不换金正气散：厚朴、藿香、甘草、半夏、苍术、陈皮、姜、枣。治四时伤寒，头疼壮热，霍乱吐泻，寒热往来等症。

除这两个方子都见于《局方》而外，《济生方》的大正气散：白术、陈皮、半夏、藿香叶、厚朴、桂枝、枳壳、槟榔、干姜、甘草、姜、枣。治脾胃不和，为风寒湿气所伤，心腹胀闷，有妨饮食。

另外，《证治准绳》《沈氏尊生书》都有正气散方，主治的范围是基本相同，药味上有所出入，其共同点就是主药都用藿香。

吴鞠通《温病条辩》治疗湿温，所拟五个不同加减的正气散方，其中都有藿香、厚朴、茯苓、陈皮，然后随证加用其他药物。

藿香叶与藿香梗性质作用大同小异，梗着重于通，叶着重于散。如表邪重的一般用叶。

总之，在临床上治疗小儿外感风寒，内伤饮食的疾患，着重于表里双解，最常用的方剂就是藿香正气散。但是，如果表邪较重，则可加表散药，以及清热药，先解表，后和里

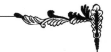

也是可以的。单纯的里证，又当别论。

（四）脾胃不和

胃主受纳，脾司运化，脾胃不和，容易出现呕吐、腹泻等症。胃不伤不吐，脾不伤不泻。脾胃本来就弱，再加之吐泻，脾胃更易受伤。治疗小儿呕吐、腹泻，以及调理脾胃的方剂很多，其中以温胆、二陈为治的也不少。如何具体应用，有如下一些体会：

1. 关于小儿呕吐

《医宗金鉴·幼科心法要诀》云："诸逆上冲成呕吐"。由于伤食、痰饮、胃热、胃寒等原因，都能使胃气上逆而发生呕吐。采用安胃和中、升清降浊的治法是较为有效的。

（1）痰饮吐

小儿呕吐，最常见的为伤食，其次为胃热，再其次为胃寒，但都与痰饮有关。

《医宗金鉴·幼科心法要诀》云："痰饮吐者，由小儿饮水过多，以致停留胸膈，变而为痰，痰因气逆，遂成呕吐之证。其候头目眩晕，面青、呕吐涎水痰沫也，宜用香砂二陈汤。虚者，香砂六君子汤治之。"

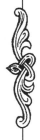

六君子汤，是由益气补脾的四君，燥湿化痰的二陈合组而成。由于气虚，由于脾胃的受纳、运化力量薄弱，水湿停滞而成痰饮，势必影响肺胃。肺气与胃气皆以下行为顺，而痰因气逆，则成呕吐。凡是呕吐，都与胃气上逆有关。而引起胃气上逆的原因则是多方面的。如脾胃虚弱，中气不足，还是应当着重益气，不能单纯降逆。但是，治呕吐毕竟是主要的。痰饮作吐，关键药物在于二陈，因为脾胃气虚，所以加人参补气，白术补脾。如果脾胃不虚，也就不必加参术。

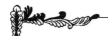

香砂六君子汤，如果是用之于单纯脾胃不健，肚腹膨胀，可以用理气的木香，如果用之于止吐，还是用芳香化浊的藿香为好。砂仁也有芳香理气的作用，只是比较缺少，有藿香、陈皮之类，不用砂仁也可。

朱丹溪治"痰饮为患，或呕、或吐、恶心，或头眩，或中脘不快，或发寒热，或食生冷脾胃不和，二陈汤加丁香、乌梅、生姜七片、痞痛加草豆蔻。"（《丹溪治法心要》）这是治痰饮吐的又一范例。

鲁伯嗣治"痰饮为患，或恶心呕吐，或头眩心悸，或中脘不快，或发为寒热，或因生冷伤脾。"也是用二陈汤加生姜、乌梅。同时，他还用茯苓半夏汤"治诸呕吐，心下痞坚，膈间有痰水、眩悸。"

这里很明确地指出，痰饮为患，引起呕吐。丹溪所指主要是成年人，鲁伯嗣所指主要是小儿，《医宗金鉴》当然系指小儿。无论是成年人或者是小儿，在治法上基本是一致的，而所选用的方剂都是二陈汤加味。关于痰饮作吐，在临床实践中应用这些方剂确实有效。

（2）胃热吐

《医宗金鉴·幼科心法要诀》云："热吐之证，或因小儿过食煎煿之物，或因乳母过食厚味，以致热积胃中，遂令食入即吐，口渴饮冷，呕吐酸涎，身热唇红，小便赤色。治宜清热为主，加味温胆汤主之。加味温胆汤：陈皮、半夏、茯苓、麦冬、枳实、生甘草、竹茹、黄连（姜炒）。"

《金鉴》治小儿热吐，用加味温胆汤，方中除二陈而外，有理气化痰的枳实及清胃止呕的竹茹，再加上养胃生津的麦冬，清胃肠湿热的黄连，对于治疗胃中积热引起的呕吐是有效的。

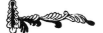

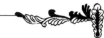

热吐多由于胃中有热有痰。热邪伤胃，痰滞胸膈，以致胃气上逆而作呕吐。所以，热吐与痰饮也有关系。朱丹溪的临床经验也说明了这一特点。如《丹溪治法心要》中说："胃中有热，膈中有痰，用二陈汤加姜汁炒山栀、黄连，加生姜煎服。"还说："痰热呕吐气盛者，导痰汤加缩砂仁、姜、竹茹。"

《济生方》的导痰汤即二陈汤加南星、枳实。再加上竹茹，以及砂仁，姜汁拌炒黄连，也可以说是加味温胆汤。

关于胃热吐、胃寒吐的鉴别，古人有云，吐的次数少，但吐出的东西较多，一般是胃寒，在治法上宜温；吐的次数多，但吐出的东西少，一般是胃热，在治法上宜清。

（3）伤食吐

伤食吐，除积食而外，也有寒热的分别，如进食后隔一阵子才吐，主要是伤食，宜用消导。如食了就吐，是兼有胃热，宜兼用清法；如早上进食，晚上才吐，或晚上进食，隔天早上才吐，是兼有胃寒，宜先用温法，再用消法。但是，小儿呕吐，主要是消化不好，虽然有寒有热，总会与饮食有关，与痰饮有关。所以，不管是温胃，或者是清胃，也都要照顾到消化，适当选用消食导滞和开胃豁痰的药物。现分别论治如下：

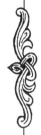

风寒痰食停滞，恶心呕吐，吐出多为不消化食物及痰涎，早食晚吐，或晚食早吐，胸闷，腹胀，口不渴，舌淡苔白，脉沉。治以温中和胃，降逆止吐。方用藿香助胃散（习用方）：藿香9克，砂仁3克，半夏3克，陈皮6克，茯苓9克，生稻芽9克，山楂9克，甘草3克，生姜2片。

风热痰食停滞，心烦喜冷，呕吐酸臭食物及痰涎，食时即吐，苔黄腻，脉滑数。治以清胃和中，导滞止吐。方用竹

茹汤（习用方）：茯苓9克，竹茹6克，半夏6克，陈皮6克，葛根6克，枳壳6克，黄连3克，神曲9克，藿香6克，甘草3克。

饮食过多，恶心呕吐，食后不久即吐，吐出多酸馊食物，苔厚腻，脉沉数。治以消食导滞，调理胃气。藿香汤加味（习用方）：藿香6克，生姜2片，竹茹6克，甘草3克，炒三仙各6克，陈皮6克，黄芩6克，枳壳6克，半夏6克，焦槟榔6克。

除上述情况外，还有脾胃素来虚弱，或病后津液不足，经常呕哕恶心，吐逆，舌质淡，苔薄，脉沉滑。治以补中益气，和胃生津。方用六君子汤加味（习用方）：党参9克，白术6克，藿香6克，砂仁3克，茯苓9克，半夏6克，葛根6克，木香3克，生姜2片。

还有一种肝胃不和的呕吐，类似西医学说的神经性呕吐，也是用温胆汤加味治疗：症见经常无故呕吐，胸胁胀满作痛，饮食时好时坏，烦躁性急，睡眠不安，嗳气多，脉弦数，舌苔腻。治以平肝和胃，理气降逆。方用温胆汤加味（习用方）：半夏6克，陈皮9克，枳实6克，茯苓9克，淡吴萸3克，黄连3克，旋覆花9克，代赭石9克，生稻芽9克，甘草3克，姜汁拌炒竹茹6克。

关于呕吐、恶心的治疗，前人有不少好的经验，经过再实践证明，确实有可取之处，可以作为借鉴。

例如丹溪曾引用河间的学说："刘河间谓，呕者，火气炎上，此特一端耳，有痰隔中焦食不得下者，又有气逆者，又有寒气郁于胃中者，又有食滞不得下而反出者，然胃中有火与痰而呕吐者多，又有久病呕者，此胃虚不纳谷也。"在治疗方面，谓："朱奉议以半夏、橘皮、生姜为主。""恶心，

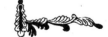

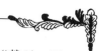

有痰、有热、有虚，皆用生姜，随证用药。"又，"戴云：恶心者，无声无物，但心中欲吐不吐，欲呕不呕，虽恶心，非心经之病，皆在胃口上，宜用生姜，盖能开胃豁痰故也。"（以上皆引自《丹溪治法心要》）。

上述这些经验之谈，结合临床来看，都很实际。在治疗呕吐的具体应用中，需根据寒热虚实选方用药，既以温胆、二陈为基础，也不局限于这两个方子，例如藿香正气散的加减方，在治吐或泻中，都是常用的方。需要提到的是，小儿呕吐，虽有寒热虚实之分，但临床所见，则以热证多于寒证，实证多于虚证，其特点是寒热虚实都容易转化。由于这种原因，用药总要审慎，治寒不宜过热，治热不宜过凉，消导不宜过于克削，补虚不宜过于滞腻。还须注意根据病情的变化量而行之，方能收到佳效。

2. 关于小儿腹泻

呕吐、腹泻，都是脾胃病。在临床上，腹泻比呕吐更较为常见。引起腹泻的原因，多由于饮食不洁，或多饮多食，以及受寒、受热等。一般概括地分为寒泻、热泻、伤食泻、脾虚泻。

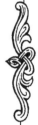

腹泻虽然同样有寒热虚实之分，但往往夹有湿邪。因为腹泻的关键在脾，中医认为："胃伤则呕吐，脾伤则腹泻，脾胃俱伤则吐泻并作。"湿邪随时都可以产生，湿邪中人，容易伤脾，脾是喜燥而恶湿的，脾为湿伤，则会影响运化，而出现腹泻。

湿邪还容易转化，如夏季多暑，秋季多燥的时候，也正是湿盛的时候。而夹湿的疾患，往往湿从热化，而形成湿热证。夏秋之季，小儿患腹泻的较多，主要都是由于湿热阻滞，运化失常所致。

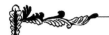

另外一种情况是：素来脾胃不健的小儿，由于爱食生冷及不消化食物，脾既受伤，水气不能运化，本身也会生湿。这类湿邪，多易湿从寒化，而形成虚寒证。如小儿面黄肌瘦，经常腹泻，完谷不化等，皆为寒湿所致。

综上可以看出，小儿腹泻的特点：病因多由于伤食，同时还夹有湿邪。故历代儿科医家治腹泻多以分利升提为主。在实际应用上，如湿热证则以清热利湿为主，如虚寒证则以温中燥湿为主。至于选方用药，湿热作泻，采用藿香正气散加减；虚寒作泻，采用六君子汤加减，是行之有效的。但在临床上并不局限于只用这两个方子。因为不是专门探讨腹泻的治疗，而只是仅就所举的两个方剂作如下的简介：

（1）湿热泻

症由小儿外感风邪，内蕴湿热，而致发热头痛，嗳臭吐酸，腹泻便稀，小便短黄，舌苔黄腻，脉滑。

治宜清热利湿，和中止泻。

方用藿香正气散加减（习用方）：

藿香9克，苏梗6克，陈皮6克，泽泻6克，白芷6克，腹皮6克，炒三仙各6克，桔梗6克，黄芩9克，六一散9克。

（2）虚寒泻

症见纳差食少，面色萎黄，经常腹泻，甚则完谷不化，精神困倦，有时作呕，腹部隐隐作痛，苔白滑，脉濡缓。

治宜健脾利湿，理中和胃。

方用香砂六君子汤加味（习用方）：

太子参9克，白术6克，茯苓9克，半夏6克，炒陈皮9克，煨木香6克，砂仁3克，生稻芽9克，炮姜3克，炙甘草3克。

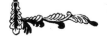

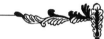

以上所举，皆系就儿科临床常见疾病及其应用方药的点滴经验作一些概述。从儿科常见病而论，不外外感风寒，内伤饮食两大类，至于经常疾病侵犯的则是肺、胃两部分，而大多数的疾病又与痰饮有关。所以，想从这一个角度，试图联系中医理、法、方、药进行探索对这一类病的治疗，也即是对一个病怎样辨证，采用什么治法，应用什么方药，前人有哪些好的经验可以借鉴，自己又是怎样应用的，写出来，以供参考。

脾胃学说在儿科临床上的应用

脾胃学说是中医"藏象"学说的一个组成部分。中医认为："既见于外，必因于内"。人体各种正常活动以及疾病的发生发展都有内在因素，而各个疾病的产生，除与其本脏有直接关系而外，与其他各脏也有影响，所以，中医所谈的脏器名称，不单纯指脏器本身，而是包括它的功能作用及其他各脏之间的关系。五脏六腑，都是相互依存，相互制约的。某一部分病了，对另外的部分就会产生影响，把所影响的部分调整好了，生病的那部分也得到调整而治愈了。因此，藏象学说对中医临床诊治具有它现实的意义。

突出脾胃，开始于金元，金代李东垣所著的《脾胃论》三卷，可以参考。

脾胃学说，在中医儿科临床诊治方面是十分重要的。

"脾胃为后天之本"。小儿在幼小时候，脏腑气血未充，稍长则生长旺盛，这是他生理上的特点，而在其生长发育过

程中，从哺乳以至成人，除阳光、空气而外，主要依靠饮食营养。消化、吸收能力之是否正常，直接关系着他的生长发育，因此，如何保持脾胃运化功能的正常及加强其日趋完善，对于维护儿童的健康，的确是十分重要的。

小儿脏腑娇嫩，发育未全，主要是脾胃运化功能尚未充足，一旦失调，体质受到影响，则表现为易虚易实，在病情上则表现易寒易热。除消化系统本身的疾病而外，其他很多疾病也与脾胃有关，因此，调理脾胃在治疗其他疾病方面，也是一个重要的方法。

脾和胃是一脏一腑，脏与腑之间是表里关系，太阴脾与阳明胃，是相互协调的，胃主纳谷，脾司运化，是供给全身营养的来源。

脾为湿土，喜燥而恶湿，过湿则脾困；胃为燥土，喜润而恶燥，过燥则化热。

胃主纳，故胃宜降则和，脾司运，故脾宜升则健。

一脏一腑，一阴一阳，一湿一燥，一升一降，是对立的统一，而在生理病理上起着相辅相成的作用。

脾胃的健全与否，直接关系着身体的是否强健。如果脾胃健，吸收好，身体自然会好，抵抗力强，就少生病。

小儿科临床经常有这样现象：有些小儿，由于脾胃不好，消化吸收能力差，一遇气候变化，往往容易感冒。因为感冒、发热、咳嗽更影响他的消化，形成了恶性循环，经常生病，对他的生长发育也带来了不良的影响。

从这里可以看出脾胃在小儿发病方面的重要性，也可以进一步地看出：脾胃的健全与否，不仅是消化道本身的问题，而且与其他各个脏腑的关系也是十分密切的。所以，治疗其他系统的疾病，如呼吸系统、泌尿系统等方面的疾病，

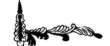

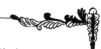

也需要注意调整脾胃，说明中医脾胃学说在儿科临床上的应用，是比较广泛的。现在，仅就几种常见病来加以阐明。

一、呼吸道疾病调理脾胃方法的应用

小儿呼吸道疾病最常见的如上呼吸道感染（伤风感冒）、气管炎（咳嗽）、肺炎（肺风痰喘）。在治疗上主要是用清热解表的方法，或者是清热、解表、养阴的方法，这些都是行之有效的。但对于伴有消化不良的患儿，单纯去清热解毒，效果就不够满意，而小儿的特点是呼吸道、消化道的证候同时出现是经常的，因此，必须兼顾。以感冒为例：

有的患儿，除发热、鼻塞、流涕这些症状而外，往往伴有食欲不振、呕吐、腹泻、腹痛、腹胀，或便干、溲赤等症。中医称之为"夹食感冒"，群众呼之为"停食着凉"。

临床上经常用来治疗小儿感冒的，如辛温解表的荆介、防风、紫苏、羌活、葱豉，或辛凉解表的银翘、桑菊、白虎，力量就不够了。因此，对于这种情况，在解表的同时还应当和里。

一种是脾胃素来虚弱的小儿，感受外邪，"邪之所凑，其气必虚"，稍一发表即汗出不止，汗越多，气越虚，而热又不退。在这种情况下，在解表药中加用补脾益气的药，如沙参、白术，或姜、枣。或白虎汤加人参，或二陈汤配玉屏风散等。这是指一般虚证而言。临床上毕竟是实多于虚。所谓实，是指另一种平素饮食不节的小儿，素有积食又加上外感，如系风寒，则容易形成热为寒闭，如系风热，则容易形成表里俱热。在这种情况下，也要照顾到脾胃，在解表药中加用消食导滞的药，如神曲或焦三仙、厚朴、枳壳等。方剂如参苏饮、杏苏散加减，或藿香正气散加减。

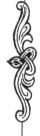

由于小儿是"纯阳"之体，故热多于寒，且容易寒从热化，即以感冒而论，如系风寒，恶寒的时间比较短而发热的时间比较快，无汗的时间比较短，而有汗的时间较多，因而用于解表的方剂，往往是辛温辛凉并用，以期风寒风热两解。这是常用的方法，而表里双解，肺胃双清的方法也是最常用的。

如素有积滞，突然感冒，汗出不透，表邪尚重，则先解表，后和里。

如表里俱热，汗出热不退，则表里双解。

如表邪已去，尚有余热，日轻夜重，则着重和里，调理脾胃。

应当指出：无论是先解表后和里，或者是表里双解，或者是着重和里，总之是要照顾到脾胃。

从脾与肺的关系来看，它们相互之间是相互依存的。中医认为，脾肺之间既是相生，又是相互影响的，如肺气逆则脾胃受损，即所谓"子病累母"。如脾胃旺则能将精气、津液上输于肺而肺气畅。小儿在这方面表现尤为明显，除感冒而外，咳嗽病也是如此。

古人说："五脏六腑，皆令人咳，非独肺也。"这是说各个脏腑的各种因素都能影响到肺而发生咳嗽。例如咳时作呕作吐即是胃咳，小儿经常是这样，痰由湿生，如脾为湿困，则容易生痰。又如胃燥化热，热盛伤阴，则熏肺作咳。

中医认为：肺主气，脾主运化。《素问·经脉别论》说："饮入于胃，游溢精气，上输于脾，脾气散精，上归于肺。"所以它们二者之间的相互关系，最为密切，而其相互影响也最为明显。用调整水谷之气（即调理脾胃）的方法来调理肺气，显然是可以的。例如"二陈汤"，主要就是治胃中寒湿

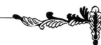

痰浊等证的一个通用方，半夏既能降逆，又能和胃；陈皮既能理气，又能健脾；茯苓佐半夏，则燥湿；甘草佐陈皮，则和中。这些都是脾肺二经的药，所以二者都能兼顾。这仅仅是举例而言，不是说这个方子就是治肺胃兼病唯一的一个方子，而且在临证时，还须随证加减。例如杏苏散，藿香正气散，这两个方子中，都有半夏、陈皮、云苓、甘草，而其解表和里的作用，都较二陈汤更为全面些了。

关于肺炎的治疗，一般是以清热、解毒、养阴为主。需不需要调理脾胃呢？也是需要的，主要在于掌握时机，特别是在后期，当炎症基本控制以后，不能单纯去养肺阴，也需要去养胃阴，把胃气养起来了，肺气也才能固起来。例如《温病条辨》的"沙参麦冬汤"：沙参、麦冬、冬桑叶、玉竹、生扁豆、花粉、生甘草。这个方子就是治燥伤肺胃阴分或热或咳，也即是既养肺阴，也养胃阴，在肺炎末期行之有效的一个方子。如食欲不振，胃气较弱，则加生稻草、怀山药、鸡内金；如咳不止，则加紫菀、白前、枇杷叶；如余热不尽，则加知母、桑白皮、地骨皮。

还有一点，在肺炎极期，采用生脉散：人参、麦冬、五味子。配合清热药，如麻杏石甘汤，加知母、粳米，也即是肺胃兼顾，清补兼施之意，对于益气育阴有一定的作用。

二、"治肝病，实脾土"的实际应用

肝胆与脾胃之间的关系是极为密切的。肝胆有病，就会累及脾胃，脾胃不和也会影响肝胆。以黄疸型肝炎而论，中医认为系病邪经由口鼻而直犯中焦，肺虚不能化气，脾虚不能散津，累及肝胆而生病变。若湿热俱重者，则湿从火化而为阳黄；若阳气素虚，形寒饮冷，则湿从寒化而为阴黄。《金

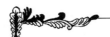
匮要略》在这方面有详细的论述，可以参考。小儿黄疸型肝炎，极大多数都属于中医阳黄的范畴。所以，在治疗方法上以清热利湿为主。所谓清热，是指清肝胆之热，以茵陈蒿汤为主；所谓利湿，是指利水和脾，以五苓散为主。因此，茵陈蒿汤和五苓散同用，确实是治疗急性黄疸型肝炎的一个行之有效的方剂。

《医宗必读》指出："统之疸证，清热利湿，为之主方，假令病人脾衰胃薄，必以补中。"可以看出，黄疸型肝炎本身就有虚实之分，也须注意调理脾胃。

钱乙《小儿药证直诀》治肝木克脾土，目劄面青，食少体倦，用"芍药参苓散"：

芍药、人参、茯苓、白术、陈皮、柴胡、栀子、甘草、生姜。

还有《幼科全书》的"胃苓丸"：

主治：分阴阳，退潮热，止吐泻，消浮肿，退黄疸，调脾胃。

方剂：苍术、厚朴、陈皮、白术、甘草、草果、猪苓、泽泻、茯苓、官桂。

这两个方子都很好。"芍药参苓散"是以五味异功散作基础，加芍药、柴胡舒肝，栀子清热退黄。"胃苓丸"是从平胃散、五苓散加减化裁而成。在临床上常用的方子，即是根据这几个方子加减的。

我在临床上治疗黄疸型肝炎，习用：

茵陈、栀子、熟军、云苓、泽泻、苍术、夏枯草、六一散。

纳差加焦三仙、鸡内金；热重加知母、黄芩；腹胀气滞加青陈皮、香橼片或佛手片；黄重加板蓝根、苦丁茶、败酱

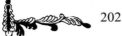

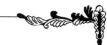

草、金钱草。

至于无黄疸型肝炎，在儿科临床比黄疸型尤为多见。我的经验主要是扶脾健胃，佐以清利。常用方剂，系以二陈、平胃、小柴胡加减组成：

云苓、苍术、厚朴、青陈皮、柴胡、焦三仙、法半夏、黄芩、夏枯草。

腹胀加藿香、佩兰；便干加熟军；小便短黄加六一散；检验转氨酶高加金钱草、败酱草。在症状消失后，以香橘丸、启脾丸调理。

慢性肝炎，一般多属脾胃虚弱，如脉来沉涩，或弦大而缓，胸背胀痛，系气郁血滞，以加味逍遥丸为治：

炒白术、云苓、当归、白芍、软柴胡、金铃炭、元胡、乳香、砂仁、川厚朴、川郁金、炙草。

胃滞加炒三仙、鸡内金、蔻仁；便秘加酒军、枳实；便溏加炮姜、木香；口渴加花粉、麦冬；腹胀满加藿香、佩兰；腰酸痛加续断、狗脊、杜仲；失眠加茯神、枣仁、夜交藤。

若脉来虚弦，或濡弱，体倦神疲，病程较长者属气血两虚，以加味归脾汤为治：

党参、白术、云苓、枣仁、黄芪、当归、白芍、木香、肉桂、木瓜、桂元肉、砂仁、炙甘草。

胸闷胀加老蔻、厚朴、藿香；失眠加远志、茯神、龙齿、夜交藤；肝区痛加郁金、乳香、香附；喜暖畏寒阳虚者加附片、炮姜；腰背酸痛加杜仲、续断、小茴、胡桃肉。

若脉象细数而弦，头晕耳鸣，潮热盗汗，口舌干燥，属阴虚肝郁，以加味复脉汤为治：

生地、白芍、女贞子、天冬、阿胶、胡麻仁、鳖甲、

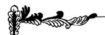

牡蛎、金铃子、玄胡、软柴胡、炙草，加左金丸（吴萸、黄连）。

肝区痛甚加当归、桃仁、柏子仁；失眠加枣仁、茯神、柏子仁；大便燥结加桃仁、柏子仁、火麻仁。

三、调整脾胃对小儿肾炎治疗的应用

小儿急性肾炎，在临床上较为多见。在治疗方法上，血尿以小蓟饮子为主，风水加外感，如腰以上肿，应宣肺清热，以越婢加术汤为主，腰以下肿，一般用五皮饮、五苓散利小便，时间较长以六味地黄汤为主，如阳虚用参附汤，阴虚用生脉散。但除急性期而外，始终着重于调整脾胃。

《内经》："饮入于胃，游溢精气，上输于脾，脾气散精，上归于肺，通调水道，下输膀胱。"肾和肺能聚水行水，而关键在脾。脾虚不能制水，因而形成水肿，在小儿实为多见。因此，感冒风寒仅仅是发病的诱因，而饮食不调影响脾胃，以致不能通调水道，下输膀胱，才是形成水肿的主要因素。

在方法上，如发汗、利水、行气、温肾、健脾，总要照顾到脾胃。

如头面周身浮肿、发热、咳嗽、无汗、脉浮数，以越婢加术汤为主：

麻黄、石膏、生姜、甘草、大枣、苍术。

如血尿明显，加白茅根、侧柏、大小蓟；如食欲不振，加大腹皮、厚朴；如全身浮肿、口渴、小便短赤、咳嗽、脉象弦滑，以麻黄连翘赤小豆汤为主：

麻黄、连翘、赤小豆、黄柏、杏仁、银花藤、知母、六一散。

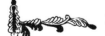

如全身浮肿，下肢甚，小便短少，以五苓散、五皮饮为主。

猪苓、茯苓皮、泽泻、苍白术、嫩桂枝、生姜皮、大腹皮、陈皮、桑白皮、甘草。

如兼血尿，加白茅根、侧柏、石韦；如食欲不振、恶心、大便干稀不定，脉象沉弦而缓，下肢及腹部肿胀，以实脾饮加减为主：

茯苓、白术、木瓜、腹皮、厚朴、泽泻、鸡内金、陈皮、甘草。

如浮肿、头晕、心跳、气短、体倦神疲、不思饮食，或恶心、脉象沉滑而缓，以六君子汤为主：

党参、白术、云苓、清半夏、陈皮、鸡内金、甘草、生稻草、腹皮、五味子。

以上大多为初期浮肿较为明显的。小儿尤为多见的为浮肿不明显，只颜色苍黄、食欲不振，出现高血压、蛋白尿、血尿，现分别论治如下：

高血压：一般伴有头晕、头痛、耳鸣，或恶心、目珠痛等症，系由肾虚阳亢，以滋肾柔肝化湿为治，以六味地黄汤为主。

生地、山萸肉、云苓、泽泻、丹皮、怀山药、生牡蛎、夏枯草、枸杞、菊花、牛膝。

蛋白尿：一般伴有轻微浮肿，系由肾虚不能固摄，脾虚不能制水，应脾肾两补，以六味地黄合四君子加减为治：

生地、山萸肉、怀山药、云苓、泽泻、丹皮、北沙参、白术、菟丝子、桑螵蛸、枸杞、甘草。

血尿：小蓟饮子为主：

大小蓟、生地炭、蒲黄炭、仙鹤草、焦栀子、藕节、侧柏、白茅根、云苓、泽泻、六一散、车前草。

如血尿久不消失，以地黄汤加胶艾等为治：

生地炭、云苓、泽泻、山药、丹皮、山萸肉、炒艾叶、阿胶珠、白茅根、侧柏。

如病程较长，脾肾两虚，则以补肾扶脾为主，以金匮肾气、真武汤加减为治：

制附片、肉桂、茯苓、白术、白芍、熟地黄、山萸肉、泽泻、五味子、丹皮、怀山药、甘草。

如肾阴虚则去桂、附，加人参、麦冬、生龟板。

在恢复期，一般以人参启脾丸和金匮肾气丸为治。

总之，脾肾同治是比较行之有效的方法，以上所谈，仅仅是个概略，临床在具体治疗时，尚须具体分析。

四、小儿消化不良调理脾胃的方法

小儿消化不良，临床上最为常见，怎样调理脾胃，更是十分重要。

例如呕吐、腹泻、经常低烧、消瘦，以及虫积等。都与脾胃有直接关系。对于这类疾病，主要是分别虚实，用不同的方法，解决不同的矛盾。一个是消的办法，一个是补的办法，有余则消，不足则补，即《金匮》"补不足，损有余"之义。而更应当注意的是不能"虚虚实实"。

小儿的特点，一般是实证多于虚证。由于易虚易实，又往往出现虚实互见之证。因此，既不能一味地去补，也不能一味地去消导，有时在补的当中，需要佐以消导，有时在消导的时候要兼顾到扶正。如果主要矛盾是一般的积滞，那使用消导的方法，就可以达到邪去正安的目的；如果体质素来虚弱，又有积滞，则应当加用扶正的药，就可以达到扶正祛

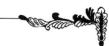

邪的目的。

以李东垣《脾胃论》的"平胃散"为例：厚朴、陈皮、苍术、甘草、生姜、大枣。主治：脾胃不和，不思饮食，心腹胁肋胀满刺痛，口苦无味，胸满气短，呕哕恶心，嗳气吞酸，面色萎黄，形体消瘦，怠惰嗜卧，体重节痛，常多自利等症。

从所列诸症来看，显然是虚实互见。如果单独使用平胃散来治疗，效果显然不会太好，所以，临床重点在于随证加减：

如脾胃虚弱，不思饮食加黄芪、人参；如胸中不快，心下痞气加木香、枳壳；如湿重加云苓、泽泻；如热重加黄芩、黄连。

再以调理脾胃常用的几个方剂为例：

如以燥湿为主，则用平胃散：苍术、陈皮、厚朴、甘草。

如以痰湿为主，则用二陈汤：法半夏、陈皮、云苓、甘草。

如以泻胃热为主，则用泻黄散：藿香、山栀、甘草、防风、生石膏。

如以消滞为主，则用保和丸：山楂、法半夏、橘红、神曲、麦芽、茯苓、连翘、黄连、莱菔子。

如表里双解，则用藿香正气散：厚朴、陈皮、桔梗、半夏、甘草、云苓、腹皮、白芷、紫苏、藿香。

以上这些方剂，主要是以清热利湿，消食导滞来调理脾胃的一些比较好的验方。补脾胃的方剂，一般以四君子汤加味。

四君子汤：党参、白术、云苓、甘草。是补脾的主方，

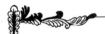
也可以加姜枣。加陈皮为五味异功散；加藿香、葛根、木香为七味白术散；加半夏、陈皮为六君子汤；再加木香、砂仁即为香砂六君子汤。这类方子，主要作用都是补中益气，也是调理脾胃的效方。

试论中医厥、闭、脱与微循环障碍的关系

微循环功能障碍学说，在发病学上具有十分重要的意义。以微循环学说为指导，理论联系实际，在临床实践中，对于感染性休克、中毒型痢疾、暴发型流行性脑脊髓膜炎等，采用综合疗法，取得了显著的疗效。

中西医结合，从中医理论方面探讨对感染性休克的认识，发掘中医中药对这类疾病的治疗方法和有效方药，近年来也不断地有所发展，为推动感染性休克及微循环障碍性疾病的研究，开辟了广阔的途径和奠定了良好的基础。

急性微循环功能障碍学说，是一种新的、在医疗上具有广泛前途的学说，是各个有关单位的专家们在医疗实践中，经过严密的观察和精心的科学实验建立起来的。随着认识的深化和实践的证明，不仅在小儿科范围，而且对成人多种疾病的认识和治疗，均有所突破，令人很受鼓舞，很受启发。

通过对中医文献的复习，初步体会到：一些急性温热病在临床上出现厥证、闭证、脱证，与感染性休克颇多相似之处。为了对中西医结合有所贡献，试从中医方面加以探讨。

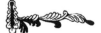

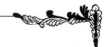

一、试从中医的厥、闭、脱来认识感染性休克

从祖国医学里发掘有关近似于感染性休克疾病的认识，从而发掘出对这类疾病的治法及有效的方药，进一步发展中西医在理论方面和医疗实践方面的结合是需要的。

根据中医辨证论治的原则，不少的疾病，特别是温热病中的某些疾病，在证候方面，经常出现厥证，而厥证和闭证、脱证是相联系的。

"厥"指患者手足发凉。如手足四肢，上肢冷至肘，下肢冷至膝即为厥。医学上称之为"手足厥冷"，"手足逆冷"，或简称为"四逆"。所谓"厥证"，除四肢厥冷而外，还伴有突然昏倒，不省人事等证。一种经过急救，不久就会逐渐苏醒；一种可能使病情逐渐加重。

"闭"指患者体内气血闭塞，不能贯通。如热邪内阻，出现神识昏迷，牙关紧闭，四肢厥冷，痰涎壅盛等，即是"闭证"。由于闭证主要是因为气血闭塞，热邪内阻所引起的，所以称为"内闭"。

"脱"指患者病情趋于严重，突然发生衰竭，出现虚脱。如汗出如珠，四肢厥冷，口开目合，脉微细欲绝等，即是"脱证"，也称为"外脱"。看来中医所说的脱证，是与因各种功能衰竭而发生休克相近似的。

厥、闭、脱是相互联系的，而其关键在于闭。由于气血闭塞不通，阳气不能达于四肢，所以会出现手足厥冷。邪热阻滞，使脏腑功能闭塞不通，形成内闭，而导致精气外泄，发生虚脱。可见厥与脱的发病原因皆由于闭。

气血闭塞不通，是内在的因素；之所以出现闭塞，不通畅，显然是气血运行的功能发生了障碍。这一点是很有意义

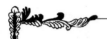

的，对于感染性休克的认识，及其与微循环功能障碍的关系，找到了一个值得深入探讨的线索。

二、试论厥、闭、脱与气血运行的关系

关于厥、闭、脱相互之间的因果关系，已略如上述。初步认为三者之间，闭是关键。现在，就三者与气血的关系试作论述。

仍从厥证谈起，古典文献《内经》中，即有专论厥证的"厥论篇"。在这篇文献中，首先提出了厥有寒热之分，即所谓："阳气衰于下则为寒厥，阴气衰于下则为热厥。"据历代注家解释，无论是寒厥或者是热厥，都是由于经脉阴阳之气偏胜所引起的。这里值得注意的是，它首先提出了厥证与经脉的关系。同时，《内经》认为发生热厥的原因是"酒入于胃，则络脉满而经脉虚"，进一步提出了经络问题。不过这里所说发生热厥的原因，是指成年人而不包括小儿。但提出了经络与发生热厥的影响，是十分重要的。

其次，张仲景的《伤寒论》《金匮要略》对于厥证的论述，更具有现实意义。

从"伤寒"这个词的广义来说，是外感热性病的广泛概括。其所列的病证，大都与现代所说的感染性疾病（包括感染性休克）有近似之处。在《伤寒论·辨厥阴病脉证并治篇》中，如"下利""便脓血""呕吐""喉痹""结胸""唾脓血"等，都伴有"手足逆冷"。而手足逆冷各病，基本上是属于热邪引起的，应当归于热厥的范围。在条文中，还有"厥深者热亦深，厥微者热亦微"的提示，所以徐灵胎《兰台轨范》说："厥阴属热者甚多"，不能全都认为是极寒。

不过《伤寒论》的厥阴病，从六经辨证看，不少是重

证，而且变化大，病情急。即以厥证而论，如"烦躁，厥不还者"，"下利至甚，厥不止者"，"下利后脉绝，"，"脉不还者"等等，都是"死"证；而"发热而厥，七日下利者"为"难治"之证。在热性病中，这些情况，也是有其共性的。

张仲景对厥证所下的定义是："凡厥者，阴阳气不相顺接，便为厥。厥者，手足逆冷者是也。"这和《内经》的论点是一致的。据成无己解：阴阳气不相顺接，主要是"阳气内陷"的原故。阳气内陷，可以使经脉发生障碍，影响了气血的正常运行，而形成正虚邪实，使病邪稽留和漫延，产生不良的后果。

《伤寒论》厥阴篇和《金匮要略》下利篇都载有同样的一条："下利后，脉绝，手足厥冷，晬时脉还，手足温者生，脉不还者死"。结合以上所说各节，说明阳气内陷，使经脉发生障碍，就会出现手足厥冷。这里所说，是前人通过脉诊的观察，如果脉出，是阳气有所恢复，患者就有了生机；如果脉不还，是阳气将绝，就会引起死亡。可以理解，手足之是否回温，取决于阳气之是否能恢复，而阳气之是否恢复，关键在于经脉的障碍是否能够排除。切脉是中医的一种诊断方法，在临床上，脉证互参，对疾病进行分析，作为辨别病证的依据，是行之有效的。

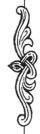

需要加以探讨的一个问题是：中医所称的"脉"以及"脉象"，与微循环功能的正常与变异，是否有相似之处？中医所称的"经脉"、"络脉"，与微循环有无关系？二者在实质上是什么关系？要把这些问题搞清楚，还需要中西医结合，共同努力，深入研究。

祖国医学的脉学，是以中医基础理论中的脏腑经络学说作为基础的。切脉，是中医四诊之一；是用以审查脉象的变

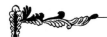

化及其所反映人体内部的正常与否的一种诊断方法。而切脉"独取寸口"，就是根据脏腑经络学说的观点而建立起来的。

经络的概念，基本上是泛指人体内的经脉和络脉。中医认为：经脉，是体内气血运行的主要通路，除十二经脉外，还有冲、任、督、带、阳维、阴维、阳跷、阴跷等奇经八脉，是调节气血运行的特殊通路。

由经络分出来的网络身体各部分的支脉则是络脉。络脉也有大络、浮络（皮下浅表的络脉）、鱼络（拇指内侧鱼际部的络脉），以及孙络、阴络、阳络等。

经络对人体的功能作用及其在发病学上的意义，早已引起国内外医学科学家们的注意，结合神经、血管、内分泌等的结构和功能，开展了对经络实质的研究。

通过微循环学说的学习，想到中医的经络学说与现代的微循环学说甚为接近。通过对微循环的研究，很可能对经络实质的研究，提供更好的科学根据；通过对经络实质的研究，是不是对微循环的研究提供新的内容呢？如果能把二者结合起来，互相补充，融会贯通，形成更新的一种学说，这也是大胆提出来的一个设想。在掌握了现代科学方法的专家们的指导下，这个愿望是有可能实现的。

三、试从中医温病学探讨对感染性休克的辨证论治

祖国医学对于感染性疾病（包括感染性休克）早就有所认识。历代医家在前人的基础上，不断有所发展，在学术上形成了具有代表性的温病学派。温病学，实际上是在继承中医基本理论的基础上发展起来的，和《内经》《伤寒论》等古典著作在理论上、治则上都是一致的。

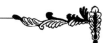

解放以来，中西医结合，对于流行性乙型脑炎、麻疹合并肺炎、腺病毒肺炎、中毒型痢疾等，根据中医理论联系实际，以治疗温病的方法治疗这类疾病，取得较为满意的效果。不少的经验，可供借鉴。

以中毒型痢疾而论，从中医的"疫痢"、"疫毒痢"、"热痢"、"时痢"等加以分析，在发病学上，在疾病的认识上，与现代医学对于中毒型痢疾的认识，原则上是没有多大出入的。在诊治上，根据中医的治则，采取中西医综合疗法，行之有效，这也是众所公认的。

中医在临床上，应用中医的理、法、方、药去认识疾病，去治疗疾病，是不可分割的。对于感染性休克这类疾病，如何更好地提高疗效，必须对中医的理论和治法深入地探讨。

温热病范畴内的"温毒""温疫"，或"瘟疫""瘟癀"等，都含有流行性传染性之义。《内经》所说："五疫之至，皆相染易，无问大小，病状相似。"《医宗金鉴·幼科心法》对于"瘟疫"的歌括是："天行厉气瘟疫病，为病挨门合境同，皆由邪自口鼻入，故此传染迅如风。"这种对急性传染病的描述，可以说是相当正确的。基于"诸温夹毒"之说，把传染极速、发病急骤的痢疾中的一种称为"疫毒痢"，正是为了有别于一般痢疾，说明在疾病的认识上是不断地有所发展的。

疫毒痢的特点是：发病急、病情重、变化大。临床所见多为：突然高热，寒战，烦渴，腹痛，每于尚未出现下痢时，即发生手足厥冷，抽风，昏迷，甚至出现汗出如珠，脉微欲绝等证。如抢救不及，还可能出现内闭外脱。所有这些，是和中毒型痢疾基本相符的。

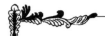

加之小儿"易虚易实"这个生理上的特点，这类危重的疾病，如不及时控制，容易发生心、肺等功能的衰竭。正如《金匮要略》所指出："下利手足厥冷，无脉者，灸之不温，若脉不还返，微喘者死。"这与危重患者突然出现的循环衰竭，或呼吸衰竭，确有相似之处。这里所说的"下利"，显然不是一般的痢疾，而是一种重证（包括疫痢）。《金匮要略》指出："见厥者难治。"在治法上主张用回阳救逆的"四逆汤"（附子、干姜、甘草），治"里寒外热，汗出而厥者"，用"通脉四逆汤"（药味同四逆汤，剂量加大）。

《伤寒论》治下利厥冷，也是用四逆汤，同时对于通脉四逆汤还附有随证加减的方法和药物，针对其他合并证的治疗，对于一个主方进行随证加减，也是中医的传统方法。

手足厥冷，主要是由于阳气内陷，或是阳气衰，阳气外越所引起的。阳气也是功能，阳气发生障碍，实际也是功能的障碍，即气血闭塞不通，经脉、络脉方面的障碍。闭者开之。回阳救逆的四逆汤，又称通脉四逆汤，可见回阳着重于通脉。这也证实了四肢厥冷与经脉络脉之间有直接的关系。

任何一种病，都需要分清虚实。虚和实是相对的，而不是绝对的。具体问题必须具体分析。以痢疾（包括疫毒痢）而论，在初期，虽然来势较猛，邪气较盛，但应趁其邪未深入，患者正气尚未大量消耗的时候，用攻下的方法，来达到邪去正安的目的，这也是行之有效的一个方法。

关于痢疾采用下法的问题，在《金匮要略》中有详细的记载：

如"下利，三部脉皆平，按之心下坚者，急下之，宜大承气汤。"

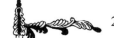

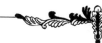

又"下利，脉迟而滑者，实也，利未欲止，急下之，宜大承气汤。"

又"下利，脉平滑者，当有所去，下乃愈，宜大承气汤。"

脉平，是正气未伤。而心下坚、脉迟滑、平滑都是实证，有实邪可攻，故宜大承气汤。

大承气汤，治阳明病大实大满，大便不通，腹痛大热，其脉沉实者。这是和中毒型痢疾初发病时的情况相近似的。对于重证痢疾，中医在治疗原则上，根据"实则泻之"，"因其重而减之"，以及"通因通用"的法则，对于胃肠燥热太甚的疾病，采用急下法，一方面能荡涤毒邪，一方面能保存真阴。如果用得及时，用得恰当，还能遏止病情向坏的方面发展。这类热性病，最容易伤阴，阴不足则热邪会逐渐加盛，热盛生风，则会出现昏迷，抽搐。热深厥深，四肢厥冷也会加甚。采用"急下以存阴"的法则，以祛邪扶正，而达到邪去正安的目的。

根据患儿体质的强弱，病情的深浅，分清虚实，因势利导，掌握应用通利泻下的方法，对于中毒型痢疾的治疗，往往取得较为满意的效果。

历代医家在前人经验的基础上，通过长期实践，又不断地有所发展。在温热病（包括感染性休克）的治疗上，怎样掌握应用下法，比较更为细致。

例如吴鞠通，对于热结液干之大实证，则用大承气；偏于热结而液不干者，则用调胃承气；偏于液干多而热结少者，则用增液。

同时提出，下法，用之当则效，用之不当，其弊有三：一为温热病邪在阳明、心包两处，专攻阳明，不先开心包，

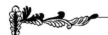

热邪仍然蒙闭清窍，不能解除神昏谵妄；二为体亏液涸之人，下后作战汗，易引起随汗而脱；三为如元气素虚，下后阴气大伤，易产生坏证。

这确是经验之谈，当用不用，是不对的，不当用而用，也是不对的。任何一种治法，任何一个方剂，都要一分为二来看。疾病本身就是复杂的，尤其是急性的危重疾病，变化大，更需要审慎。不同质的矛盾，应当用不同的方法来解决。

温病病邪从口鼻而入，自上而下。说明大多数热性病感染的途径多从肺经开始。而一些开始发病就严重，变化迅速的，高热不退，很快就会出惊厥、神昏、谵语等证。即叶天士所说的"逆传心包"。实际这类急性热病，不只是某一经的病，而因其传变迅速，很快就会波及各处。温病学家用三焦辨证、卫气营血辨证，是伤寒六经辨证的发展，原则上都是以脏腑经络学说为基础的。经络是运行全身气血，联系脏腑肢节，沟通上下内外，调节体内各部分的通路。上面所谈过的临床上出现厥、闭、脱，主要原因是由于气血闭塞不通，而气血不通主要是由于气血的运行发生了障碍。

由于认识上的局限，只能理解到这种运行的障碍与经脉、络脉是有关系的。通过微循环学说的学习，才又有了新的认识，所以才提出了一些大胆的设想，有待于今后深入地学习和研究。目前仅就治法，根据中医的学说，提出个人的浅见，以供应用时选择参考。

关于厥证：

《素问·厥论》"盛则泻之，虚则补之，不盛不虚，以经取之。"

"损有余，补不足"，是中医治疗原则。以中毒型痢疾而

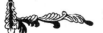

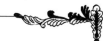

论，手足厥冷多为伏热，由于发病急，初起不出现下痢，而先现危证。正是热邪炽盛，应用泻下法，如承气汤之类，同时配合针刺疗法。

这也是和唐容川所说："先宜治其伏火，使火得发，转厥为热，次乃更清其热"，原则上是一致的。同时他还指出："杂病四肢厥冷，为脾肾阳虚，不能达于四末，四逆汤主之。"可以看出，他是善于掌握"盛则泻之，虚则补之"这条原则的。他所采用的"当归芦荟丸""升降散"，都有大黄，同时也采用不用大黄的"清化汤""五蒸汤"等。

痢疾原属于中医的杂病类。唐氏所说的"杂病四肢厥冷"，当然包括痢疾。如厥逆由于阳虚，他同样主张用四逆汤。

吴鞠通治温热病，同样是根据虚实，掌握补泻。对于阳明温病用承气汤，对于吐利、手足厥逆用四逆汤（加人参），都很严谨。

简要地引述以上的论点，以说明厥证的治疗，承气和四逆都是可以选用的。

关于闭证：

凡神识昏迷，牙关紧闭，痰涎壅盛，并见四肢厥冷等证。多因热邪闭阻所致，也即是温邪逆传心包，气血阻滞，闭塞不通的原故。根据清热解毒、芳香开窍的治则，温病学家主张："清宫汤主之，牛黄丸、紫雪丹、局方至宝丹亦主之。"

清宫汤：玄参、莲子心、竹叶卷心、犀角尖（以水牛角代）、麦冬、连翘（《温病条辨》方）。

牛黄丸，即安宫牛黄丸：牛黄、郁金、犀角（以水牛角代）、黄连、朱砂、冰片、麝香、珍珠、山栀、雄黄、金箔、

黄芩。

按：安宫牛黄丸，经有关单位进行改制，制成抗昏迷新药，取名"醒脑静"，经临床实验有效。近来又有另一新药名"清开灵"，也同样有效。

紫雪丹亦经根据原方改制，正在实验中。

局方至宝丹的主药与安宫牛黄丸没有多大的差别。

这三种都是芳香化浊，醒脑开窍的成药。以安宫牛黄丸为最，紫雪退热的力量较强，至宝次之。主治大同小异。吴鞠通说："邪入心包，舌謇肢厥，牛黄丸主之，紫雪丹亦主之。"临床上治昏迷、惊厥，也是以这两种为主。

关于脱证：

症见四肢厥冷，汗出如珠，脉微细欲绝，可用四逆汤：附子、干姜、炙甘草。

或生脉散：人参、麦冬、五味子。

或参附汤：人参、附子。或独参汤：人参一味，浓煎频服。

急性温热病在治疗措施上，清热解毒，特别是气血两清，是一个主要的方法。但由于发病急，变化大，很快就会出现四肢厥冷。如系热深厥深，真阴受损，宜急下以存阴；如因阳气内陷，舌强神昏，则宜回阳救逆。同时，由于热邪炽盛，应防止发展为内闭外脱。芳香化浊，开窍通络之品，如安宫牛黄丸、紫雪丹不妨早用。如已发现虚脱征兆，应及时将回阳救逆、益气固脱之药用上。如已缓解，宜继以益气育阴之剂为治。

吴鞠通说："热邪深入，或在少阴，或在厥阴，均宜复脉。"（加减复脉汤：炙甘草、干地黄、生白芍、麦冬、阿胶、麻仁）以及救逆汤（加减复脉汤去麻仁，加生龙骨、生牡

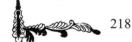

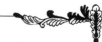

蛎）。是注意育阴，也注意潜阳，以期达到"阴平阳秘"，两者互相调节而维持其相对平衡。

根据异病同治的原则，过去在治疗乙脑和麻肺的临床实践中，以及对毒痢的治疗，基本上都是应用这些方法，即清热解毒、开窍通络、回阳救逆、益气固脱、育阴潜阳等。

在中西医结合，采用综合疗法，并不断改进的情况下，相信对这项研究工作，一定能够经过共同协作，集思广益，取得新的进展。

防治小儿感冒临证体会

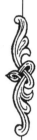

小儿感冒，既是一个常见病，又是一个多发病。稍一稽延或治疗不当，即可衍变为咳嗽痰喘等病。也即是由一般的上呼吸道感染转变为气管炎，或者是发展为肺炎。给小儿带来较大的痛苦。因此，不能把伤风感冒当成无足轻重的小病而等闲视之。

任何疾病都应当贯彻"预防为主"的方针。小儿感冒这个病也应当重视预防，而且也是可以预防的。近年来，全国各地采取了各种有效措施，使感冒、气管炎这类常见病的发病率有了普遍的降低，在治愈率方面也有了很大的提高。特别是在控制流行性感冒和防治老年慢性气管炎方面的成就尤为显著。这使我们从中可以得到很多启发。

学习和探索有关中医防治小儿感冒、气管炎的有效方法，以供我们临床用作参考，实责无旁贷。这里只就个人平素在学习过程中，以及在临床实践中涉及的有关小儿感冒的

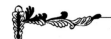
预防方法和治疗体会作如下简介。

一、关于小儿感冒的预防

中医重视小儿身体的锻炼，主张多吸收新鲜空气和多晒太阳，反对娇生惯养。唐·孙思邈《千金要方》说："凡天和暖无风之时，令母将儿于日中嬉戏，数见风日，则血凝气刚，肌肉牢密，堪耐风寒，不致疾病。若常藏在帏帐之中，重衣温暖，譬犹阴地之草木，不见风日，软脆不堪风寒也。"

金·陈文中《小儿病源方论》指出："忍三分寒，吃七分饱。"明·万全《育婴家秘》进一步阐明："谚云：若要小儿安，常受三分饥与寒。"饥，谓节其饮食；寒，谓适其寒温。

散见在历代儿科医籍中有关小儿护养的方法还很多，归纳起来，不外"慎风寒，节饮食"六个字。风寒袭人，主要是表气不固。小儿气血未充，不耐风寒，更容易受邪侵袭。最好的预防方法，是从幼儿起即进行锻炼。锻炼的方法如"数见风日"，如"适其寒温"，都是很重要的。明·鲁伯嗣还提出有关锻炼的方法，他说："小儿始生，肌肤未实，不可暖衣，止当薄衣，但令背暖。薄衣之法，当从秋习之，……所以以秋习之者，以渐稍寒，如此则必耐寒。"也即是说，要循序渐进地，养成耐寒的习惯。还主张"头宜凉，背宜暖。"头为诸阳之会，故宜清凉；以使头目清利，免生头疮目疾；背为肺俞所在，故宜保暖，而不使其为风寒所侵。这些方法，既切合实际，也简便易行。

另外，小儿睡眠、沐浴时都不宜当风，即使在冬月，室内也不宜太暖，应经常保持空气流通。除夏月而外，小儿睡后，应注意背部、腹部、足部不受风冷，头部要露出，口鼻

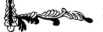

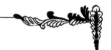

不要堵塞，要保持小儿足够和安稳的睡眠。

以上是小儿护养要"慎风寒"，这一点，在气候骤然变化，或感冒流行季节，尤其应当引起注意。

关于"节饮食"，是指小儿平素饮食应当注意。小儿发育迅速，需要摄入足够的营养素、蛋白质等。但是，小儿"脾常不足"，消化吸收功能尚不完善。小儿饮食不知自节，往往有挑食、偏食的习惯。针对小儿的这些特点，一是应该坚持以母乳喂养。明·万全《育婴家秘》说："乳为血化美如饧"，就是说母乳是婴儿最好的营养品。二是应当掌握"食贵有节"，"过犹不及"。就是说，应当保证小儿发育过程的营养所需，但是，对于高脂肪、高蛋白的食物也不宜食之过多，以免影响消化吸收，以免营养偏胜或营养失衡。应当鼓励小儿多吃新鲜蔬菜。因为新鲜蔬菜中所含的维生素、叶酸、纤维素等，不但能减少胃肠疾病，而且能促进胃肠蠕动，保持消化功能，增强抵抗能力，从而也就能防御外邪，不致发生感冒。另外，还应注意，不要给小儿过食生冷，要多吃熟食、热食，容易消化之食物。《内经》说："形寒饮冷则伤肺"，肺受寒侵，则容易产生咳嗽痰喘等疾，甚则可因热为寒闭，郁火上攻咽喉而生发热咽痛等症。

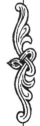

这是对小儿护养要注意"节饮食"方面的简要介绍。综上所述，要预防小儿感冒，乃至于要注意小儿全面的护养和保健，"慎风寒，节饮食"都是很重要的。

二、小儿感冒治法述要

小儿感冒约略可分为：风寒感冒、风热感冒、寒热夹杂感冒、夹食感冒四种。其治法大要为：

风寒感冒，以辛温解表为治；

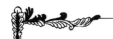

风热感冒，以辛凉解表为治；

寒热夹杂，以辛温辛凉并用，风寒风热两解为治；

夹食感冒，以表里兼顾，解表和里为治。

风寒感冒，多见于冬季，风热感冒，四时皆有，多见于夏秋。南方多热，北地多寒。风寒见汗而解，风热见汗不解。如寒邪重，辛温应重于辛凉，如热多于寒，辛凉应重于辛温。

表邪应由汗而解，解表法也即是汗法。由于小儿易实易虚，无论是风寒或者是风热，发汗皆不宜太过，剂量也不要过大。由于小儿易寒易热，又往往热多于寒，因而在应用汗法的同时，应当佐以清法；如夹食则应佐以消法；如汗后体虚，营卫失调，则应佐以和法。所以，小儿感冒在治法上，不局限于一个汗法，而是应当根据具体情况作具体的分析。

三、关于小儿感冒选方用药

《丹溪治法心要》指出："治小儿杂病，其药品与大人同者多，但不可过剂耳。"以感冒而论，其原因不外乎风寒，或者是风热，在治法上，也不外乎辛温解表，或者是辛凉解表两大法。说明小儿感冒与成年人感冒是有共性的。而小儿由于易寒易热，往往寒热夹杂，在治法上多采用辛温辛凉并用，这也说明了小儿感冒，毕竟还有它的个性。因此，在选方用药上，既要注意到它的普遍性，也要注意到它的特殊性。

辛温解表的方剂如《伤寒论》的麻黄汤（麻黄、桂枝、杏仁、甘草）。

《六科准绳》的九味羌活汤（羌活、防风、苍术、甘草、川芎、生地、黄芩、白芷、细辛，加姜、葱）。

《肘后方》的葱豉汤（葱白、淡豆豉，无汗加葛根）。

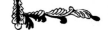

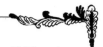

《局方》的川芎茶调散（薄荷、川芎、荆芥、羌活、白芷、甘草、防风、细辛）。

这些方剂，都有它的一定意义，例如麻黄汤，是张仲景治太阳伤寒的主方。其中麻黄、桂枝都是辛温之品，麻黄发汗的力量强，桂枝发汗解肌，是风寒感冒的常用药。麻黄、桂枝同用，既能发汗，也能调和营卫。九味羌活汤的羌活、防风、白芷、细辛等，也都是辛温之品，但在发汗力量上，与麻黄、桂枝是有差异的。这是张元素创立的方子，他认为："有汗不得用麻黄，无汗不得用桂枝"，故另立此方来代替桂枝、麻黄所组成的一些方剂。他这个方子，除着重驱散风寒而外，还注意行气活血，去湿和中。所以，还有辛散的细辛，去湿的苍术，苦寒的黄芩，凉血的生地，和中的甘草。故他认为寒热温湿都可以治。实际上也即是寒温并用的一个方子。应用较为普遍的成药"冲和丸"就是这个配方。

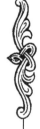

葱豉汤，正是辛温辛凉并用的一个有代表性的成方。葱白辛温通阳散寒，淡豆豉辛、甘、微苦寒，解表除烦。汪讱庵认为，这个方可以"免用麻黄汤之所顾忌。"他即是说此方既能起到通散发汗的作用，又能避免过于发散而引起的不良后果。

川芎茶调散也是辛温辛凉并用，但辛温重于辛凉，着重于治疗恶风有汗，憎寒壮热，对热为寒闭，寒热夹杂的感冒，较为有效。

关于辛凉解表的方剂，如辛凉轻剂桑菊饮（桑叶、菊花、连翘、桔梗、杏仁、薄荷、芦根、甘草），辛凉平剂银翘散（银花、连翘、桔梗、牛蒡子、芥穗、薄荷、豆豉、竹叶、芦根），辛凉重剂白虎汤（生石膏、知母、甘草、粳米），都是常用的方剂，在儿科方面的应用尤为广泛。

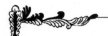

所以，小儿感冒的治疗，在选方用药上，都是根据这些方剂化裁而来的。由于小儿热多于寒，又不能过于发散，在解表时，总应佐以清热降火药，如生石膏、知母、黄芩、栀子、淡竹叶、芦根、板蓝根、大青叶这类药物。如有其他兼证，在主方主药以外，也应适当地兼顾。

四、小儿感冒例方选介

（一）风寒感冒

主症：发热，恶寒，头痛，身疼，鼻塞，流涕，喷嚏，无汗，脉浮紧，舌苔薄白。

治法：辛温解表。

例方：加味葱豉汤：

葱白、淡豆豉、紫苏、防风、羌活、荆芥穗、白芷、淡竹叶、黄芩、连翘。

加减：如脉洪数，壮热不退，头痛面赤，汗不出，加生石膏、知母、芦根；

如冬月寒重，身体壮热，面色青白，四肢冷，汗不出，去葱豉，加麻黄、桂枝、杏仁、甘草；

如兼有湿浊，头痛身重，舌苔白腻，加苍术、陈皮、生姜。

（二）风热感冒

主症：发热，头痛，微汗，喷嚏，鼻塞，唇红，脉浮数，舌苔薄白。

治法：辛凉解表。

例方：银翘散加减：

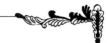

银花、连翘、牛蒡子、薄荷、芥穗、淡豆豉、大青叶、淡竹叶、黄芩。

加减：如高热、烦躁不宁加生石膏、生稻芽、甘草，去淡豆豉；

如恶风，口渴加葛根、防风；

如头痛，鼻塞重加白芷、葱白。

（三）寒热夹杂感冒

主症：发热，喷嚏，流清涕，鼻塞，汗出不透，头痛，口渴，脉浮数或紧，舌苔白微黄，烦躁。

治法：清热解表。

例方：防风散加减：

防风、荆芥、连翘、麻黄、薄荷、栀子、黄芩、桔梗、甘草、淡竹叶。

加减：自汗去麻黄，加桑叶；

汗多热甚去麻黄，加生石膏、知母；

鼻衄去麻黄，加白茅根、侧柏叶；

咽红去麻黄，加板蓝根、大青叶；

大便秘结加酒大黄；

小便短黄加滑石、淡竹叶。

（四）夹食感冒

主症：发热，头痛，喷嚏，流清涕，鼻塞，有汗，恶心，不思食，脉浮数，苔白微黄。

治法：表里双解。

例方：藿香散加减：

藿香、紫苏、白芷、大腹皮、陈皮、焦三仙、黄芩、桔梗、甘草。

加减：热重去陈皮，加连翘、莱菔子；

湿浊化热加苍术；

头痛身疼加羌活；

腹痛去大腹皮，加槟榔、枳壳，陈皮易青皮；

汗多去紫苏，加云茯苓、滑石；

大便秘结加酒大黄；

小便短黄去紫苏，加滑石、淡竹叶。

关于小儿肺炎辨证论治中的几个问题

一、关于小儿肺炎的辨证问题

辨证论治，是中医临床治疗的基本方法。以小儿肺炎而论，中医对本病的认识，归纳起来，基本上有以下几点：

（一）辨病因病机，定病性范围

（1）发生本病的根本原因是外感风邪，内蕴伏热。基本属于温热病的范畴。

（2）由于风邪犯肺，使肺气郁结不宣，因而出现肺气闭塞的情况。

（3）由于肺气闭塞，表邪里热交织，使肺气上逆，则会出现高热、咳嗽、气促、喘憋等证。

（4）由于肺为水之上源，肺气不宣使水液阻滞，凝而为痰，痰阻肺络，则咳嗽加重。气滞则血滞，肺气阻滞，则血滞而不畅，故出现颜面苍白，甚则口唇、指甲青紫等气血瘀滞的现象。加之内热炽盛，津液受损，还会出现舌质红赤，烦躁不安，阴津不足的情况。

综上所述，中医对于肺炎这个病的认识：其致病的主要因素是"风"（风寒或风热），其病在肺，临床表现为发热、咳嗽、痰多、喘憋、脉数、舌苔薄白或薄黄。属于中医温热病范畴的急性热性病。

中医儿科文献虽无肺炎这个名词。而在记载中所称的"风邪喘急""火热喘急"以及"肺闭喘咳""肺风痰喘"等，从其发病因素及证候的描述来看，与今天我们所说的肺炎，基本上有相同之处。应用前人治疗肺风痰喘的经验治疗肺炎，能够取得明显的效果，更进一步证明中医治疗急性热性病，是有它的历史发展继承性的。

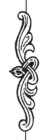

（二）辨寒热虚实，防病情转变

风邪，一般有风寒、风热之分。风寒犯肺则症见：恶寒、发热、头痛、无汗、口不渴、苔白腻。风热犯肺则症见恶风、发热、有汗、口渴、舌质红、苔薄白或薄黄。

肺炎主要是温热病，即使初期外感风寒，而由于内在因素是温热，遂能"先受温邪，继为冷束"而形成热为寒闭。由于热多于寒，往往寒从热化。所以，本病基本属于热证。

温热病变化快，而各脏之间又是互相影响的。故肺气受病，势必影响到其他各脏。如高热稽留不退，侵及心包，则会出现神昏谵妄，如影响到肝，引起肝风内动，则会出现惊掣抽搐。如影响到脾，或素来脾胃较弱的患儿，则会出现腹胀、腹泻。

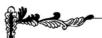

如病势不能及时控制，形成正虚邪实，则可能出现心阳衰竭、内闭外脱等危重证候。

小儿容易出现合并症，如患麻疹、百日咳的小儿，如经治不愈，最易合并肺炎，而肺炎患儿也容易交叉感染其他的病。所以必须慎于防护。

二、关于小儿肺炎的论治问题

根据本病的主证、兼证、病因、体质等具体情况分析，首先要考虑宣肺，并随证施治。

在宣通肺气的同时，必须清肺热，解温毒，不能过于发散，使津液得以保存。

至于其他变证，如发热持续不退，则应着重泄热；如出现昏迷或抽搐，则应着重开窍、熄风；如出现气阴两虚，则应育阴潜阳。如高热、喘憋、鼻翼扇动等热象不解，又同时出现四肢厥冷、小便清长、大便溏泄、腹胀等证、则应当考虑既要开闭泄热，又要存阴救逆。对心阳衰竭者，则应回阳救逆。

常用治法有以下三点：

（一）宣肺平喘，清热解毒；

（二）清肺祛痰，泻火解毒；

（三）益气育阴，扶正救逆。

法有定而方无定。故在立方遣药上既要掌握原则，又要随证加减。清代徐灵胎先生在其《兰台轨范》"自序"中一段话很有道理，他指出："一病必有主方，一方必有主药，或病名同而病因异，或病因同而病证异，则又各有主方，各有主药。千变万化之中，实有一定不移之法。即或有加减出入，而纪律井然。"同时他对于"其议论则杂乱无统，其方

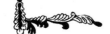

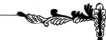

药则浮泛不经"的一些作法也作了批评。

随着时代的发展，儿科用药的问题是一个急待解决的问题。成方成药，固然方便，但疗效是否理想，是不是稳定，是需要研究的，而剂型的改造也很必要，而如何改进，改成什么样的剂型？也正在共同摸索。而且需要各方面配合来搞才行。最重要的一点，还是临床实践确定疗效，配方能够肯定下来才是首要的。

在长期临床实践中，对于小儿肺炎的治疗，是在以下几个主方中进行加减化裁的。

（一）麻杏石甘汤（《伤寒论》）方；

（二）银翘散（《温病条辨》）方；

（三）银翘汤（《温病条辨》）方；

（四）三黄解毒汤（《沈氏尊生书》）方；

（五）生脉散（《千金方》）方；

（六）参附汤（《妇人良方》）方。

前四方为治小儿肺炎初期、中期主方。后二方为治合并症引起正虚时选用的主方。

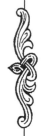

三、关于"麻杏石甘汤"应用的体会

仲景《伤寒论》："发汗后，不可更行桂枝汤，汗出而喘，无大热者，可与麻黄杏仁甘草石膏汤主之。"这里虽然提出"汗出而喘"与肺炎是对症的，但又提出"无大热者"，似乎与肺炎见症不符。方中行说："无大热者，郁伏而显见也"，说明热邪内伏，表邪犹未全去，故需用麻黄来发散。小儿肺炎初期往往热邪内伏，体温不高，所以可以用来发散。

喻嘉言说："此证太阳之邪，虽从汗解，然肺中热邪未尽，所以热虽少止，喘仍不止。故用麻黄发肺邪，杏仁下肺

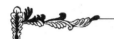

气，甘草缓肺急，石膏清肺热，即以治足太阳之药，通治手太阴经也。"选本方用以治小儿肺风痰喘的主方，就是根据上述理由的。通过实践，是有效的。

关键在于加减。小儿肺炎原是温热性的疾病，虽然麻桂之法并不是断不可用，但是使用辛凉毕竟比使用辛温为多。

中医温病学，包括对传染病的认识和治疗方法，这是众所周知的。如肺炎这类病，虽然不能说明是什么细菌或病毒引起的，但知道致病因素是一种疫疬之气。故在治疗时，特别注意解毒。如选用金银花、连翘、板蓝根、大青叶、鱼腥草之类药物为佐，是必要的。

用黄芩、黄柏、黄连、栀子、大黄等苦寒药泻其实火，配以甘草，更能起清热解毒的作用。

所有这些，都是在使用麻杏石甘汤宣肺平喘的同时，随证加减。以期起到清热泻火、解毒除烦的作用。

总的说来，麻黄平喘。是方中主药。而清肺止咳，则有赖于苦降、甘缓的杏仁、甘草，泻火解热，则需用石膏。加上解毒药物，对于小儿肺炎的治疗，是具有一定作用的。

四、关于合并心力衰竭问题

心主血，血足则心气宁，血衰则心气损。心为火脏，靠水来调济。肾为水脏，所以心肾的关系最为密切。还可以从水、火的另一个含义来探索：水的含义，包括了血液、汗液、津液，以及涕、唾、眼泪、尿液等。火实际是一种功能。从这样来理解，中医所谓："凡火之有余，皆由血之不足，而血之不足，又能使火就益衰也。"就较为清楚了。

再从血气、津液方面来看，都来源于饮食的精华所化，血气和津液都是构成人体、维持生命的物质基础。一切血液

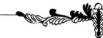

的运化消长，又是以气为主。气为阳，血为阴。阴阳是互根的。气足则血旺，气弱则血衰。阳盛则阴弱，阴亏则阳旺。阴阳、气血、虚实、强弱，都是对立的统一，也是相互转化的。

以肺炎而论，肺主气，心主血，肺为水之上源，心以火为主体。肺炎是个热性病，最易损耗津液。阴常不足则阳常有余，心阳上亢，肺阴又受损，以致心血的功能失调，就会出现心悸、气短等心力衰竭的现象。说明心与肺的关系主要是气与血的关系。导致心力衰竭的主要原因是津液不足，阴气亏损，心失所养。当然，气滞则血滞，而这种由于热邪引起的血滞，即中医所谓"心血不足"，"血之不足，又能使火就益衰也。"因此，如何对待肺炎合并心衰，是一个十分重要的问题，涉及用什么方法治疗，如何防范，严重时如何抢救的问题。所有这些，都有待于进一步加以探索和研究。

五、关于"生脉散"应用的体会

小儿"易虚易实"。尤其是象肺炎这种疾病，发病急，变化快，合并症多。往往因为高热、喘憋、鼻扇等热象不解，又出现肢冷、烦渴等正虚邪实的情况时，首先要防止心衰，应即用生脉散。

生脉散：人参9克，麦冬6克，五味子3克（《千金方》）。

"治热伤元气，气短倦怠，口渴多汗，肺虚而咳。"

"肺主气，肺气旺则四脏之气皆旺，虚，故脉绝气短也。人参甘温，大补肺气而泻热为君，麦冬甘寒，补水源而清燥金为臣，五味酸温，敛肺生津，收耗散之气为佐。盖心主脉，而百脉皆朝于肺，补肺清心，则气充而脉复，故曰生

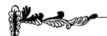

脉。"（清·吴仪洛《成方切用》）

生脉散是治疗小儿肺炎重证的一个主方，其中人参是主药。

本方药味不多，而法度严谨，一补、一清、一敛。确能起到益气育阴的效果。

如心阳衰竭，证见四肢厥冷，汗多，舌尖赤无津，脉虚大，则加用制附片、生龙骨、生牡蛎、生龟板各9克，以期回阳救逆。

六、关于"三宝"应用的体会

成品药中的紫雪、至宝、安宫，为中医用于急救的三种药品，习称为"三宝"。

紫雪丹、至宝丹为宋代《太平惠民和剂局方》方，安宫牛黄丸为清代《温病条辨》方。

这三种成药，在主治、功能上基本相似，对于热性疾病病邪传入心包所引起的高热、惊厥、抽搐、神昏、谵语等证，有一定的疗效。

在儿科临床上，一般高热持续不退，用紫雪丹；惊厥抽搐，用局方至宝丹；神昏谵语，用安宫牛黄丸。

《温病条辨》上焦篇第十六，"太阴温病"条，吴鞠通指出："神昏谵语者，清宫汤主之。牛黄丸、紫雪丹、局方至宝丹亦主之"。说明病势严重时，三种成药均可选用或合用。吴氏经验，可供借鉴。而这三种药品的确切疗效，以及配方尚待进一步研究。在应用时，也须认真观察，详细总结。在现有基础上，可能创造出更有效的解热剂、镇静剂和醒脑剂。

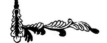

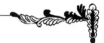

七、关于小儿肺炎的饮食和调护

脾胃为后天之本。小儿脏腑柔弱，在其生长发育时期，保护脾胃尤为重要。历代医家对一切疾病都注意保存胃气，是中医一大特色。《素问·平人气象论》："人以水谷为本，故人绝水谷则死，脉无胃气亦死。"

《素问·通评虚实论》："乳子中风热，喘鸣肩息者，脉何如？岐伯曰：喘鸣肩息者，脉实大也。缓则生，急则死。"这里所说的脉象纵缓，即胃气尚存，缓脉即胃脉。脉有胃气故能生。

《素问》这一节记载，医家认为是有关小儿肺炎最早的文献。文字简明扼要地记述了病因、主证、脉象，以及对其预后的分析，是具有深远意义的。

仲景的桂枝汤用姜、枣，白虎汤用粳米，都寓有保存胃气之意。

小儿肺炎，是一种消耗性疾病，最容易引起气阴两虚。治疗必须注意胃气，使之能滋生和补充水谷之精，才能增强抵抗力，得到痊愈。

热性病最易耗伤津液，而津液是由饮食精微所化生的。育阴增液，不能单靠药物，要靠饮食精微的化生，要维护它化生的功能。

小儿在生病期间，饮食宜清淡，宜食蔬菜羹，薄稀粥，不要吃油腻及不易消化的食物，尽可能少吃零食。

中医主张"三分医药，七分调理"。调理有两大部分，一是平时的调理，那就是"慎风寒，节饮食"，让孩子不生病或少生病；二是病时的调理，那就是要"慎医、慎药"，注意防护，让孩子不加病，争取尽快痊愈。

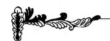
关于小儿肾炎辨证论治中
的几个问题

临床常见的小儿肾炎，有急性肾炎、慢性肾炎、肾病综合征、尿毒症等。

肾为五脏之一。因其为精气所藏之脏，精能化气，肾精所化之气，称为肾气。肾气与人的正常生长发育有密切关系，它主水、主纳气、主骨、生髓、开窍于耳及二阴，故称肾为先天之本。

人体水液的代谢功能，主要由肾脏主持与调节；"肺主呼气，肾主纳气"，肾气的强弱与人体呼吸有重要的关系；骨和髓也赖肾的精气去充实。

肾炎的主症为水肿、血尿、蛋白尿、高血压等。

人体与水液有关的脏器，除肾而外，与肺和脾也有密切的关系。

肺主气，主皮毛，通调水道，开窍于鼻；脾主运化，主统血，主肌肉、四肢，开窍于口。

浮肿，主要为水液代谢失调，运化失灵，排泄障碍。肺气不宣，不能"通调水道，下输膀胱"，因而脾受影响，水湿停滞，溢于肌肤之间，"诸湿肿满，皆属于脾"。肺、脾受损，就会影响到肾，因而影响膀胱的正常排泄。因此，肾炎水肿的原因，关系着肺、脾、肾三脏，故有"其本在肾，其标在肺，其制在脾"的说法。

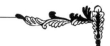

一、关于小儿肾炎发病的内外因关系

表邪是引起肾炎的外因；肺气不宣，脾运不健，肾不化气，是肾炎发病的内因。

急性肾炎表证明显者，症见颜面浮肿，继则四肢浮肿，或全身浮肿，尿少，血尿，同时发热、恶风、恶寒、咽痛、咳嗽、头痛、脉浮而无汗。表证不明显者，症见浮肿、血尿、尿少或眩晕。表证甚微，浮肿不明显，血尿为主。

究其机理，系由于外感风邪，引起肺气不宣，影响到脾失健运，以致水湿停滞，使肾气受损，气化失司，水道不能通调，而出现浮肿；加之风水相搏，水为风激，湿热壅结，迫血外溢而出现血尿。因此，小儿急性肾炎，不同于一般的外感，也不只是邪犯肌表，而是外合内应，内外夹杂，表里兼病。

慢性肾炎，除部分水肿较轻者外，多数都有水肿，甚至高度水肿。形成水肿的机理，仍不外乎肺、脾、肾三脏功能的失调。需要强调的是，不能一概认为慢性肾炎都是虚劳。因其患儿久病迁延，体质虚弱，抗病能力低下，所以也常可能兼有表邪入侵。此外，病程既久，脾肾阳虚，水湿不化，停滞蔓延，不仅形成水肿明显，而且可能兼有腹大如鼓、痞满胀闷等正虚邪实之症。

肾病综合征在临床表现上则更为错综复杂，如除全身明显浮肿外，还有大量的蛋白尿，有的还伴有血尿、眩晕，以及合并感染等。原则上也是属于脾肾阳虚，不能制水，正虚邪实，虚实夹杂之证。

总之，小儿肾炎的发病，与其生理、病理特点有密切的关系。小儿易虚易实，易寒易热，在疾病的表现上则多为表

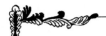

里兼病，寒热夹杂，虚实互见。急性肾炎如此，慢性肾炎、肾病综合征也是如此，只不过前者多实中有虚，后者则多虚中有实。

二、关于小儿肾炎治法的探讨

小儿肾炎的治法有发汗、利水、行气、和血、滋肾、温阳、柔肝、补脾、益气、育阴等。

1. 发汗法应用及其方剂药物的选择

发汗法多用于肾炎初期，水肿而兼有表邪者。

常用方剂，以"越婢汤""麻黄连翘赤小豆汤"加减化裁。

越婢汤，乃《金匮要略》方，主治"风水恶风，一身悉肿，脉浮不渴，续自汗出，无大热者"。其药物为：

麻黄、石膏、生姜、甘草、大枣。本方加白术四两，即为越婢加术汤。

麻黄为辛温解表的主要药物，发汗的力量较强。张仲景所拟的麻黄加术汤、大青龙汤、越婢汤等，皆系在麻黄汤的基础上加减变化而来。如外感风寒，恶寒发热，无汗而喘者用麻黄汤，其中麻黄、桂枝同用，发汗解表，温经散寒的作用更强。如夹湿身疼，则加除湿的白术，即成麻黄加术汤；如汗不出而烦躁的，则加清热除烦的石膏。越婢汤实际就是大青龙汤减去桂枝，其用意是麻黄解表，石膏清热除烦，甘草、生姜、大枣和中，调营卫。如湿重则加白术以利湿。

徐灵胎说："越婢寒散之方也，治风热在表之证。"用越婢汤治肾炎初起，兼有表邪，浮肿较甚者是可以的。但在临床实践中，单用越婢汤，消肿的效果还不理想。因为肾炎水肿不完全就是风水，因其在肌表之间，可能还有皮水。

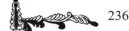

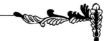

《金匮要略》曰："皮水为病，四肢肿，水气在皮肤中，四肢聂聂动者，防己茯苓汤主之。"防己茯苓汤系由防己、黄芪、桂枝、茯苓、甘草组成。这个方剂与另一治风水的防己黄芪汤同为《金匮》方，该方系由防己、黄芪、白术、甘草四味组成，主治"风水，脉浮身重，汗出恶风者"。两方比较，前方只是后方去白术，加桂枝、茯苓，而两方的重点药物都是防己、黄芪。防是个辛平药，辛能走散，通可去滞，善下行，长于除湿，行水。黄芪是甘温益气药，能够固表补虚。

发汗的药物，除麻黄、桂枝而外，还可考虑紫苏。紫苏是辛温发散药，同时能够行气宽中解毒。与麻黄同用，发汗解肌的作用好，同时还能利肺、化痰、益气、和血。《证治准绳》的紫苏汤，治消渴后通身浮肿，心膈不利。《医宗金鉴》的紫苏流气饮，治肾气游风。所以，对于肾炎这种病，出现表邪浮肿，也可以考虑加用紫苏。

麻黄连翘赤小豆汤，为《伤寒论》方。是治疗伤寒表不解，瘀热在里，身发黄的方子。其药物组成为：

麻黄、连翘、赤小豆、杏仁、生梓白皮、生姜、甘草、大枣。

其中麻黄解表发汗，连翘泻热，赤小豆利经络的水湿。肾炎浮肿，有表邪，夹热，夹湿也可选用这个方子加减。

2. 关于利水问题

常用的利水剂有五苓散、五皮饮。

五苓散：《金匮要略》和《伤寒论》方。系茯苓、猪苓、泽泻、白术、桂枝组成，主治水分有热，小便不利，烦渴，或水饮内停，脐下悸。

五皮饮：《证治准绳》方。系由桑白皮、大腹皮、五加

皮、地骨皮、生姜皮，加灯心组成。

《局方》五皮散：由五加皮、地骨皮、生姜皮、大腹皮、茯苓皮组成，主治风湿客于脾经，气血凝滞，以致面目虚浮，四肢肿满，心腹膨胀，上气促急，兼治皮水，妊娠胎水。

《中藏经》五皮饮：由桑白皮、陈皮、生姜皮、大腹皮、茯苓皮组成，主治水肿。健脾化湿，理气消肿。

《麻科活人全书》五皮饮：由五加皮、陈皮、生姜皮、大腹皮、茯苓皮组成，能利水兼祛风湿。

这些同名方子，在药味上都有出入。在临床实践中，一般习用茯苓皮、大腹皮、冬瓜皮、陈皮、生姜皮。有时也用桑白皮，如有低热也用地骨皮，但较为少用五加皮。

从疗效来看，单用五皮饮消水肿，不如与五苓散合用的效果好。如水肿较重，还须加利尿药，如车前草、滑石，夹湿较重加川萆薢。而表邪重则表里双解，方能退热消水。

以上发汗和利水两法，可以单用，亦可合用，总应视病情而定。《金匮要略》谓："诸有水者，腰以下肿，当利小便；腰以上肿，当发汗乃愈。"也就是说，下肢浮肿比较明显的，是水湿停滞较重，里证多于表证，应当运用利水消肿法治之；面部、上肢浮肿明显的，是风水相搏突出，表证甚于里证，外邪尚未深入，应当运用发汗祛风法治之。若全身浮肿，单一使用发汗或利水，疗效不够满意时，可采用发汗利水或祛风行水，总以二法兼用，表里双解为宜。

3. 关于血尿问题

血尿，尿里面出现红血球，也是肾炎的主症之一。

急性肾炎，除浮肿而外，往往伴有血尿。如果初期血尿较重，往往是血热，应在清热利湿、行水消肿的同时，应结

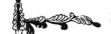

合凉血止血为治；如下焦结热，迫血妄行，则应配合凉血和血为治。

治疗血尿，临床常用小蓟饮子加减。

《济生方》小蓟饮子：

由生地黄、小蓟根、滑石、通草、炒蒲黄、淡竹叶、当归、山栀仁、甘草、藕节组成，主治下焦结热，血淋。

常用炭剂，是以十灰散加减的，中医认为，炒炭能止血。

《十药神书》十灰散：由大蓟、小蓟、荷叶、侧柏叶、茅根、茜草根、大黄、山栀、棕榈皮、牡丹皮组成，上述各药，烧灰存性，用白藕或萝卜捣汁，磨京墨调服。

墨，是中国主要文具之一，古代是以黍烧烟和松煤制作，后来用烟炱。主要是烟煤细粉末加胶黏合而成。好的称为松烟墨，好墨由外地运到京城出售所以称为京墨。过去做饭烧柴、烧草，聚结在锅底、灶囱的墨烟也可以做墨，又名百草霜，也是止血药。

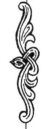

阿胶，是清肺、养肝、滋肾、和血的药。在血证方面，对于吐血、衄血、血淋、尿血等都有一定的作用。在妇科方面，如《金匮》芎归胶艾汤，即四物加阿胶、艾叶、甘草。

艾叶，是温中、除湿、理气血的药，能够止血，一般用艾叶炭。胶艾二药，如配合六味地黄汤加减治疗肾炎血尿偏于气血两虚的，效果很好。

还有仙鹤草、血余炭、地榆、益母草、白茅根、泽兰、海金沙、石韦、金银花、连翘等，都可随证选用。而最常用的有旱莲草、鲜茅根、侧柏叶、地榆、大小蓟、丹皮、蒲黄等，不一定都用炭剂，而是用生的。

此外，对于一般浮肿消失而尚余血尿，或者血尿较重而

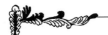

浮肿不明显的，多系肾虚不能摄血，或脾虚不能统血，单一凉血，就不能起到止血的效果，应以滋肾理脾、益气和血为治，酌加止血药如旱莲草、侧柏叶、白茅根、仙鹤草等，也可加用清热解毒的金银花、连翘等。

4. 关于蛋白尿问题

蛋白尿为肾炎的主症，是肾病本身的一个反应。肾病本身的轻重浅深，决定蛋白尿的多寡及其存在和消失。

中医认为，肾无实证。肾气不固，再加外邪侵袭，与肺、脾的关系失调，就可能形成肾病。肾脏既病，封藏失职，虚不摄精，以致精津下渗而外溢，就可能出现蛋白尿。

至于治疗蛋白尿，原则上是以补肾气为主。但蛋白乃人体内的精津物质，其由饮食所化生，与脾的运化、输转功能也有关系。所以，补益脾肾，益气摄精，可以使肾病出现的蛋白尿逐渐减少或消失。

根据临床观察，运用六味地黄丸或肾气丸为基础方，配合五味异功散等加减化裁，治疗蛋白尿确有疗效。需要指出的是，肾气丸或六味地黄丸中的地黄，其性较为滋腻，用久有碍于脾胃。小儿脾常不足，更宜随时注意顾护脾胃。所以，临证处方时，可将地黄改用黄精。黄精功类熟地黄，但却补而不腻，若再配以生黄芪，益气利水，固摄升提，则治疗蛋白尿的作用会更为理想。

肾气丸来源于《金匮要略》"中风历节病脉证并治篇"附方，即"崔氏八味丸"，又名八味地黄丸。为"治脚气上入少腹不仁"的方子。尤在泾《金匮要略心典》的解释是："肾之脉起于足而入于腹，肾气不治，湿寒之气随经上入，聚于少腹，为之不仁。是非驱湿散寒之剂所可治者，须以肾气丸补肾中之气，以为升阳化湿之用也。"

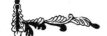

六味地黄丸，为钱乙从八味地黄丸变化而来。八味丸减去桂、附二味，用以专治小儿肾怯失音，囟开不合，目中白睛多，面色㿠白等症。其意实际是针对小儿"阴常不足、肾常虚"的生理病理特点而设的。

临床习惯，肾气丸即指八味丸而言，地黄丸即指六味地黄丸而言。肾阳虚一般用八味；肾阴虚一般用六味。

5. 关于"六味地黄丸"的方药分析

六味地黄丸，既是治肾病的一个效方，又是治小儿虚损的一个要方。由于这个方子的组合很好，因而应用的范围甚为广泛。如徐灵胎《兰台轨范》将此方列入"通治门"，"治肾阴不足，发热作渴，小便淋闭，气壅痰嗽，头目眩晕，眼花耳聋，咽干舌痛，齿牙不固，腰腿酸软，自汗盗汗，便血，诸血，失音，水泛为痰，血虚发热等症。"

汪切庵认为，这个方剂用熟地黄滋补肾阴，生血生精；山萸肉温肝逐风，涩精秘气；山药清肺脾之虚热，补脾固肾；牡丹皮泻火、凉血退热；茯苓渗脾中湿热，补脾宁心；泽泻泄膀胱水邪，清利湿热。所以，他认为地黄丸是"六经备治，而功专肾肝，寒燥不偏，而补兼气血"的一个方子。

柯韵伯对于六味地黄丸的药物配伍有所分析，他认为：肾虚不能藏精，就会引起虚火妄行，在下影响了水液的正常排泄，在上影响了水的化源，也即是说膀胱和肺的功能都要失调。用熟地黄大滋肾阴，填精补髓，以"壮水制火"，而以泽泻疏水道之滞，山药清肺补脾以固水之上源，茯苓淡渗利湿以导水之上源，山萸肉酸敛温涩以滋肝生津，丹皮以泻火清热。这是一开一合，补泻兼施的方法。所以，一般认为六味地黄丸是三补（熟地、山药、山萸肉）三泄（泽泻、茯苓、丹皮），补泄结合的方子。

王子接从药味来分析，他认为地黄丸具有苦、酸、甘、咸、辛、淡六味。地黄味苦入肾，泽泻味咸入膀胱，山萸肉味酸入肝，丹皮味辛入胆，山药味甘入脾，而茯苓味淡入胃。他是从《素问·阴阳应象大论》"精不足者，补之以味"这个论点提出来的。他认为"五脏之精皆赖肾气闭藏"，这个方剂用地黄命名，就是因为地黄是治肾的主药，同时也注意到其他各药的配合关系。

三、关于肾炎治疗中需注意的几个问题

1. 分清主次

小儿肾炎的治疗，原则上急性以祛邪为主；以期邪去而正安；慢性以扶正为主，以期"正气存内，邪不可干"。表证明显者以祛风行水为主，表证不明显者以清热利湿为主。血尿以清热凉血为主，蛋白尿以滋肾补脾为主，高血压以滋肾柔肝为主，尿毒症以清利湿热为主，肾病综合征以温阳化水为主。

又，在急性期，如水肿严重，则以消肿为主；如水肿不严重而是以血尿为主，则着重于清热凉血；如尿蛋白多，而浮肿，血尿都较轻，则以消蛋白尿为主。如果三者兼而有之，亦应从其偏盛而施治。

2. 分清缓急

急则治其标，缓则治其本，是一般治疗原则，这对于肾炎的治疗同样适用。但需要注意的是有些慢性肾炎，急性发作，则必须根据本末加以衡量，不能只凭症状而论。如虚多于实，则应以扶正为急，如实多于虚，则以祛邪为急。

虚实互见的病，原则上采取攻补兼施的治法，但具体而言，是三分攻，七分补，还是七分攻，三分补；是先攻

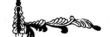

后补，还是先补后攻，则应依据病情的深浅、体质的强弱而定。不过，无论是补是攻，都必须做到补不碍邪，攻不伤正。

此外，虚实是可以转化的，而治法上的缓急，也必须是结合病情变化的实际情况而确定。

3. 注意脏腑之间的相互关系

肾病在证候的表现方面是多方面的，如水肿、血尿、蛋白尿、高血压、食欲不振、腰背酸痛、尿闭、腹胀等等。因而不能孤立地从肾去看，而是要注意到肾与各腑之间的关系，肾与各脏之间的关系。既要注意其彼此之间相互依存的关系，又要注意其相互制约的关系，只有这样，才能分清引起肾病的因果关系。

心与肾的关系：心属阳、属火；肾属阴、属水。正常的关系是阴阳相交，水火相济。如心火不足，则不能下温肾阳而使肾水不化；如肾水不足，则不能上滋心阴而使心火独亢。这样就会出现"心肾不交""水火不济"的各种临床证候。

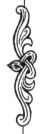

肺与肾的关系：肺为水之上源，而肾主水。水液的气化升降，正常代谢，肺与肾有密切的关系。因而，经常相互影响。肺气的宣降失调，往往与肾气不足有关；肾气纳摄失常，往往又是由于肺气宣降失调所引起。水液潴留，虽与肾气不足，蒸化失职有关，但因肺失宣降，以致水液不能正常运行而下输膀胱，亦能导致积水不化，水道不得通调。所以，《素问·水热穴论》认为积水的原因为"其本在肾，其末在肺"，是有意义的。

脾与肾的关系：脾主水谷的运化，而脾气的运化，必赖肾气的推动，如肾气不足，不能推动脾的运化，而脾不能正

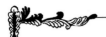

常运化水谷精气，又会引起肾气不足，因而会引起脾肾两虚之证。

肝与肾的关系：肝藏血，肾藏精，精和血是相互转化的。《张氏医通》说："气不耗，归精于肾而为精，精不泄，归精于肝而化清血。"若肾精亏损，可导致肝血不足；肝血不足，可能引起肾精亏损。又如阴阳偏盛在肝肾之间的影响也很明显，如肾阴不足，引起肝阴不足，可导致肝阳上亢；如肝阳妄动，下劫肾阴，就会形成肾阴不足。二者总是互为因果的。

肾与膀胱的关系：肾与膀胱相表里，膀胱的气化功能有赖于肾气的盛衰。肾气充足，则膀胱的开合正常有度；如肾气不足，则膀胱失其制约而影响到它的正常开合作用。

从以上的相互关系来看，肾在各脏腑之间最为密切的是肺与脾。因为肾炎这个病主要还是属于水肿病的范畴，而人体水液的代谢与调节，主要是由于肺、脾、肾等脏的化气作用。如肺气不宣，则水液不能正常分布；如脾运不健，则水液会出现停蓄；如肾阳不足，则不能蒸化水气而使水液蔓延，同时也会影响膀胱的正常排泄。所以还必须兼顾，而其主要的关键还在于肾。

小儿生理特点之我见

小儿生理，与成年人有所不同。它具有一方面脏腑娇嫩，形气未充；另一方面又表现出生机旺盛，发育迅速的特点。

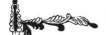

小儿时期，他的五脏六腑，以及皮毛、肌肉、筋骨等构成人体的整体物质基础，均尚处于娇嫩柔弱阶段，其形态和功能都尚未充实和成熟。钱乙《小儿药证直诀》指出小儿的"五脏六腑，成而未全，全而未壮"，即指此而言。同时，小儿在生长阶段，由于正处在发展过程，发育比较迅速。其所以发育迅速，系由于生机旺盛。关于生机的问题，是从阴阳学说来理解的。

　　关于小儿的阴阳问题，历代医家有以下的一些见解。

　　小儿为"纯阳"之体。"纯阳"之说，最早见于儿科专著《颅囟经》。钱乙在《小儿药证直诀》里也提到"纯阳"。"纯"，据《说文解字》："纯，丝也。"所谓小儿为"纯阳"之体，是指小儿阳气旺盛，如象丝那样明亮纯洁。故能促进生机蓬勃，发育迅速。

　　另一种解释，认为"纯"，有单纯之意。如果只有单纯的阳而缺乏阴，会形成独阳。"孤阴不生，独阳不长"，纯阳是不能使生机旺盛的。所以，不赞成"纯阳"之说。

　　还有的认为，没有"破身"（指未结婚）就是"纯阳"之体。这显然是以道家的观点来解释医家的学说，是一种附会之词，不足为信。

　　多数学者认为：小儿"纯阳"之体，是指其阳气旺盛而言。小儿犹如春天刚刚萌芽的花朵草木，在和煦的阳光照耀下，才能迅速地生长。阴阳是互根的，《素问·生气通天论》："阳者，卫外而为固也。"因为"无阳则阴无以生"，阳的旺盛，正是阴生长的前提。"纯"，作为旺盛的一种表现，并不意味着小儿只有阳没有阴。要卫外才能固内，要有旺盛的阳气，才能使阴有所生。作为小儿阴所代表的脏腑、气血、精津、形体，由弱转强，由不充实到充实，是和旺盛的阳气相

依存的。小儿阳气旺盛，正是小儿生理的一个特点。所以，小儿"纯阳"之体，可以作如上所说来理解。

在中医儿科学术发展过程中，有关理论，不断地有所创新。例如"纯阳"之说，总觉令人容易误解，以辞害义。清·吴鞠通《温病条辨·解儿难》中说："小儿稚阳未充，稚阴未长者也。"从而提出了"稚阴稚阳"之说。这样，就排除了对"纯阳"的误解。在小儿生长发育阶段，其物质基础和功能作用，都还是较为稚嫩的。而阴阳总是互相转化，互相促进的，因而，阴阳并论，更易于讲清道理，也更有利于理解。用"稚阴稚阳"来认识小儿生理特点，确实是在理论上的一个发展。

阴阳是对立统一的。要阳气固密，才能使阴津充实。同时，也要阴津充实，才能使阳气旺盛。这样才能使阴阳维持其相对的平衡。也即是《素问·生气通天论》所说的"阴平阳秘，精神乃治。"但从阴阳的盈虚消长来看，平衡仅仅是相对的，因而无论是生理或病理，总会有阴阳偏胜的情况。朱丹溪"阳常有余，阴常不足"的论点，对小儿的生理特点来说，也是切合实际的。小儿脏腑"成而未全，全而未壮"，随时需要水谷精微、营养物质供给与补充，故阴的一面常表现为不足；而旺盛的阳气，能够促使小儿迅速发育并趋向壮实，故表现为有余。

平衡和不平衡，有余和不足，都是相对的而不是绝对的。

阴阳是个总纲。以上系就人体的物质基础和功能作用而论。具体在脏腑方面，同样是有的有余，有的不足。张从正《儒门事亲》指出："肝常有余，肾常不足"。万密斋《育婴家秘》指出："肝常有余，脾常不足"。同时，由于肺为娇

脏，而肺脾之间的相互关系又很密切，所以又有"肺亦不足者"及"脾肺皆不足者"之说。所有这些，不仅是小儿生理方面的特点，而且与小儿病理特点很有关系。

儿科辨证述要

辨证施治，是中医临床医学的一个基础。八纲（阴阳、表里、寒热、虚实）是辨证最基本的方法。儿科和其他各科一样，对于各种疾病证候的辨别，作为确定诊断和进行治疗的依据，也是以八纲为主。

阴阳是八纲的总纲，表证、热证、实证都属于阳；里证、寒证、虚证都属于阴。辨别小儿疾病，重点还在于表里，因为小儿疾病，总的说来，可以概括为外感、内伤两大类。

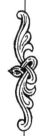

凡是由外因引起的，从广义来说，都属于外感；由内因引起的，通属于内伤。外感，主要是表证。内伤，主要是里证。小儿表证，不外乎春伤风，夏伤暑、秋伤燥、冬伤寒。小儿里证，最多见的是消化系统的病，概括起来也即是外感风寒、内伤饮食。但是，具体分析起来任何一种外感或是内伤的疾病，都有寒有热，有虚有实。所以，重点还是在表里。

辨外感内伤：

小儿发热惊啼，鼻塞、咳嗽声重者属外感。怕风自汗者为伤风；恶寒无汗者为伤寒；口渴喜饮，面垢齿燥者为伤暑；身重神倦，便泻溺涩者为伤湿；发热咳嗽，痰黏声哑者

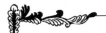

为伤燥；面赤唇焦，口燥舌干者为伏火化热。

小儿嗳气呕酸，恶心呕吐或腹泻，手足心、腹部热，烦躁不安者为内伤饮食。

辨寒热：

小儿面白，唇青，手足冷，出气冷，或泻利清白，发热或不发热，口不渴，腹痛悠悠无增减，或恶心呕吐，喜就暖处，脉来沉迟无力者俱属寒证。

小儿发热，手足心热，面红唇干，舌燥，口渴，口唇生疮，口中热臭，大便秘，小便赤黄，或下痢黄赤，肛门灼热，喜饮凉水，腹中热痛，喜就冷处，脉来洪数者俱属热证。

辨虚实：

小儿面白无神，懒言气短，不思乳食，腹膨满不痛，二便如常，神倦喜卧，眼喜闭，睡露睛，手足无力，以及久吐胃虚，久泻脱肛脾虚，自汗表虚，自利里虚，脉来微细无力，与行迟、发迟、齿迟、解颅、鹤膝等，多由肾气未充，元阴不足，俱属虚证。

小儿发热无汗为表实，腹热便秘为里实，以及心胸胀闷，腹中膨胀，恶心嗳气，呕吐酸水，手足有力，腹痛拒按，两脉洪实有力者俱为实证。

表里、寒热、虚实，都是相对的而不是绝对的，因而，它又是相互转化的，也是错综复杂的。

表里，不单纯指外感、内伤，不是单指疾病的部位，而是疾病的深浅、轻重，以及它的转化，都关系着表里。例如外感性疾病，如表邪不解，可以入里，所以有半表半里，或表里兼病。而内伤性疾病，如夹杂外邪，也可出现里证兼表证。

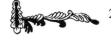

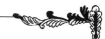

　　小儿感冒，初期发热，鼻塞，流涕，都是表证，但往往伴有纳差、口臭、便秘、腹痛等里证，而素来消化不良，或有佝偻病的小儿，又经常感冒，也往往是表证、里证同时出现，而一些急性传染性疾病如麻疹，以及脑炎、猩红热等，都是由表达里，表里俱病的疾病。而常见的小儿肺炎、肠炎这类疾病，也是既有表证，又有里证。

　　无论是表证，或者是里证，都有寒热、虚实之分。

　　表寒：发热、恶寒、头痛、身痛、无汗或少汗；

　　里寒：恶寒、肢冷、不渴、恶心呕吐、腹痛、大便稀或水泻，小便清长；

　　表热：发热、恶风、有汗或少汗；

　　里热：发热、口干渴、唇红、烦躁不安，小便深黄；

　　表虚：多汗，或汗出不止，气短；

　　里虚：精神倦怠，不思饮食，气短，头晕、心悸；

　　表实：发热、恶寒、无汗、身痛；

　　里实：烦躁不安，腹胀满，大便秘结，或神识不清，妄言谵语。

　　而寒热、虚实同样是相互转化或者是同时出现的，例如寒热挟杂，虚实互见，在临床都是经常见到的。

　　小儿易虚易实，易寒易热，往往出现寒从热化，热从寒化。

　　事物总是一分为二的。小儿体质正在发育，尚未成熟，所以抗病能力不强，一旦得病，体力容易消耗，就会出现虚象；但是，在生长过程中，生长力旺盛，只要治疗及时，病一去了就容易恢复。

　　寒证多见于一般慢性、消耗性疾病；热证多见于一般感染性的疾病。由于小儿生理的特点（易虚易实），所以，这

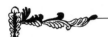

两种可能都是存在的。

至于寒从热化、热从寒化，是指疾病的转化而言。寒热可能是错综出现的，有表热里寒，表寒里热，上寒下热，上热下寒等不同的情况，但是，无论是寒，或者是热，它总有所偏盛，或热多于寒，则容易寒从热化；相反，寒多于热，则容易热从寒化。

例如小儿感冒：发热、恶寒、无汗，又有口渴引饮，烦躁、腹胀痛等症，系外感风寒，内有积热，也即是表寒里热，而热多于寒，容易寒从热化。这类多为实证。

又如：发热、怕冷，大便溏泻，口不渴，小便清长，有汗等症，系内有寒湿，外有浮热，也即是表热里寒，而寒多于热，容易热从寒化。这类多为虚证。

小儿，热证多于寒证，实证多于虚证，临床上还是以寒从热化较为多见。由于小儿"阳常有余，阴常不足"。阳盛则发热，阴盛则发寒，小儿最易发热而少发寒，容易见汗，或多见口渴引饮，高热惊掣、腹痛、便秘等症。虽然还是有寒证、虚证，但相对地毕竟比热证、实证要少些，少不等于无，小儿的虚寒证，更应加以注意。

寒热虚实除可能相互转化而外，还有真热假寒和真寒假热。这类情况，一般出现在疾病的极期，必须透过现象看本质，不然就会出错。

如四肢厥冷，不欲衣被，大便溏泻，秽臭难闻，舌苔白，干燥无津，脉沉按之有力等，为真热假寒（热深厥深，热微厥微）。

如发热，欲得衣被，口渴不欲饮水，或喜热饮，面红如戴阳，舌苔黑而润滑，脉大无力等为真寒假热。

在临床上必须结合病情、病程、舌苔、脉象，以及前后

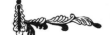

证候，脉证互参，仔细分析，才能做到正确地诊断和治疗。

总之，任何一种疾病，总不外乎阴阳、表里、寒热、虚实，所以称为八纲。辨证之法，首在于掌握八纲。尤其是要掌握它的要点：

关于寒热的分辨：在于口渴或不渴；喜热饮或是喜冷饮；是烦躁或是厥逆；小便清长或是短赤；大便稀溏或秘结；脉象迟或是数。如口渴引饮，喜冷饮，烦躁，小便短赤，大便秘结，脉数，都属于热。假如口不渴，不欲饮水，喜热饮，手足厥冷，小便清长，大便溏，脉迟，都属于寒。

关于虚实的分辨，在于有汗或无汗，腹胀痛的情况，以及病之暂久，体质的强弱，脉象的虚实等。如病中无汗或少汗，腹胀时增时减，痛而喜按，病程久，体质弱，脉虚无力，都属于虚；假如病中无汗或有汗，腹胀不减，痛而拒按，病程短，体质强，脉实有力，都属于实。

关于表里的分辨，在于发热或潮热，恶寒或恶热，头痛或腹痛，鼻塞或口燥，以及舌苔的白黄，脉之浮或沉等。如发热恶寒，头痛鼻塞，舌苔薄白，则属于表。假如潮热恶热，腹痛口燥，舌苔黄或黑，则属于里。表脉多浮，里脉多沉。

以上这些，是辨别寒热、虚实、表里的一般常见脉证，但在特殊情况下，也有变化，如热证而喜热饮，寒证而喜冷饮；热证也可出现大便溏泻，寒证也可以出现大便秘结；热证可以出现手足厥冷，寒证也可以烦躁不安；热邪传里，虽属实证，亦可见多汗；津液不足，虽属虚证，亦可见无汗。如阴不足也可能出现口燥唇焦，气逆便结的热象；如阳不足，则会出现饮食不化，四肢倦怠，肌冷便溏等寒象。所以，任何一种证候，都不能孤立起来去看。因为同样的证

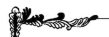

候，可能是不同情况的反应，必须全面地进行分析才不会发生差错。

《保赤新编》引张景岳论"小儿方术"中曾经提道："小儿有病，非外感风寒，即内伤饮食，以致惊风吐泻寒热疳痢之类。……辨之之法，不过辨其表里寒热虚实。"在儿科临床应用上，着重即在于此。

辨证是治疗的基础，李中梓说："病不辨则无以治。"通过辨证，弄清疾病的部位，是在表或是在里，分析疾病的性质，是寒、是热，是虚、是实。同时，包括了阴阳、脏腑、气血、标本，以及先后缓急等。其目的都是为了明确诊断和确定治疗。所以，掌握辨证论治对于提高医疗质量和儿科疾病临床疗效，都是十分重要的。

小儿保健述要

金·陈文中说："养子若要无病，在乎摄养调和"。可见小儿是可以少生病，或不生病的。历代儿科医家对于小儿的调护，特别重视，积累了很多简便易行，切实有效的方法。这在传统的儿科医学中，是一份最宝贵的文化遗产，应当很好地继承发扬。

新中国成立以来，预防为主是我国卫生工作四大方针之一。在历史上空前的成就是消灭了危害最烈的天花，以及全面控制了多种烈性传染病的发生和流行。由于普遍推行了新法接生，危害初生儿最大的脐风（新生儿破伤风）病，已被消灭。疾病的种类很多，除了烈性传染病而外，还有其他传

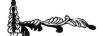

染病，如小儿肺炎、痢疾、肝炎、麻疹、疟腮（流行性腮腺炎）、脑膜炎等，在预防措施上也取得一定的成效。

至于小儿一般的常见病、多发病、普遍存在的病，例如四时感冒、咳嗽、哮喘、伤食（消化不良）、泻泄、水肿（包括肾炎）、潮热（包括不明原因低烧）、消瘦、遗尿、蛔虫等，也是可以预防的。

总之，要让小儿少生病或不生病，必须以预防为主。

中医素来强调防重于治。早在《素问·四气调神大论》即已提出"不治已病治未病，不治已乱治未乱"的主张，指出："病已成而后药之，乱已成而后治之，譬犹渴而穿井，斗而铸锥，不亦晚乎。"这当然不是说有病可以不治，而是说治病莫如防病。《素问·上古天真论》首先就谈到人人都可能长寿，都有可能"年皆度百岁而动作不衰"，而且还从健康长寿与虚弱早衰正反两个方面的原因加以分析，说明却病才能延年。在这一点上，小儿与大人是无殊的。

人都是从小到大的。孙思邈说："生民之道，莫不以养小为大。若无于小，卒不成大。"人们把小儿比作幼苗、芽儿，比作人类的花朵。要使幼苗长大成材，要使果木粮食春华秋实，那就必须从胚胎开始。中国传统的胎养、胎教，或护胎，实际就是优生学。儿科所称之"禀赋"，即是指胎儿在母腹中的发育情况以及出生以后的体质情况而言。禀赋的好与坏，关系着小儿体质的强与弱。

《千金方》说："先妇人小儿而后丈夫耆老，则是崇本之义。"所谓崇本，是说应重视探索它的根源或根基和它的本质，以及其内部的联系。以医学而论，对于人的生长发育，也应溯本穷源，进行探索，才能有正确的认识。所以生理学、病理学都是从头开始的。胎儿是人生的开端，也是人生

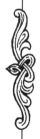

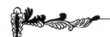

的根源，是人的根基。要有健康的发育和成长，必须要有牢固的根基。所以，儿童时期的保健，也必须慎之于始，重在崇本。

在医学上有关本源的问题，必涉及先后天的问题。先天是人在母腹的生命之本源，后天是人离开母腹后维持生命的本源。先天之本在肾，后天之本在脾。先后天是相对而言的，而且是相互依存的。在人的一生，先天与后天的状况，对于身体的形成和发育成长，以及防病、抗病的能力的产生都具有重要的作用。凡人禀赋强称为先天充足，禀赋弱称为先天不足。先天充足禀赋强的婴儿出生以后仍然需要靠后天营养的维持；而先天不足禀赋弱的婴儿，则更需要后天营养的不断补充。所以，乳婴的喂养，幼儿的饭食，都必须认真调理，才能不伤脾胃，保证消化吸收功能的正常化，才能增强体质，促进儿童健康地成长。

慎医慎药，是中医儿科临床方面重要的一条，同时，也是小儿避免医源性损伤，维护小儿保健的重要内容，历代医家对此都十分重视。唐·逊思邈撰《千金方》，虽"博撰诸家"，但其宗旨之一就是对前人的方剂，经他"详其方意，不甚深细，少有可采"，而要"自经用有效者"才收入其所撰的"少小婴孺方"中。

张景岳《景岳全书·小儿则》有"药饵之误"一章，他指出："小儿气血未充，而一生盛衰之基全在幼时。"所以，他认为"药饵尤当慎"，是儿科的"大本"，即最为关键，最为根本的大问题。他在列举了用药不当之害及其原因之后指出："小儿之元气无多，病已伤之，而医复伐之，其有不萎败者鲜矣。"这确属经验之谈，应引起十分注意。

药物是用来治病的。而如何才能用得得当，则在于医

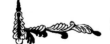

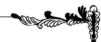

生。所以医和药是不可分割的。学医必须学药，用药必须知药。而作为一个医生，就必须知医知药。

中医的方剂，药物的使用方法，是和理论、治则相结合的。方剂学和药物学是根据中医的理法建立起来的。法有定而方无定，方是要根据辨证论治而有所选择和化裁的。我们说医和药不可分割，就是因为理、法、方、药是一个统一体。而用以治病的物质条件是药。

药能治病，而用之不当，则能致病。故古有"水能载舟，亦能覆舟"之喻。小儿用药更要谨慎。

孙思邈说："小儿病与大人不殊，惟用药有多少为异。"用药治病，中病即止。尤其是剂量上要掌握得当，在给药方法上，亦应考究和改进，这对提高疗效也是十分重要的。

我从事中医儿科工作五十余年，长期同孩子们和孩子的家长接触。我深深体会到：孩子的痛苦就是我的痛苦，孩子的欢乐就是我的欢乐。中医儿科学，是传统医药的重要组成部分。我虽然从事这项工作的时间较长，但自觉还很不够，无论是理论水平和实践经验，都远远跟不上群众的需要。学然后知不足，所以至今仍然坚持边工作、边学习，不断探索，不断总结，逐渐积累了一些新的认识。

我认为医药卫生知识，尤其是儿童保健知识，不仅医务人员需要，群众也都很需要，所以越普及越好。大家都来关心儿童的健康成长，掌握防病的方法和一些简易的治疗方法是很有必要的。

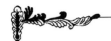
改进中医儿科用药制剂刍议

药物，以及药物制剂，是治疗疾病最重要的物质条件。医生治病离不开药，医和药是不可分割的。药物能否发挥治疗作用，与药物的质量是否合格有密切的关系。

中国医药科学内容十分丰富。中药制剂的改进，涉及很多学科。是一项很重要的科研工作。我的专业是中医儿科，青年时代也学过中药。仅就平时接触到的有关中药制剂的一些问题，谈谈个人的看法。刍荛之见，仅供参考。

一、改进中医儿科用药制剂的重要意义

我多年来从事儿科临床工作，深深感到小儿服药的困难。汤剂的煎煮，很不方便，小儿不愿服用，喂药也麻烦。而一些中成药也不理想，各地成药的配方、制法、质量出入很大，尚无统一的标准规格。中药材的品种更是多种多样，同名异物，或异名同物，以及以伪乱真，以劣充优的问题也不少。至于传统的炮炙方法，更不讲究。而最突出的是药品短缺的严重情况，真出人想象。这些问题如果得不到解决，都会给医药工作带来很大的困难。所以，要想真正提高医疗质量，急待解决的，首先是药品的质量问题，其次是抓药方法问题，再就是煎药方法问题。这三者互相联系，互为因果。如果解决不好，直接影响临床疗效和医疗质量。

小儿是人类的花朵，是革命事业的接班人，是祖国的希望和未来。从小儿的生理病理特点来看，由于体质柔弱，抗

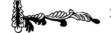

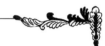

病能力不强，容易生病，而且发病急，变化快。如果没有疗效确切、使用方便的药剂作保证，那是对孩子不负责任。同时，小儿的给药途径比较困难，既要速效，又要方便的制剂在所必需，所以，对于儿科用药剂型的改进十分必要，而且是刻不容缓的。其重要意义亦即在于此。

关于剂改，不只是剂型的改进。当然，剂型的改进也需要。对中药剂型的改进，要有个前提，也即是基本原则，那就是必须保持和体现出中国医药科学的特点。

中药本身也有各种不同的制剂，除咀片、汤剂而外，还有丸剂（如保和丸、六味地黄丸）、散剂（如银翘散、参苓白术散）、膏剂（如桑椹膏、暖脐膏）丹剂（如紫雪丹、七珍丹），以及胶剂（如鹿角胶、龟板胶）、露剂（如银花露、枇杷露）、药茶（如午时茶、甘和茶）药锭（如万应锭、化风锭）、药酒（如虎骨酒、人参酒），以及外用的敷贴、洗熨、点眼、擦口等各种剂型的药品。除了药酒而外，其他剂型的制剂，临床各科包括儿科，都可通用。而最常用的是汤剂、丸剂、散剂。

近世纪很多新型的制剂，如片剂、浓缩剂、冲剂、酊剂、注射剂等。这些新型的制剂受到了医务人员和群众的欢迎。说明制剂的改进，是时代的需要，是大有发展前途的，不过，也要坚持两分法，新型的制剂，不是没有问题，很多问题还须研究。

药品的作用，首先在于防病治病，为人们的健康服务。人们对于药品的要求，总是希望使用起来简易、有效、方便、比较价廉，因而我们进行新剂型的改进，也必须考虑到简、验、便、廉这个原则。

例如，有的用中药制成的针剂，只能静脉点滴，皮下注

射或肌内注射都不行。

又如有的中药制成的浓缩剂，防腐较差，不容易保存。

又如有的片剂、丸剂，体积较大，崩解力较差，不适宜小儿吞服。

如上所述，这些都是中医儿科用药在剂改时应予注意的。当然，问题的关键还在药品的质量及其实际疗效。中药制剂改进要求药物既要使用方便、口感好，给药途径便捷，易为群众接受，又要保持中医药特点，保证疗效不受影响，无疑这是一项繁重而艰巨的科研任务。为了人民的需要，为了中医儿科事业的发展，我们应该知难而进，在这方面去大胆探索。

二、关于改进中医儿科制剂的设想和建议

先讲一段小小的经历：我在前若干年曾经同中国科学院动物研究所宋士廉等同志，共同研究中药僵蚕制剂的问题。因为有人提出，中央领导同志曾经说过："研究中药应当从汤头入手，不要单搞化学分析"。加之一些临床协作单位，都把试制的僵蚕制剂用在复方中，而不是单独使用。这样就很难验证这种制剂的实际作用。士廉同志找我研究，我告诉他，我的理解是：从汤头入手，是说研究中药，应根据中医用药的特点，不要单搞化学分析，是说不要单从化学分析去搞，并不是不要搞化学分析。至于中医所谓的汤头，内容很广泛，不是复方煎剂才叫汤头。七方（大、小、缓、急、奇、偶、复），十剂（宣、通、补、泻、滑、涩、轻、重、燥、湿）原则上都是汤头。例如一味药也叫汤头，如独参汤、一味子芩汤等。

理解一致了。士廉同志继续对制剂作药理、药化的分析

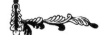

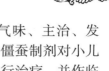

研究。我根据《本草》有关僵蚕的集解、气味、主治、发明、附方各条记载，结合长期临床实践，用僵蚕制剂对小儿癫痫、淋巴结炎、肾炎血尿这几种适应症进行治疗，并作临床疗效观察。经过一段时间的实验，在药理、药化、临床方面都取得了可靠的数据，经有关部门鉴定，认为是一种有效的制剂，随后由有关单位生产并推广应用。

这是我亲身经历的一次新尝试。体会到医药结合，是医务人员所必需的，也是药物研究人员所必需的。尤其是中药制剂的研究，更是应当医药双方，通力合作。

不过中药剂型的改进，实际困难还很多，绝不是我们想象中那样容易。

中药本身就特别复杂，产地不同，品种不同，规格就不一致，甚至于性味也不一致。这样做成的制剂，显然不会是一个标准。

更重要的是中药制剂不等于一般合成药，任何一个配方（单味药例外）无论是煎剂、丸剂、散剂，所起的都是混合作用，而不是化合作用。因为中药主要是天然药物，而不是合成药物。当然，从天然药物的产品中，也可以提出化学药物，比如麻黄碱就是在天然麻黄中提取出来的。而且麻黄碱也可以人工合成。但是天然麻黄除含麻黄素而外，还含些什么？除平喘而外，还有什么作用？这些问题都有待于进一步加以研究。

又如：在黄连、黄柏中都可以提取出小檗碱，所以小檗碱又称"黄连素"。但黄柏并不是等于黄连。黄连素根本就是于黄柏中提取出来的。我不明白，为什么不叫黄柏素，而要叫黄连素？可能认为除了小檗碱，黄连、黄柏并无差别。

还有，含有剧毒氢氰酸的杏仁，如使用过量就要引起中

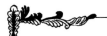
毒。但在中药中杏仁是常用的药品。而且群众还把杏仁用来做点心，做咸菜，如杏仁酸、杏仁豆腐、炒杏仁、酱杏仁等。

又如：功能回阳救逆的附子，主要是含有乌头碱，如果过量，也会引起中毒。在西南地区有的医生经常用附子，而且用量很大，并不中毒。据说是因为久煎，乌头碱被破坏了。但认为附子之所以能够有强心作用，主要是乌头碱。既然经过久煎，乌头碱都消失了，又是哪种生物碱起的作用呢？

凡此种种，对我来说，都是新问题。由于医药总是相逮的，经常总会遇见有关中药的问题。例如关于附子的问题，昆明、成都、重庆的几位知名的老中医，都善于用大剂量附子，疗效好。搞保健工作的同志，怕引起中毒，常向我咨询，我只能从中医的角度，用药性及使用方法来解释。

北京市有名成药雅观斋的保赤散〔天南星（矾炙）、六神曲（麸炒）、朱砂粉、巴豆霜〕治小儿内热积滞，惊悸不安等证很有效果。后来一度将巴豆霜改成巴豆油，加剧了腹泻，引起群众不满，反映很多。随后又改成巴豆霜，群众又才满意了。

儿科治疗小儿肺炎有效的基本方"麻杏石甘汤"、"生脉散"、"三黄丸"（李东垣方黄连、黄芩、川大黄）等。经过多年来的剂型改进，各地积累了不少好的经验，但还不够理想，其原因虽然很多，但归纳起来，主要就是还没有完全达到简、验、便、廉的标准。

这些就是摆在我们面前，急待进一步研究，逐步解决而且必须解决的问题。

我个人的设想是：要解决这些问题，必须有组织、有计

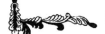

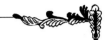

划、有步骤地把中药剂型改进工作开展起来。既要开展应用现代科学方法进行药物学、生药学、药物化学、制药工艺学、药剂学、药理学、以及药典等方面的研究。同时，应当开展应用中国医学科学的知识和方法进行本草学、方剂学、炮炙学、药物栽培学、药物保管学、丸散膏丹制剂工艺等方面的研究。

以研究所为中心，以医疗单位为基地，组织医药结合的协作。可以采用重点实验，逐步推广的办法，是能够做出成果来的。

剂型改进，一定要突破旧框框，闯出新路子。"工欲善其事，必先利其器"。首先应根据现有条件，做好三件事：一是广泛征集有关的文献资料；二是建立和逐渐健全实验室；三是建立临床基地。其次要突出中医中药的特点，可以把中药传统的制剂方法和现代的制剂方法结合起来，在保持疗效、方便使用、节约药材、节省时间的前提下，确定剂型。就中医儿科来看，比较简便易行，而又符合辨证论治原则的是开展"散剂"治疗。在病房中备有常用方剂的药物所制成的单味药粉，根据医生的处方配成散剂冲服，既可临时应急，又可以省去煎煮时间。

经过长期临床验证，疗效确切的成方，或协定处方，或老中医的经验方，也可作成散剂、丸剂、冲剂等，继续在临床上应用。不过，中药都是天然原药，不是化学合成的，作成药粉，剂量要研究，究竟多大量才是有效量？剂型改进，不要单独追求外形，一定要讲究实效。我们讲剂型改进要考虑简、验、便、廉的原则，而简、验、便、廉四者，验是第一位的，其次是廉。至于简易、方便，都是以效验、价廉为前提的。改剂是需要的，是在原有的基础上改。首先是保持

它原有的效果。也就是说，经过改剂，要更能够提高疗效，价格更低，使用更加简易、方便，才是其目的。否则，如果越改疗效越低，价格越高，尽管外型再好看，体积再缩小，群众也是不会欢迎的，那也就失去剂型改进的实际意义了。

钱乙学术成就及其对
中医儿科发展的影响

一、钱乙简介

钱乙，字仲阳。北宋时期杰出的中医儿科学家。其学术思想和实践经验方面的成就，对中国儿科医学的发展，具有极为深远的影响。

钱乙先辈系浙江钱溏人，为吴越王钱谬支属。太平兴国三年（公元 978 年），吴越王钱俶降宋。钱氏举家随俶北迁，居于山东东平郓州。遂世为山东东平人。

钱乙生于宋仁宗景佑二年（公元 1035 年），卒于宋徽宗政和七年（公元 1117 年）。享年 82 岁。事详《宋史·方技传》。

钱氏生前的著述，据史载，有《伤寒论指微五卷》《婴孺论百篇》。可惜二书久佚，未得流传。

现存的《钱乙小儿药证直诀》为大梁阎季忠所辑。据《四库全书总目提要》载："明以来旧本久佚"。后来才在《永乐大典》内掇拾排纂，即是今天我们所看到的这部有阎季忠序，宣和元年刘跂所作《钱仲阳传》的《小儿药证直

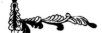

诀》。钱氏之学赖此书尚存，得以传世。

本书共三卷，上卷论证，分47条，中卷为医案，计23条，下卷为方，共114首。另本有阎季忠附方。

《宋史》钱乙本传，基本上是根据宣和刘跂所撰的《钱仲阳传》。故在内容上没有什么大的出入，是信而可徵的。

钱乙的一生，早年在山东，继而奉召屡去河南开封，晚年又回到山东，都是以医为业。刘跂与钱乙有深厚的友谊，他对钱乙的生平甚为了解。其所作《钱仲阳传》，是一份重要的文献资料，对于后世研究钱乙学说，提供了可靠的论据。从中可以使人们对钱乙的为人及其成就获得较多的认识和理解。

其次是阎季忠的《小儿药证直诀原序》。在这篇序言里，他简明扼要地介绍了钱乙医术上的特长，并原原本本地叙述了他家与钱乙的关系，以及他编撰钱乙遗著的详细经过，使后世医家能够了解钱乙的学术成就，说明阎季忠是有功于钱氏的。

有几个问题，看法还不一致，还须进一步加以研究。

（一）《小儿药证直诀》是不是钱乙原著？
自宋以来，说法就不一样。

如《宋史·艺文志》及宋《郡斋读书志》，均认为是"皇朝钱乙仲阳撰"。自宋至明、清，有称《钱氏小儿方》《钱氏小儿真诀》《钱氏小儿直诀》《钱氏小儿药证直诀》，有署"太医丞东平钱乙撰，宣教郎大梁阎季忠集"等颇不一致。故现代仍有沿用旧说的。较为突出的提法是："钱氏著有《小儿药证直诀》，是继承了《颅囟经》的成就，采用《内经》及诸家学说，结合他自己的经验而写成的儿科专

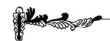

书。"这显然是误解。

《直诀》一书，非钱乙所著，乃系出之于阎季忠之手，已如上述。虽然他忠实于钱氏原意。但经他修订成书，是下过一番功夫的。他在序言中说："其先后则次之，重复则削之，论谬则正之，俚语则易之"。故宋《直斋书录解题》说："季忠亦颇附以己说"。

这需要分析一下阎氏所掌握的原始资料。据季忠序中说，钱氏早年"不肯轻传其书"，阎家所保留的"才十余方"。随后阎氏"于亲旧间，始得说证数十条"。"后六年，又得杂方，盖晚年所得益妙。""比于京师，复见别本，然旋著旋传，皆杂乱，初无纪律，互有得失，因得参校焉。"

从这段经过，可见阎氏是珍视钱仲阳原著的。长时间的多方搜集，然后认真校订，足见其对待整理钱氏遗著的态度是十分严肃的。因此，阎季忠辑的《钱氏小儿药证直诀》一书，真实地反映了钱仲阳的学术思想和实践经验，其内容是可信的。

（二）说钱乙"是继承了《颅囟经》的成就"的说法，是否确切？

据贾维诚氏《三百种医籍录》认为《颅囟经》一书："著者无可考。一作托名周穆王时'师巫'所传，一作东汉·卫汛撰，均无定论"。

相传《颅囟经》是中医儿科最早的一部著作。在唐宋时代此书尚未亡佚。钱乙是可能看到的。"小儿初生，颅囟未合"，颅囟即是指小儿而言。刘跂在《钱仲阳传》所说："乙始以颅囟方著山东"。应当理解为：钱乙开始以小儿医著名于山东。

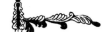

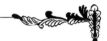

《宋史·方技传》的《钱仲阳传》是在刘跂《钱仲阳传》的基础上撰成的。将"乙始以颅囟方著山东"，改为"钱乙始以《颅囟经》著名"，并说："钱乙幼科冠绝一代，后其源实出于此书。"后世有人说钱乙"是继承了《颅囟经》的成就"，其根据即是从此而来的。

钱乙在医学上的成就并不局限于小儿医。刘跂说："乙为方博达，不名一师。所治种种皆通，非但小儿医也"。

刘跂、阎季忠，都是钱乙的同代人。他们对钱乙的学术思想及治学精神都是十分了解的。刘跂为钱乙作传，阎季忠整理钱乙遗著都是以事实为根据的。

阎季忠的父亲与钱乙相识甚早。当时季忠尚幼，方"五六岁时，病惊、疳、癖、瘕，屡至危殆，皆仲阳拯之，良愈。"季忠这段自白，说明他对钱乙有真挚的感情。由于幼年经常患病，每次临危，都是经钱乙医治而转危为安的。所以这种切身的体会，使他对钱乙的医术有了深刻的认识和理解。季忠本人知医，又善于观察，还涉猎了不少医学书籍，因此，他认识到："医之为艺诚难矣，而治小儿为尤难。"并发现，"小儿治法，散在诸书，又多出于近世臆说，汗漫难据，"而钱乙"其治小儿，该括古今，又多自得，著名于时。其法简易精审，如指诸掌"。由此可见，阎季忠在序中并没有提到《颅囟经》，也没有说钱乙"是继承了《颅囟经》的成就。"

当然，这样说并不是贬低《颅囟经》，而是医学的发展总有它的历史继承性。历代医家都是在前人的基础上有所前进的。张仲景在"勤求古训，博采众方"的基础上创造出仲景学说，所以后世称《伤寒论》《金匮要略》为方书之祖。

"小儿经方，千古罕见。自乙始别为专门，而其书亦为

幼科之鼻祖。"(《四库全书总目提要》)

由此可见，一代名家，都是渊源有自的。其可贵之处，在于能博采众长而有所创新；不株守一家之言但只萧规曹随。

宋《郡斋读书志》谓乙"于书无所不窥。他人斤斤守古，独乙度越纵舍，卒与法合，尤邃本草，多识物理，辨正缺误。"

所以，认为钱乙是继承《颅囟经》的成就的说法是片面的、不切实际的。

钱乙与阎季忠之间友谊甚笃，但非师生。积数十年的相知，搜求钱氏遗作煞费苦心，最为难得的是他发现了钱氏"旋著旋传"流散在当时的"别本"，显然是钱氏的原著，经他精心整理成书，使钱氏之学得以广为传流，不仅有功于钱氏，也有功于中医儿科学的发展。他志在"明仲阳之术于无穷"。这就是他辑《钱氏小儿药证直诀》的目的和愿望。今天能读到这本书，今人受益不浅，说明阎季忠是有功于后世的。其可贵之处在于忠实原著，保存了钱乙学术思想的本色，不掠他人之美，不掩他人所长，存真求实，不尚藻饰。他虽然不是钱乙的门生，也应是钱乙的私淑弟子。他诚心诚意地将钱氏之学整理成书，并无任何私心杂念。这一点尤为可贵，是值得今人效法的。

二、钱乙学术成就泛论

钱乙是我国一位有创造性的医学大家。其成就是多方面的。而最为突出的是儿科学。钱氏对于中医儿科学的发展做出了划时代的卓越贡献，同时，对各家学说的兴起，产生了一定的影响。

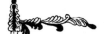

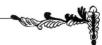

中国医学的起源很早。自上古以至春秋战国。这中间从西周开始，建立了医事制度、医学教育。东周以来，医药的基础理论，如《黄帝内经》《神农本草经》《八十一难经》等古典医籍的出现，为中国医学的系统化奠定了巩固的基础。秦及两汉，不仅名医辈出，而且医学的发展亦进入了一个鼎盛时期，具有代表性的，当然应首推仲景学说的建立。魏晋隋唐，代有传人。两宋以迄金元明清，更是不断地有所发展。而儿科（小方脉）的建立极为人所重视，则在宋代更具有规模。

隋·巢元方《诸病源候论》有"小儿杂病诸候二十九论"。唐·孙思邈《千金要方》有"少小婴孺方上下两卷"；《千金翼方》有"小儿杂治八十九条"。这些都是有关小儿科的重要文献。而中医儿科专著，当以《钱氏小儿药证直诀》最为突出。

《钱氏小儿药证直诀》（简称《直诀》）一书，文字简练，篇幅不多，而内容丰富，论证明确，是本书的特点之一。

《直诀》以小儿特点（包括生理病理的）为依据，对于小儿的病因、病机、辨证、治法、立方、遣药等，都进行了阐发，并突出体现了儿科自身的特点。

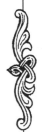

儿科之难，难于诊断。钱乙以《内经》理论为指导，结合《难经》《伤寒论》《金匮要略》《巢氏诸病源候论》《孙氏千金方》等论述，创造了适合小儿的"脏腑虚实辨证方法""小儿脉法"，体现了中医儿科诊断的特点。

钱氏"尤邃本草"，对药物学有精湛的研究，故深悉用药之宜和忌，对小儿用药特别审慎。他深恶妄攻下、妄滋补者，强调"虚虚实实"之戒。这是他在治疗上的特点。

钱氏的医学成就是多方面的。以上仅就其突出的几点而言。《直诀》的内容为论证、医案、方剂三大部分。兹就《四库馆纂修·惜阴轩丛书本》，分别择要地作如下概述。

三、《直诀》论证述要

《直诀》论证四十七条，为本书的核心，其中包括了变蒸论、脉法论、五脏论、别虚实证论，以及诸疳论、伤风吐泻论、咳嗽论、身热论、呕吐论、积痛论、虫痛论、目内证论、疮疹候论、不治证论等。诸论中包括诊法、治则、病机、辨病等理论联系实际的中医儿科基本知识。其中变蒸、脉法、五脏、虚实证论等，都反映了小儿的特点。是儿科医学中的基础；必须认真研究，才好掌握应用，因而有必要专题认真分析。

1. 变蒸

已往医家对于小儿变蒸，有的认为是生理现象；有的认为是病理现象。

变蒸一说早见于西晋·王叔和《脉经·平小儿杂病证第九》："小儿是其日数应变蒸之时，身热而脉乱，汗不出，不欲食，食则吐呃者，脉乱无苦也。"

隋《巢氏病源》卷四十五变蒸候："小儿变蒸者，以长血气也"。"若非变蒸，身热耳热髋亦热，此乃为他病，可为余治。审是变蒸，不得为余治。"

唐·孙思邈《千金要方·序例第一》："大小蒸都毕乃成人。小儿所以变蒸者，是荣其血脉，改其五脏，故一变竟，辄觉情态有异。"他同意"审是变蒸，不得余治"。

钱氏《直诀·变蒸论》是继隋唐以后，在小儿变蒸这一学术问题上提出了更加明确的见解，认为变蒸是小儿生长发育过程中生理方面的自然现象，而不是病理状态。

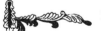

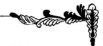

钱氏变蒸论首先指出："小儿在母腹中，乃生骨气，五脏六腑，成而未具全。自生之后，即长骨脉五脏六腑之神智也。"

"变者，易也"。"变每毕，即性情有异于前。何者？生长脏腑智意故也。"

"此后，乃齿生，能言，知喜怒，故曰始全也。"

"气入四肢长筋骨，长其经脉。手受血故能持物，足受血故能行立。""蒸毕而足一岁之日也。"

最后，钱氏说："小儿须变蒸蜕齿者，如花之易苗。"

综上所录引文，钱氏对于婴儿的生长及其体力智力发育情况的描述，是符合一般客观实际的。很显然，他是把小儿变蒸看成是小儿生理的自然现象，而不是一种疾病。

当然，钱氏并不否定小儿在变蒸期会由于其他因素引起疾病。问题在于要善于鉴别究竟是病或不是病，是一般的小病或是特殊病，这都需要详细观察。纵然是小病也要审慎。钱氏引"师曰：不汗而热者，发其汗；大吐者，微止。不可别治。"正是这个意思。至于应作别治的其他病，则不在变蒸论中论述。这也是很明确的。

南宋·不署撰人姓氏的《小儿卫生总微论方》，是与钱氏相隔不远时期的一部儿科专著。书中所引，多出自《圣济经》及钱乙著述。其中变蒸论一章，即系从《直诀》《圣济经》综合而成。兹节录其原文如下：

"小儿在母腹中，胎化十月而生。则皮肤筋骨腑脏气血虽已全具，而未充备。故有变蒸者，是长神智，坚骨脉也。变者易也，蒸者热也。每经一次之后，则儿骨脉气血稍强，精神性情特异。是以《圣济经》言，婴孺始生，有变蒸者，以体具未充，精神未壮，尚资阴阳之气，水火之济，甄陶以成。"

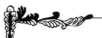

同时还指出："若伤寒时行温病，及惊热温壮等候，虽与变蒸颇皆相似，……乃为他病，各从其证为治。"

这种论点显然与钱乙是一致的。认为变蒸是小儿发育的一种自然现象。在此期间，若无他病，则不作别治。如有他病，则应"各从其证为治"。

在当时，这种认识应当说是进步的。但由于时代的限制，关于小儿变蒸，还不能形成深刻的概念，还没有"达于论理的认识。"所以也引起后世的一些学者的质疑和非议。

明·张介宾《景岳全书·小儿则》在"变蒸"章，提出了他的见解。他认为，"一变生肾，二变生膀胱，及每变必三十二日"的说法是不合理的。他根据长期医疗实践，看到不少小儿只要"保护得宜，而自生至长毫无疾病。"并认为过去以"暗变"来解释这种现象，也是不合理的。他说："虽有暗变之说，终亦不能信"。

清·陈复正《幼幼集成》"变蒸辨"宗张介宾论点而有所发挥。

张氏、陈氏的论点，都有一定的见地，都是从实际出发的。应当说是小儿变蒸学说的一个发展，一种补充。不是全盘肯定，也不是全盘否定。对于古代医学遗产，应批判地继承，这种态度还是可取的。学术争鸣是正常的，它有利于学术的发展。

小儿变蒸问题之所以引起争论，其癥结究竟何在呢？这需要从变蒸学说本身作进一步研究，去寻找合理的解答。

古代变蒸学说，是当时医家实际观察小儿在生长发育过程中的变易情况而加以总结的。而其推理，则是出之于揣度的。

婴幼儿的生长，其体质和智识的发育，都是由渐变到突

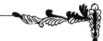

变的，而且，由于禀赋不一样，虽然各方面发育有一般的规律性，但也有参差不齐，或稍微早一些，或稍微迟一些，这也都是很自然的。

婴儿犹如花木的幼苗，天天都在变易，天天都在成长，而其如何变易，如何成长，是难于用眼睛观察到的。尤其是人，更不能出于推测，机械地认为三十二日一变，六十四日一蒸，积五百七十六日方毕。无怪乎有的医家提出异议。因为谁也不能说明小儿的确是这样一变一蒸的。

小儿的生长发育既然是自然的，就不会出现任何证候。而且不会有轻变重变之分。古人认为"变蒸有轻重，其轻者体热而微惊，耳冷、尻冷、上唇头白泡起如鱼目珠子，微汗出。其重者体壮热而脉乱，或汗，或不汗，不欲食，食辄吐哯。目白精（睛）微赤，黑精（睛）微白。又曰，目白者重，赤黑者微。"（见《千金方·少小婴孺方》）

钱乙只提到："凡一周变，乃发虚热"。没有说"变蒸有轻重"。

婴幼儿在一年多的时间内（五百七十六日），如果调护得好，是可以不生病的，是用不着治疗的。但是，不是全部不生病，万一得了病，是治还是不治？

孙思邈说："审计变蒸之日，当其时有热微惊，慎不可治及灸刺，但和视之。"同时还说："审是变蒸，不得为余治"。

类似这些尚待进一步研究的问题还很多。

惜阴轩丛书本《钱氏小儿药证直诀》、将"变蒸论"列为本书第一章。综观全文，虽然仍本旧说，但不是人云亦云。对隋唐诸家论点删繁就简，有所选择，而着重是论述幼儿的生长发育情况。

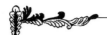

2. 小儿生理、病理特点

《钱氏小儿药证直诀》明确提出了小儿"五脏六腑，成而未具全。"这是指脏腑的功能作用而言；而不是说五脏六腑还不具备。同时，是以五脏六腑概括全身；而不是单指脏腑。所以指出"长生脏腑智意"，"长骨，添精神"，"齿生、能言、知喜怒"，"手能持物，足能行立"。包括了体力智力方面的正常发育，而又不同于成年。虽然五脏六腑、四肢百骸，俱已齐全，但仍"全而未壮"。由不全到全，由弱转强，总有个过程，主要与具体的生理有关。根据钱乙学说，小儿的生理特点，是以"五脏六腑，成而未全"，"全而未壮"来概括的。这一论点，为中医儿科界所公认，是有现实意义的。

钱氏在"诸疳论"中指出："小儿易虚易实。"并指出"小儿之脏腑柔弱"，不能妄攻下。

阎季忠在《直诀·原序》中，有"脏腑柔弱，易虚易实、易寒易热"之说。显然是继承了钱乙关于小儿生理、病理特点的学说。

归纳起来，小儿生理、病理特点是：

"五脏六腑，成而未全，全而未壮，脏腑柔弱，易虚易实，易寒易热。"

所谓"未全""未壮""柔弱"皆系指尚未成熟，正在发育阶段。所以，婴幼儿就如幼苗一样，必须特别加意保护。在这期间，如稍不注意，就很容易生病。由于脏腑柔弱，一旦得病，如治疗不当，或不及时，则会因为本身抗病能力不强，病情向坏的方向发展。例如高烧持续不退，很可能出现三衰。另一方面，如治疗得当，又能及时，则会由于小儿生长力旺盛而恢复起来也很快。同时，张景岳《小儿则》谓：

"小儿之病，非外感风寒，则内伤饮食。"这是指一般常见病而言，还有其他的疾病。皆由于抵抗力不强，容易受感染，而且发病急，变化快，合并症多，经常会出现表里兼病，寒热夹杂，虚实互见的情况。所有这些，都是由小儿的生理、病理特点所决定的。钱乙在这方面的成就，丰富了中医儿科对小儿保健和医疗的理论知识。

3. 脉法论

钱乙脉法论只聊聊数语，但很精要。如"脉乱，不治""气不和，脉弦急""伤食，脉沉缓""虚惊，脉急促""风，脉浮""冷（寒），脉沉细"等。

切脉为四诊之一。而脉学精微，很不易掌握。王叔和《脉经》指出："脉理精微，其体难辨。弦紧浮芤，辗转相类，在心易了，指下难明。谓沉为伏，则方治永乖，以缓为迟，则危殆立至。"这确是经验之谈。

然《脉经》一书，虽博大精深，但其论脉唯详于成人，而略于小儿。《脉经·平小儿杂病证第九章》只八条。其中谈脉者五条，其余三条只谈证。足见小儿的脉理尤其难。

《脉经·小儿脉》："吸吸八至者平，九至者伤，十至者困。"

"诊小儿脉法，多雀斗。要以三部脉为主。若紧为风痫，沉者乳不消，弦急者客忤气。"

"小儿是其日数应变蒸之时，身热而脉乱，汗不出，不欲食，食则吐呃者，脉乱，无苦也。"

从上所引，可以看出钱氏小儿脉法论，与王叔和论小儿脉并没有多大的出入，原则上都是取法于《内经》。

问题在于对钱乙"脉乱不治"的辞义有不同的理解。有人认为"脉乱不治"即是如果发现脉乱，就是不治之证。从文字来看，似乎可以这样理解。但首先应当弄清楚什么是脉乱。

脉乱二字见于《素问·诊要经终论篇》，是指刺法而言。因为"春夏秋冬，各有所刺。"一定要"法其所在"。如果不法其所在而"春刺夏分"，就会出现"脉乱，气微，入淫骨髓，病不能愈。令人不嗜食，又且少气。"

对此，王冰注云："心主脉，故脉乱气微。水受气于夏，肾主骨，故入淫于骨髓也。心火微则胃土不足，故不嗜食而少气也。"

从证候分析，颇似肠胃发病，心脾受之。心主血，今受病则失所主而脉乱，脾主运化，今受病则失所主而厌食少气。但二阳之病发心脾，乃成人、女子多见，非小儿之病。再说也不是不治之证。故题为"脉乱不治"似有脱文。

关于小儿脉法，《内经》早有记载。《素问·通评虚实论》："帝曰：乳子而病热，脉悬小者，何如？岐伯曰：手足温则生，寒则死。"又："帝曰：乳子中风热，喘鸣肩息者，脉何如？岐伯曰：喘鸣肩息者，脉实大也，缓则生，急则死。"

仅这两节，谈到的脉象有悬小、实大、缓脉、急脉。脉与气密切相关。气以下行为顺，上行为逆，也即是从与逆的问题。气下行为从，表现为手足温；气上行为逆，表现为手足寒。气血衰则脉悬小，气血尚未衰则脉实大。故岐伯说："脉实大，病久可治。脉悬小坚，病久不可治。"关键在于脉缓或脉急。所谓脉缓，是说胃气尚存之意。水谷之气即胃气，胃气即元气。张景岳《脉神章·胃气解》："夫元气之来，力和而缓，邪气之至，力强而峻。"又："今日甚弦急，明日稍和缓，知胃气渐至，胃气至，则病渐轻矣。"

从脉象来评定疾病的预后，《内经》论理最为精辟。但脉诊不是孤立的，必须要四诊合参，方克有济。故钱乙详于论证而简于论脉。其论脉源于《内经》，不外大小缓急，概言之即是以浮沉分表里，迟数定寒热，缓急别虚实。如此论脉，确能执简驭繁，得儿科脉理之要旨。

4. 五脏虚实辨证与面上证、目内证

阎季忠说："脉既难凭，必资外证"。他认为："小儿脉微难见，医为持脉，又多惊啼，而不得其审。"同时，小儿"骨气未成，形声未止，悲啼喜笑，变态不常"，就是掌握外证也与脉诊一样难，这些都是实情。

钱乙创脏腑虚实辨证，面上证，目内证。克服了儿科诊视方法存在的困难，推动了儿科医学的发展。

小儿疾病，难于诊视，故四诊之中，应首先着重于望诊。《素问·玉机真脏论》提到的"揆度奇恒"，对于诊视，甚关紧要。"小儿多未能言，言亦未足取信"。但既见于外，必因于内，如有疾苦，一定会反映出来。不同的疾病有不同的反映，但总是与内在的脏腑、气血、经络有关的。要明确是什么病，病在何所，以及病因病机和病情的轻重等，都必须细致地观察和分析。是特殊（奇）的，或者是一般（恒）的，要靠医家揆度。

钱乙设面上证、目内证。给小儿的望诊提供了依据。尤其是脏腑虚实辨证，与四诊相结合。使对小儿的诊治有一定的规律可循。钱氏学说的要点也正在于此。

其五脏论，先指出五脏所主，然后根据小儿生理、病理特点，将小儿各种证候，分别归纳于各脏。对一些小儿比较复杂的证候，起到了执简驭繁的作用。是小儿辨证论治必须掌握的理论基础。

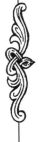

兹据别本（《保赤汇编·钱氏小儿药证直诀》）将"五脏所主"、"五脏病"，进行节录，以见一斑。

五脏所主：

"心主惊，实则叫哭，发热，饮水而搐；虚则卧而悸动不安。"

"肝主风，实则目直，大叫，呵欠，项急，顿闷；虚则咬牙，多欠气。"

"脾主困，实则困睡，身热，饮水；虚则吐泻，生风"。

"肺主喘，实则闷乱，喘促，有饮水者，有不饮水者；虚则哽气，长出气。"

"肾主虚，无实也。惟疮疹肾实则变黑陷。"

五脏病：

"肝病：哭叫，目直，呵欠，顿闷，项急。"

"心病：多叫哭，惊悸，手足动摇，发热，饮水。"

"脾病：困睡，泄泻，不思饮食。"

"肺病：闷乱，哽气，长出气，气短，喘急。"

"肾病：无精光，畏明，体骨重。"

五脏所主，重在辨虚实。五脏病，是指各脏主证。不仅当别虚实，还须考虑到各脏之间的相互关系，各脏与各腑之间的关系。彼此之间是相互依存，相互制约的，故有母病及子，子病累母之说。

土能生金，故脾为母，肺为子。如肺气病则能影响脾的功能。如脾不健运，也会影响肺的肃降。余脏亦然。所以需要全面地来看。

钱氏主张："视病之新久、虚实，虚则补母，实则泻子。"是有所本的。

四、钱乙论治述要

辨证论治是中医学的特点之一，辨证是论治的前提，必须先辨证，然后才能论治。医家前贤还认为，法有定而病无定。因病之新久虚实不同，所见证候亦有所不同，因而在治则治法上更有所不同。

中医既要辨证，又要辨病。证候是现象，是病的反映，是由病的本质构成的。证和病也是标本的关系。

《素问·标本病传论篇》说："肺病喘咳，三日而胁支满痛（肺传于肝），一日身重体痛（肝传于脾），五日而胀（自传于腑）。"还说："病发而有余，本而标之，先治其本，后治其标；病发而不足，标而本之，先治其标，后治其本。谨察间甚，以意调之。"正如本论所说："知标本者，万举万当；不知标本，是谓妄行。"

钱乙深明此旨，其治法治则悉本经义。以其治"伤风"为例：

"伤风昏睡，口中气热，呵欠顿闷，当发散，与大青膏。解不散，有下证，当下，大黄丸主之。大饮水不止而善食者，可微下。余不可下也。"

还有"伤风手足冷，脾脏怯也。当和脾，后发散。""伤风腹胀，脾脏虚也。当补脾，必不喘，后发散，仍补脾也。""伤风下后余热，以药下之太过，胃中虚热，饮水无力也，当生胃中津液。"

"伤风兼脏，兼心则惊悸。兼肺则闷乱，喘急，哽气，长出气，嗽。兼肾则畏明。各随补母，脏虚见故也"。还有"伤风吐泻身温、身热、身凉"诸条，就不一一赘述了。

伤风感冒，本来是小儿最常见的一种病。一般治法，不

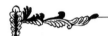

外乎辛温解表，或辛凉解表。有汗出而表解的，也有汗出而表不解的。所以有时也用表里双解法，而效果也不尽如人意。

重温钱乙治伤风这段文献，大有启发，他治伤风，有当发散的则发散；发散表不解而又有下证，则用下法；或只用微下，更注意不可下的不下。有的则是先和脾然后发散；有的则是先补脾，然后随证应发散则发散，应通下则通下；有的则是先补脾，后发散，发散后仍然补脾；有的则是着重于生胃中津液。还指出："咳嗽更有五脏兼见证"就应兼治，又："如先曾下，或无下证，慎不可下也。"

由此可见，钱氏处处以古训为法，用之于儿科，实有其独到之处。论诸疳一章，尤为精审，是体现钱氏学术成就的重要文献之一。对于金元各家的发展有深远的影响。

痘（天花）麻（麻疹）惊（惊风）疳（疳疾）以往称为儿科四大证，是危害幼儿最严重的疾病。关于疳疾，因为以面黄肌瘦，肚大青筋，精神不振，饮食懒进等症为其特征，一般预后不良，死亡率高，实际是慢性营养不良，兼有多种合并证，包括结核病及各种虫证。因此，名目繁多，除以五脏命名而外，还有以证候命名的，如疳泻、疳热、疳痢、疳肿胀等。以及以局部病灶命名的如脑疳、眼疳、鼻疳、牙疳等。至于感染烈性传染病而原因不明，极端消瘦的则名之曰无辜疳、哺露疳、丁奚疳等。

钱氏对此，将其分为内证、外证。而以五脏论治，重在脾胃。主张"诸疳皆依本脏补其母，及与治疳药。"

他认为："疳皆脾胃病，亡津液之所作也。"基本上澄清了以往对小儿疳疾病因病机一些揣度之词，如无辜疳因儿衣被无辜鸟落羽所污致成此证等等无稽之谈。

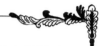

至于酿成本病日趋严重的主要因素之一，则是由于治疗不得法，用药不当所致。

他严厉地指出："因大病或吐泻后，以药吐下，致脾胃虚弱，亡津液。且小儿病疳，皆愚医之所坏。"不过小儿病疳有多种因素，不能完全归罪于医。但由于误治，使患儿既伤于病，又伤于药，的确是不应该的。

钱氏不是论人之非，而是与人为善。既继续说明致错之因，又讲清补过之法。

他说："假如潮热，是一脏虚，一脏实，而内发虚热也。法当补母而泻本脏则愈。假令日中发潮热，是心虚热也。肝为心母，则宜先补肝，肝实而后泻心，心得母气则内平，而潮热愈也。医见潮热，妄谓其实，乃以大黄、牙硝辈诸冷药利之，利既多矣，不能禁约，而津液内亡即成疳也。"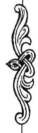

又有病癖，其疾发，作寒热，法当渐消磨。医反以巴豆、硇砂辈下之。小儿易虚易实，下之既过，胃中津液耗损，渐令疳瘦。"

小儿易虚易实，已在前章谈过。还有深入一层的意义没有讲透。以小儿疾病而言，热病多，实证多，往往实多于虚。以小儿体质而言，则脏腑柔弱，兼证多，变化快，往往由实转虚。所以，必须防微杜渐，慎之于始。

疳疾本来属于消耗性的慢性疾患，基本上是一种虚证。而其所现证候，如发热，口渴喜饮，而面颊赤，腹胀、腹痛，下利，口鼻生疮，喜卧冷地等，则系正虚邪实。

至于出现低烧潮热，往往不明原因。在治法上，如果稍一不慎见热治热，见积治积，就会犯"妄攻下"之戒。

祛邪扶正是相对的。钱乙治一般伤风，当发散则发散，

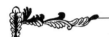

当下则下。寓扶正于祛邪，邪去正安，所以用不着专门去扶正，至于脾虚而又伤风的患儿，则是先补脾，后发散。因脾虚，饮食精气及津液不能上输于肺，不耐发散，所以必须先扶正，后祛邪。

脾司运化，主肌肉、四肢。小儿疳疾的特征就是肌肉消瘦，四肢无力，手足枯细，骨蒸潮热。所以钱乙明确提出："疳皆脾胃病"这一卓越的认识。

津液是由饮食精微，通过胃、脾、肺、三焦等脏腑的功能作用而化生的。它是人体重要的营养物质。津液耗损，阴虚生内热，就会出现发热，口干渴，舌红、唇燥等证。由于饮食精微不足，不能荣肌肤，则形成羸瘦，少气乏力。而"亡津液"是其主要原因。

钱乙论诸疳，及其脾胃论，为脾胃学说的发展及在儿科的应用，有其深远的意义。认真钻研，确能发人深省。

五、钱乙制方述要

钱乙《直诀》载方一百一十有四首。其中有仲景《伤寒论》《金匮要略》方，如"调中丸"（人参、白术、干姜、甘草），即仲景"理中汤"，以及"麻黄汤"（麻黄、桂枝、杏仁、甘草），"白虎汤"（知母、甘草、生石膏、白粳米，气虚加人参少许同煎），"栀豉饮子"，即栀豉汤（大栀子仁、豆豉）等等。同时也采撷隋唐以来效方，如《千金方》《病源》等。特别是精于本草，多识药性。而最突出是其自制方。正如刘跂在《钱仲阳传》中所说："他人斤斤守古，独乙度越纵舍，卒与法合。"其所制方，不仅儿科，其他各科亦均习用。

徐灵胎云："一方而所治之病甚多者，则为通治之方。"

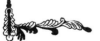

其《兰台轨范·通治门》载入钱氏的名方，如"五味异功散""七味白术散""六味地黄丸""泻黄散""泻白散""导赤散"等。

　　钱乙制方，法度严谨，他师古而不泥古，故为方博达，善于化裁。其立方遣药，以小儿特点为根据，以精实切病为原则。

　　小儿"阳常有余，阴常不足""肝常有余，脾常不足""肾亦不足"。兼之"易虚易实，易寒易热"。钱乙以此为依据，故其所制方，能切合病性，效果良好。

　　理论来源于实践，回头又用以指导实，由于疾病有表里、寒热、虚实之分，故治法有汗、吐、下、和、温、清、消、补之别。而治病的基本物质是方剂和药物。方有七，即大、小、缓、急、奇、偶、复。剂有十，即宣剂、通剂、补剂、泄剂、轻剂、重剂、滑剂、涩剂、燥剂、湿剂。（宋·寇宗奭《本草衍义》加寒剂、热剂为十二剂；明·缪仲淳《本草经疏》加升剂、降剂为十二剂。）药物则有寒、热、温、凉（四气）四种不同的药性，辛、甘、酸、苦、咸不同的五味；升、降、浮、沉不同的作用。而四气、五味以及升降浮沉，都是概指药物的作用而言。

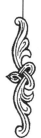

　　所以，理、法、方、药是不可分割的。辨证论治，是一个完整的体系，缺一不可。必须系统学习，才能够掌握应用，掌握的目的，全在于应用。只有不断在实践中加强认识，才能够整理提高。通过对钱乙学术成就的初步研究，对于继承发扬祖国医药学，具有方针性的"系统学习，全面掌握，整理提高"这一原则，有了较深的理解，从钱乙的实践也可以看出这种精神。

　　《素问·异法方宜论》说："治所以异而病皆愈者，得病

之情，知治之大体也。"这里有个前提，那就是"各得其所宜"。（王冰注："随方而用，各得其宜"。）这就说明了要做到"得病之情，知治之大体"，必须在辨证上多下功夫，要做到"各得其所宜"，必须在论治上多下功夫。

同样一个方，甲用之有效，而乙用之则无效，关键就在于知与不知，得宜或不得宜，主要是主观客观必须一致。

钱乙之所以能"该括古今，又多自得"，主要是他能把《内经》《伤寒论》《金匮要略》等的要旨与儿科实践相结合。因而有所发明，有所创造。他在制方方面，的确能够"随方而用，各得其宜。"现以钱氏所制方六味地黄丸为例，谈点认识和体会。

六味地黄丸：

熟地、山茱萸、山药、茯苓、牡丹皮、泽泻。蜜丸。

本方见于《钱氏小儿药证直诀》，有关应用六味地黄丸的记载摘要如下：

"肾虚：儿本虚怯，由胎气不成，则神不足，目中白睛多，其颅即解（即囟门不合）"。又："或有因病而致肾虚者。"又："肾水，阴也。肾虚则畏明。""皆宜补肾"，"地黄丸（即六味地黄丸）主之。"

目内证："无精光者，肾虚，地黄丸主之"。

"肺病胜肝：肺病春见，肺胜肝，当补肾肝，治肺脏。肝怯者受病也。补肝肾，地黄丸；治肺，泻白散主之。"

"肝有风甚：身反折强直，不搐，心不受热也，当补肾、治肝。补肾，地黄丸；治肝，泻青丸主之。"

"惊痫发搐：早晨发搐，此肝旺，当补肾治肝。补肾，地黄丸；治肝，泻青丸主之。"

"日午发搐，此心旺也，当补肝治心。治心，导赤散，

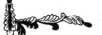

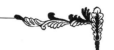

凉惊丸；补肝，地黄丸主之。"

"诸疳：肝疳，白膜遮睛。当补肝，地黄丸主之。""肾疳，极瘦，身有疮疥。当补肾，**地黄丸主之**。""筋疳，泻血而瘦。当补肝，地黄丸主之。""**骨疳**，喜卧冷地。当补肾，地黄丸主之。""诸疳皆依**本脏补其母**，及与治疳药。"

从上所引，可以看出：六味**地黄丸**主治的范围很广，主要是肝、肾两经病皆可采用的一个主方，不独治肾。

金·张元素《医学启源·五脏补泻法》说："经曰：虚则补其母。水能生木，**肾乃肝之母**。肾，水也，若补其肾，熟地黄、黄柏也。如无他证，**钱氏地黄丸主之**。""肾，虚则熟地黄、黄柏补之。""钱氏只**有补肾地黄丸，无泻肾之药**。肺乃肾之母，金生水，补之故**也**。补则以五味子。"

张元素，南宋医学名家，**易水学派**的创始人。对于钱氏五脏虚实补泻诸方深有体会，而能在钱氏方的基础上有所发挥。

其实，钱氏六味地黄丸，**也**是在继承《金匮要略》崔氏八味丸的基础上变化而来的。

八味地黄丸一名八味肾气丸，又名金匮肾气丸。

《金匮·血痹虚劳病脉证并治第六》说："虚劳腰痛，少腹拘急，小便不利者，八味肾气丸主之。"

《金匮·妇人杂病脉证并治第二十二》说："问曰：妇人病，饮食如故，烦热不得卧，**而反倚息者，何也？**师曰：此名转胞，不得溺也。以胞系了戾（即膀胱之系不顺），故致此病。但利小便则愈，宜肾气丸主之。"

"肾气丸方：干地黄、薯蓣、山萸肉、泽泻、茯苓、牡丹皮、桂枝、附子"。

《千金方》十九卷"补肾第八：八味肾气丸，治虚劳不

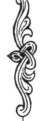

足，大渴欲饮水，腰痛，小腹拘急，小便不利方：干地黄八两，山茱萸、薯蓣各四两，泽泻、牡丹皮、茯苓各三两，桂心、附子各二两"。

《金匮》肾气丸，源于崔氏八味丸。《千金方》所载即《金匮》原方，只是或用桂枝，或用桂心，以及剂量有所不同而已。在主治方面，包括虚劳病，妇女病。主要证候，都有腰痛，小便不利。系由命门火衰，肾气亏损，阴阳两虚，气化不利。一般应以益火之源，以消阴翳，引火归原，以暖水脏。

附子、肉桂，味辛，大热。为补先天命门真火要药。熟地黄专补肾脏真水。

钱氏对崔氏八味丸，减去桂、附，独取六味。作为儿科用方，是有其独到之处的。现作如下分析：

药味：熟干地黄八钱，山茱萸、干山药各四钱，泽泻、牡丹皮、白茯苓各二钱。

制法与服法：共为细末，炼蜜为丸，如桐子大。三岁以下一丸至三丸。温水空心化下。（选自惜阴轩丛书本）

功用：治肾怯失音，囟开不合，神不足，目中白睛多，面色㿠白等。（选自《保赤汇编·钱氏小儿直诀》本）

方义药性浅释：地黄：专入肾兼入心脾，滋肾水，封填骨髓，利血脉，补益真阴。薯蓣（山药）：入心脾肾三经，益气长肌，安肾退热，补脾，除泻痢，治遗精。山茱萸：专入肝肾，能暖腰膝，温肾，治耳鸣。茯苓：入心肾脾胃小肠五经，治因水湿而见气逆、烦满，心下结痛，呃逆呕吐，口苦唇干，水肿，及小便或涩或多者。泽泻：入肾膀胱二经，主水道不通，泻肾经火邪，利水除湿。牡丹皮：专入心肾肝三经，治三经血中伏火，凉相火，散血中之

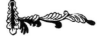

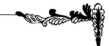

实热。

六味地黄丸，系钱氏为治小儿肾气虚怯诸证而设，汪切庵说："以小儿纯阳故减桂附"（《医方集解》），同时还说此方能"补真阴，除百病"，"今用通治大（大人）小（小儿）病。"

汪氏所言，颇多语病。容易引起误解。小儿"纯阳"之说，原于《颅囟经》，谓："凡孩子三岁以下，呼为纯阳，元气未散。"此说本来无稽。因为刘跂《钱仲阳传》说："乙始以颅囟方著山东"，故有人说钱乙是"继承了《颅囟经》的成就"。因而也错误地认为钱氏亦以小儿为纯阳。这是很大的误解。并进一步指出，钱氏"是在《颅囟经》'小儿纯阳'之说的启示下"才"体会到小儿的生理、病理是与成人有一定的差别"。这更是出于近世臆说。

纯阳之说，《颅囟经》原意系指三岁以下小儿元气未散，所以呼为"纯阳"。

果然如此，则岂不是三岁以上小儿元气即已散失？显然是并无此理，且无此事。

元气，包括了元阴之气和元阳之气。是先天精气所化生；后天水谷精气所滋养而生成的。《素问·阴阳应象大论》谓："阳化气，阴成形。"人的生长和生存都靠元气。

阴阳是互根的。元阴元阳是互相依存的。只要阳气生化正常，阴气不断滋长，元气是不会散失的。真若元气散失，其后果则将是生命的终结。这是与钱氏对于小儿生理、病理特点的论点毫无相似之处的。所以以《颅囟经》来比拟钱乙，是不足为信的。

钱氏地黄丸不用桂附，正是根据小儿的特点拟定的：小儿脏腑柔弱，可以说元阴不足，所以成而未全，全而未壮。

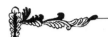

而婴幼儿在发育期间的生长力特别旺盛，所以说是元阳较强。小儿易虚易实，易寒易热，也正源于此。所以，在用药上，既不宜过于辛燥，也不宜过于苦寒。小儿肾气虚怯，如解颅、神不足、畏明、亡津液诸证，多属于肾阴不足，容易引起阴虚阳亢，与成人多见阴盛阳衰之证有所不同。所以可以不用大辛大热，补火益阳的肉桂、附子。

略论孙思邈在儿科学方面的成就

孙思邈，京兆华原（今陕西省耀县）人，约生于隋开皇元年至唐永淳元年（581~682 年）。他毕生致力于医药学术的搜集、研究、整理工作。他在中国医药方面的卓越成就，体现在传世的孙氏著作《备急千金要方》和《千金翼方》中。它是中国医药伟大宝库中的重要组成部分，是继承发扬祖国医药学遗产的重要文献。

孙氏在医药学方面的成就是比较广泛的，兹就其对儿科方面的成就略加论述：

一、"少小婴孺方"的特色

孙氏在其多年实践的基础上，总结了隋唐以前有关小儿防治疾病的丰富经验。从新生儿的接生、断脐、洗浴，以及哺乳方法等，都作了切合实际的详细论述。

最为突出的，是对于小儿正常生理特点及其在生长发育过程中的情况，都作了如实的描述。并着重阐明了预防小儿疾病的方法。

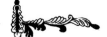

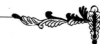

其次才是对小儿常见病、多发病的病因病机及其诊治方法的论述，在内容上有惊痫、伤寒、咳嗽、癖结胀满、痈疽瘰疬、小儿杂病等。

掌握小儿的生理特点与病理特点，对于临床医学来说十分重要。有比较才有分析。小儿的生长发育，在一般情况下，基本上都是一致的、正常的。例如生后 30 天左右，就能笑，百天左右，就会翻身，逐渐就能独坐、爬行、独立，一岁左右，就能够行走，能咿呀学语。孙氏在其序例中所载，对婴幼儿发育过程的观察，基本上符合实际，早在一千多年前，就有这样的认识，确实是难能可贵的。孙氏认识到，他所举小儿发育情况，系指一般而言，即他所说的"此其定法"。他接着说："若不能依期者，必有不平之处。"很显然，在特殊情况下，也会有不正常的。所谓"不平之处"，即系指此。至于"不能依期"也要具体分析。小儿的发育不全都一律，稍为早一点，或稍为缓一点，也是正常的，但必须留神，才能防患于未然。

初生婴儿直至周岁，体温有些波动。孙氏"变蒸"之说，认为是小儿正常的生理现象，不主张用药。他说："审计变蒸之日，当其时有热微惊，慎不可治及灸刺，但和视之。"至于在变蒸之中，各夹杂"时行温病"，或有他病，然后可作"余治"，如果"审是变蒸，不得为余治也。"

讲得很清楚，变蒸不是病，可以不用药。但是，自初生至周岁的婴儿，不是都不生病，如果有其他的病，还是应该见病治病。是否夹杂它病，须审查清楚。不能把正常的蒸热当疾病，乱投药物，这是完全正确的。

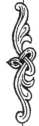

二、关于婴幼儿调护

"初生出腹"是本书讨论的重要内容。在这一章中，重点介绍新生儿的调护方法，如给初生儿出腹后的拭口、断脐、洗浴等的宜和忌，已注意到消毒和避免以往不卫生的作法等，具有一定科学性，孙氏特别强调婴幼儿从小就要锻炼。人总是离不开空气和阳光的，孙氏指出婴幼儿"宜时见风日，如都不见风日，则令肌肤脆软，便易中伤。"所说的风，是指新鲜空气，日是指和暖的阳光。孙氏说："凡天和暖无风之时，令母将儿于日中嬉戏，数见风日，则血凝气刚，肌肉牢密，堪耐风寒，不致疾病。若常藏在帏帐之中，重衣温暖，譬犹阴地之草木，不见风日，软脆不堪风寒也。"这段话进一步阐明了加强锻炼的益处，在千百年后的今天，仍然富有极其重要的现实意义。

婴幼儿的喂养办法很重要，孙氏即提出"节哺乳"。他说："视儿饥饱节度，知一日中几乳而足，以为常。"还说"凡乳儿不欲太饱，饱则呕吐。每候儿吐者，乳太饱也。"

后世历代儿科医家，都重视这一点，成为行之有效的传统方法。

学医读书方法浅论

读书是为了求知，是重要的学习。要把书中有益的东西学到手，把它掌握起来，在实际中应用，首先必须认真读书。读书的目的性很明确，是以致用，而不是为读书而

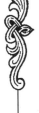

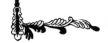

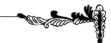

读书。

以学医而论，医生的职责是防病治病。其目的是在于救死扶伤，发扬革命的人道主义；是一切为人民的健康服务。为了达到这个崇高的目的，首先必须掌握防病治病的知识和本领。

知识是广泛的、发展的，学习是长期的、无止境的。要在实践中不断地有所前进，就要认真工作，认真读书。

中国有句谚语：一人知识有限，天下义理无穷。这对我们来说，很受启发。在以往初学的时候，总认为学一种技术，并不是什么了不起的事，一看就会，一听就懂。就拿学医来说，不外乎读一本《汤头歌括》，一本《药性赋》，一本《医学三字经》而已。很多只读这三本书的人，不是也能开药方给人治病吗？继而经老师的教导，才知道这种想法是错误的。必须认真读书，必须从头学起。一方面在工作实践中学，一方面在理论方面学。

我在学习过程中，取得一些经验，也走过不少弯路。其中的经验教训，还没有进行认真的总结。在此，只略谈谈关于读书的点滴体会。

一、关于“勤”与“博”

先从两位历史上有名的医学家谈起。

东汉张仲景的经验是：“勤求古训，博采众方”。这一个勤”字，一个“博”字，很有道理。勤学苦练是学好任何一门功课的根本方法，韩愈在《进学解》这篇文章中，首先提出的学习方法就是：“业精于勤，荒于嬉；行成于思，毁于随。”学得好，或学得不好，学而有成，或学而不成，关键就在于勤与不勤。勤学表现在持之有恒，荀子说：“学不可

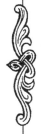

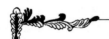

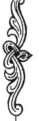

以已",就是说学习不能间断,更不能停止。他还用雕刻来比譬学习,他说:"锲而舍之,朽木不折;锲而不舍,金石可镂"。说得很对。

由于勤学,知识越来越渊博,经验越来越丰富,由不知到知,由知道得少到知道得多,做到博学多能,实际上都是由勤奋好学才能得到的。

张仲景著《伤寒杂病论》,就撰用《素问》《九卷》《八十一难》《阴阳大论》《胎胪药录》等。当然,他所读的书绝对不只是这些,大致秦汉遗留下来的"古训",他都研究过。至于博采众方,则包括当时他所能采集的、有益的,都采纳了。这里面还有一点值得借鉴的,就是他"既不泥古薄今,复不厚今以废古",确实在博的方面下了不少功夫,同时,从勤求古训方面来看,可以理解,仲景治学,着重在于分析、研究,不是囫囵吞枣,不是不求甚解,而在于实事求是,在于食古能化。他所著的书,很少引经据典,搬用条文,而是把古人的、别人的间接经验,化为他自己的直接经验。他在勤求和博采的基础上加以发扬,创立了不朽的伤寒学派,成为伟大的中国医药学宝库中的瑰宝,这是大家所公认的。

《本草纲目》的作者李时珍,字东壁,号濒湖,湖北蕲州人(今蕲春县)。他生在明嘉靖、万历年间(1518~1593年)。他是医学家、药物学家。在数十年的医药实践中,亲自上山采药,向一切有实践经验的内行学习,实地考察药物的生态、形状、品种,并实验它的性能、作用,辨别它的异同、真伪。收集了大量的资料和标本,以毕生精力,花了30多年的时间,才写成这部世界驰名的中国药物学巨著。

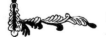

《本草纲目》全书约190万字，共分50卷，收载药物1892种，除订正已往的1518种而外，又由李时珍发现、新增加了374种。同时还附有方剂一万多个，插图一千多幅。中国医药学在世界上影响最深远的，还要算这部科学巨著了。

这部博大精深的医药学巨著，是付出了多大的劳动才完成的呢？三十多年，跋山涉水，废寝忘食，经历了多少艰难险阻，不用说了。就以读书而论，单是历代诸家本草，就是42部，引据古今（明代）书目361部。至于引据古今经史百家有关医药的书目则达591部。这样近千种（994）的书籍，要花多大的精力，要花多少时间，何况在当时那个条件下，会遇着多大困难，所有这些，都是可以想象的。毫无疑义，没有坚强的意志，没有恒心，没有毅力，不吃苦耐劳，不勤奋钻研，那是绝对不会成功的。

成功或者不成功决定于什么？它并不决定于天生的上智和下愚。学习能力的高和低，不是天生的智和愚，也不是固定的巧与拙。这些都是可以改变的，可以转化的。真正聪明的人，总是不矜不骄，平平常常，所以说"大智若愚。"这种人比较浑厚，能够勤学，取得的成就就大，就突出。反之，如果自恃聪明而不勤学，那就会"聪明反被聪明误。"中国还有句谚语说"性敏者多不好学"，就是指比较敏捷的人，不大愿意多思，不大爱用脑子，学习上也爱随随便便，浅尝即止。可见韩昌黎所告诫的"业精于勤，荒于嬉；行成于思，毁于随"，是有针对性的，确实是经验之谈。

至于巧与拙也是一样，自以为巧思的，不认真学习，往往会"弄巧成拙"。而自己知道比较迟钝，因而勤奋学习的

人，也会由拙变巧，这就是我们学常说的"勤能补拙"，"熟能生巧。"

二、关于读书的方法

认真读书，搞好学习，也要讲究方法。要善于读书。读书的方法很多，最重要的有以下几点：

第一、是要坚持不懈，持之以恒；

第二、是要有所选择，不要贪多；

第三、是要有主次，要循序渐进；

第四、是要博览群书，不失重点。

先谈谈坚持的问题，做任何工作都应当坚持，读书更需要坚持。所谓坚持，就是如同吃饭、穿衣一样，要习以为常，要持之以恒，要养成习惯。真正要做到坚持，也并不容易。因为我们工作之后，不比在学校，定时上课，定时下课，复习功课都有安排。我们现在要在干中学，不可能安排专门读书的时间。研究室是有一定读书时间的，但有研究工作要做，我们总想把工作越做越好，同时，也总会觉得"书到用时方恨少"，总想多读些书。然而，实际生活中，又有很多主客观原因的影响，使得一些人很难做到坚持不懈，持之以恒。例如，一个人工作忙了一天，多少有些疲倦，打不起精神，纵然摊开书也读不进去；还有的人，认为自己还年轻，来日方长，现在不急，以后再学；也有的认为自己聪明，一听就懂，一看就会，用不着下功夫去读书；另外有的人，读书要讲条件，不是不想读，而是强调房太窄，灯光不亮，家里孩子吵，周围环境不安静，夏天太热，冬天又太冷……，如此等等。都成为不能坚持读书的理由。

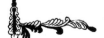

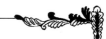

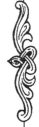

要知道，不论做任何时事情，要想取得成功，不仅要有一个明确的目的，有一个明确的奋斗目标，更重要的是要有不达目的誓不罢休的毅力和恒心。读书学习，也是劳动，要劳动，就要付出，就要花气力，而且很辛苦。只有以苦为荣，以苦为乐，不辞辛苦地学，才能有收获，不可能不劳而获。

治学如逆水行舟，不进则退。读书贵在坚持，不能丝毫放松，一放松就会前功尽弃。古人有句话说，"行百里者半九十"，就告诫人，不论做什么事情，都要持之以恒，坚持到底，不能半途而废。古今善于治学的人，都不会满足于已得的成绩，而是需要在已有成绩的基础上不断地深造。所以，他们常提出"读万卷书，行万里路"以自勉。

其次，谈谈不要贪多的问题。读书和吃饭一样，吃饭是要从饮食当中消化吸收水谷精微，物质营养，以补充身体的需要，保障身体的健康。读书学习是要积累知识，吸收和补充自己所必需的精神营养。饭要一口一口地吃，要细细地咀嚼，慢慢地下咽，才能够消化、吸收，不然就会生病。一个人一日三餐，一生要吃多少粮食？要吸收多少水谷营养？如果把这积累起来的数字计算一下，就相当可观了。读书也是这样，既不能间断，又不能贪多。读书的时候，要细细地领略，读过的内容，也需要消化吸收。不然的话，就会开卷了然，闭卷茫然。知识总是一点一滴，集中精力，专心致志去积累起来的，所以不能贪多，而是要积少成多。

不要贪多的另一个意思，就是要有选择，要专，不能什么书都读，一个人的精力有限，读得过多，没有那么多精力；二来不可面面俱到，读得太杂，精力势必分散，收效就不会好。

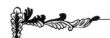

所以，下面再谈谈读书要有主次的问题。

中国有句谚语："万丈高楼从地起"。这句话很有道理。无论什么样的高楼大厦，首先总要把地面上的基础打好，事先总要有一个蓝图。根据工程设计，分清主次先后，认真进行施工。读书学习，也要像盖高楼一样，事先订好学习计划，要根据学习内容的主次不同，逐步落实，循序渐进。

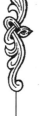

就拿学医来讲，理论就是基础，是必须首先学好的。要弄懂中医的基本理论，如阴阳学说、五行学说、脏象学说、经络学说，以及诊法、治法、方剂、药物等。尤其要先把阴阳、五行等概念搞清楚，它在医学上是如何应用的，是如何用以解释人体生理、病理的，以及如何具体应用到对疾病的认识和诊治方面的。只有先把这些弄清楚了，在实践中才能懂得如何去辨证论治。所以，这些就是学医读书的主要方面，是带有普遍性的，不论你搞那一科，这些基础理论总要学好。当然，各科又有各自知识内容的主次。比如儿科，理解和掌握其特点，这是主要的。中医儿科学，与其他各科都有密切的联系，但又有所区别。小儿不是成人的缩影，其在生理、病理、诊断、治疗、防护等方面，都有它的特点。历代医家经过长期的医疗实践，积累了丰富的防治经验和理论知识，选择历代医家的著述，进行深入的研究，或从某一方面，某一专题，如脾胃学说、营卫气血，或某一病种、某一疗法等，从理论到临床都可以探讨。由此可见，所谓主和次，不是绝对的，不是一尘不变的，而是需要具体分析，具体对待的。也就是说，凡是应该学习的，都是重要的。但只有先把基础打好，然后触类旁通，才能识别到精华与糟粕，才能有批判地继承，也才能在继承的基础上加以发

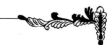

扬，加以提高。

最后，谈一下博览和有重点。

学问是没有止境的。春色满园，绝不是一花独放，而是百花齐放。勤劳的蜜蜂，各种花粉都要采，才能酿出好蜜。而不同的地区，有不同的花种，集中采撷某一种花粉酿出来的蜜，各有不同的特殊的香味。文化、科学、技术也都是如此，总是有各种学派、各种不同的学术风格和特点。医学也是这样，通过百家争鸣，产生不同流派。我们要读书，要学习，不能独宗一家之言，而是应该广征博采各家之长。不应墨守成规，而存门户之见，而是应该一切从实际出发，以理论能指导实践为原则。也不能厚古薄今，或厚今非古，割断历史，而应当对古代的要努力发掘，认真继承，并整理提高，对当今的也要虚心学习，认真总结，不断充实自己。

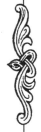

有关自己事业的著述要读，要博览，这是重点，应该多下些功夫。但是，也要旁及其他如有关的医药著述，不一定是本专业的，也可以涉猎；文学书，历史、地理的书，都要有选择地读一些。有条件还可以学习别的，如外语、音乐、诗词、绘画、书法等。凡性之所近而又爱好的都可以学，这即是一专多能。

我们不主张读史书变成读死书。有主就有次，脑子也需要调剂。读专业书如感到一时弄不懂，只会苦思冥想，往往会引起头昏脑涨也搞不清楚。如暂时把它放下来，搞点别的，或者看点与专业无关的书，不仅使脑子得到调济，而且往往能得意外的启发，使你原来弄不懂的那个问题，突然弄懂了；原来想不起来的词字，也突然想起来了。如果说读书有什么"豁然贯通"的话，那就是善于用脑，善于"触类

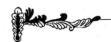

旁通"。

以上所谈，只是一些肤浅体会，不是什么定法，最根本的就是，善于读书的人，离不开一个"勤"字，而且要善于钻研，也就是说，读书一定要认真，一定要虚心。毛主席说过："虚心使人进步，骄傲使人落后"。要认真学习一点东西，必须从不自满开始。古人也讲"谦受益，满招损"，几十年来，我深感这是十分重要的。我从启蒙到学药、学医，到多年的实际工作，如果说有什么收获的话，那都是源于学习。要成一个名符其实的人民的医生，就必须坚持认真学习，更好地钻研业务。我们肩负的具体任务是："发扬祖国医药遗产，为社会主义建设服务"。我们今天的学习，就是要学好"发扬祖国医药遗产，为社会主义建设服务"的本领。为此，我们一定要端正态度，提高对学习重要性的认识，一定要树立优良学风，培养认真读书的优良习惯，发扬愚公移山的精神，克服各种困难，把读书和学习永远坚持下去。

"玉屏风散"浅谈

方剂来源：《丹溪心法》。

药味及用法：黄芪一钱，防风一钱，白术二钱。共为粗末，生姜三片同煎服。

功能及作用：益气、固表、止汗。及虚人易感风寒。

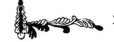

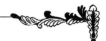

一、玉屏风散文献复习与考证

汪讱庵《医方集解》将本方列在补养之剂类。谓能"补表","治自汗不止,气虚表弱,易感风寒。"并解释说:"阳也者,卫外而为固也。阳虚不能卫外,故津液不固而易泄。且畏风也。此与伤风自汗不同。彼责之邪实,此责之表虚。故补散各异。"

又:"此足太阳手足太阴药也。黄芪补气,专固肌表,故以为君。白术益脾,脾主肌肉,故以为臣。防风去风,为风药卒徒,而黄芪畏之,故以为使。以其益卫固表,故曰玉屏风。"

集注引:"李东垣曰:黄芪得防风而功益大,取其相畏而相使也。"《准绳》曰:卒中偏枯之证,未有不因真气不固而病者,故黄芪为必用之君药,防风为必用之臣药。黄芪助真气者也,防风载黄芪真气以周于身也,亦有治风之功焉。"

玉屏风散,作为固表、止汗的方剂,已为医家广泛采用。但对于方义,其说不一。好在药味不多,试先从三味药物来探索。

黄芪:"补肺气而实皮毛,敛汗托疮,解渴定喘,益胃气而去肤热,止泻生肌,补虚治劳,风癞急需,痘疡莫缺。""种种功勋,皆是补脾实肺之力,能理风癞者,经谓:邪之所凑,其气必虚。气充于外,邪无所容耳。按:黄芪实表,有表邪者勿用。助气,气实者勿用。多怒,则肝气不和,亦禁用也。"

防风:"入肺、小肠、膀胱三经。畏萆薢,畏干姜、芫花。杀附子毒。""大风恶风,风邪周痹,头面游风,眼赤多

泪。""能防御外风，故名防风。乃风药中润剂也。卑贱之卒，随所引而至。疮科多用之，为其风湿交攻耳。按：防风泻肺实，肺虚有汗勿犯。"

白术："入脾胃二经，防风为使。忌桃、李、青鱼。""健脾进食，消谷补中，化胃经痰水，理心下急满，利腰脐血结，祛周身湿痹，君枳实以消痞，佐黄芩以安胎。""但阴虚燥渴，便闭滞下，肝肾有筑筑动气者勿服。"

（以上三则，引自明·李中梓《医宗必读》"本草征要"。）

明·李时珍《本草纲目》在"防风"条的［附方］中，有治"自汗不止：防风去芦为末，每服二钱，浮麦煎汤服，朱氏集验方。"又："睡中盗汗：防风二两，芎劳一两，人参半两，为末。每服三钱，临卧饮下。易简方。"

关于黄芪，在《纲目》黄芪条［发明］栏引证各家学说中有关汗的问题有如下几条：

（1）"元素又曰：补五脏诸虚，治脉弦自汗，泻阴火，去虚热，无汗则发之，有汗则止之。

（2）"好古曰：黄芪治气虚盗汗，并自汗及肤痛，是皮表之药。"

（3）"杲曰：《灵枢》曰，卫气者，所以温分肉而充皮肤，肥腠理而司开阖。黄芪既补三焦，实卫气，与桂同功。特比桂甘平，不辛热为异耳。"

（4）"宗奭曰：防风、黄芪，世多相须而用。"同时他还引证了唐·许胤宗用"黄芪防风汤数斛，置于床下，气如烟雾"，治"柳太后病风不能言，脉沉而口噤"。经过熏气治愈。"其夕便得语。"朱震亨亦很赞许此法。

（5）"震亨曰：黄芪补元气，肥白而多汗者为宜。"

（6）"杲又曰：防风能制黄芪，黄芪得防风其功愈大，

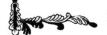

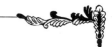

乃相畏而相使也。"

（7）在［附方］中只有"阴汗滋养"一方涉及汗证："绵黄芪，酒炒为末，以熟猪心点吃妙。赵真人济急方。"

关于白术：在［发明］中，引好古曰："在气主气，在血主血，无汗则发，有汗则止，与黄芪同功。"

在［附方］中有"自汗"一方："白术末，饮服方寸匕，日二服，千金方。"

又："老小虚汗，白术五钱，小麦一撮，水煮干，去麦为末，用黄芪汤下一钱。全幼心鉴。"

又："脾虚盗汗"，"白术四两，切片。以一两同黄芪炒，一两同牡蛎炒，一两同石斛炒，一两同麦麸炒，拣术为末，每服三钱，食远粟米汤下，日三服，丹溪方。"

在复习文献中，发现些问题，首先是玉屏风散这个方剂的来源，在工具书中就有两种不同的记载。

（1）人民卫生出版社 1978 年编，1979 年第 1 版的《简明中医辞典》试用本，第 219 页"玉屏风散"条，说本方是《丹溪心法》方。

（2）原商务印书馆的《中国医学大辞典》第 796 页"玉屏风散"条，则标明本方为《世医得效方》。内容也不尽相同。特别是在功用、药味、用法方面的不一致。

不妨将二者对照一下，可以看出其异同。（《简明中医辞典》）简称"新本"；《中国医学大辞典》简称"旧本"。

新本的药味为："黄芪、防风各一钱，白术二钱。"

旧本的药味是："防风二两，黄芪六两，白术二两。"

新本的用法是："为粗末，加生姜三片。水煎服。"

旧本的用法是："研为细末，每服三四钱，黄酒调服。或不研，加生姜、大枣煎服。"

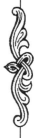

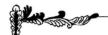
在功能及作用上，新本为"功能益气，固表，止汗。治表虚自汗，及虚人易感风寒。"

旧本为"治风邪久留不散，及卫虚自汗不止。"

旧本有［杂论］一栏："此系固肌表之方。防风遍行周身，为风药中之润剂，黄芪能补三焦而实卫，为元府御风之关键，是补剂中之风药。二者相合，其功愈大。白术健脾胃，温肌肉，培土即以宁风。夫以防风之善驱风，得黄芪以固表，则外有所卫；得白术以固里，则内有所据。风邪既去而不能复入。无邪气留连之患。此所以当依如屏而珍如玉也。参看白术黄芪汤条。"

这段文字很精辟。综合前人有关论点，对本方的方义，作了明确的解释，且要言不繁。

白术黄芪汤为《证治准绳》方。［功用］治风虚汗多。［药品］白术二钱，黄芪三钱，防风一钱五分。［用法］清水煎，食服。

综上所引，玉屏风散，在历代医籍中均有记载，足见本方是一个常见的效方。虽然对其来源，人言言殊。剂量及用法也不一致。但药味的组合基本是一致的。对于方义的解释，则只是大同小异而已。

二、玉屏风散治则初探及其应用

徐灵胎《兰台轨范》将此方列入通治门。亦系引自《世医得效方》。关于治法指出"治风邪久留而不散者，自汗不止者亦宜。"其药物、用法，以及加味，有如下记载：

"防风、黄芪、白术各等分。或加炒糯米。右为细末。酒调服。此能固表，使风邪不易入。加牡蛎名白术散。"

从徐灵胎的经验中，可以看出，他对本方的应用，一是

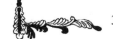

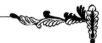

风邪久留而不散，其次才是自汗不止。说明本方的作用，主要是治风邪久留的一些疾病，而不是专治自汗不止的方剂。这样对本方的适用范围显然扩大了。

风邪久留不散与自汗不止，皆与一般外感风邪的伤风有汗不同。久留而不散的风邪，是由于表虚，兼之历时较久，以致邪乘虚入，窃害中和，不易驱散的虚邪贼风。这类风邪，应是虚邪而不是实邪。

自汗也有虚实之分，而自汗不止，则不是一般热邪，主要是由于阳虚。

自汗，从病因来说，是由于风邪，这是主要的。而形成自汗这个证候，是由于正虚，主要是阳虚，表气不固。以标本病传而论，人的正气是本，而致病的风邪是标。

由于风邪久留而不散，或者是"虚人易风寒"而引起的自汗，采用"急则治标，缓则治本"的法则，恐难奏效。需要的是："谨察间甚，以意调之。"玉屏风散，原则上是一个标本兼治的方子。用黄芪、白术以益气固本，即是扶正，用防风以防御外风而驱邪，即是治标。实际上是标本兼治中着重在于治其本。

《素问·标本病传论》"病发而有余，本而标之，先治其本，后治其标。病发而不足，标而本之，先治其标，后治其本。"对于先治后治这个问题的理解，不仅限于是先扶正以治其本，然后祛邪以治其标，或者先祛邪以治其标，然后扶正以治其本。因为标本不是可以截然划分的，而正和邪也只是相对的，而不是绝对的。临证经常见到虚实互见，而采用攻补兼施的治法，原则上也即是标本同治。只不过根据病情的轻重缓急，"间者并行，甚者独行"，随证治之。当然首先应知标本，"知标本者，万举万当；不知标本，是谓妄行。"

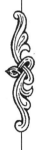

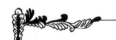
而在标本兼治时，治标重于治本，或治本重于治标，在立方遣药时，也就体现先后。玉屏风散，以黄芪、白术益气补脾，是治其本，以防风散风，是治其标，而治本之力强于治标之力，亦即先治其本，后治其标之义。王好古所谓："无汗则发，有汗则止。"是他对白术性能的体会，而不是指防风，也不是指玉屏风散。玉屏风散虽然有防风，但并不发汗，而且能止汗。

刘河间以防风命名的"防风通圣散"（防风、荆芥、连翘、麻黄、薄荷、川芎、当归、白芍、白术、山栀、大黄、芒硝、黄芩、石膏、桔梗、甘草、滑石、生姜、葱白），其所以能够使"风寒从汗出，而散之于上。"其作用可能不是防风而是麻黄。

又如《证治准绳》的"荆防败毒散"（荆芥穗、防风、羌活、独活、前胡、柴胡、赤茯苓、枳壳、桔梗、川芎、人参、甘草）。因荆芥、防风皆为治风之药，荆芥唯风在皮里膜外者宜之，若风入骨肉，则应以防风为主。荆防败毒散是治风热相搏，发生疮疡的方剂，着重在于祛风、清热，也不是发汗之剂。

《沈氏尊生书》防风冲和汤（防风、羌活、白术、川芎、白芷、生地、黄芩、细辛、甘草、生姜、葱白）"治感冒风寒，头痛身热，自汗恶寒，脉浮缓者。"

由此可见，防风是散内外诸风，功能搜肝泻肺，祛风胜湿，虽为发表疏散之品，但与麻黄之解表发汗不同。因其性升，故能"载黄芪助真气以周于身。"以及东垣所说："黄芪得防风而功益大。"都是切合实际的。在这里可以看出此方颇有法度，不支不蔓，故对于气虚表弱，自汗不止之证。具有较好疗效。

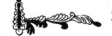

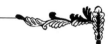

三、约略说汗

汗是人体五液（汗、泪、涎、涕、唾）之一。出汗不完全是病。在日常生活中，劳动、行走、运动、暑热都会出汗。说明出汗基本是一种正常的生理现象。

汗是由人体汗腺将体内水液排出体外，既与外界的环境气候有关，又与本身的体质和情绪有关。如《经脉别论》所说："饮食饱甚，汗出于胃；惊而夺精，汗出于心；持重远行，汗出于肾；疾走恐惧，汗出于肝；摇体劳苦，汗出于脾。"说明多种因素都可以出汗。由整体观来说，不同原因的出汗，会影响到各脏。其中有的可以形成疾病，有的是一般生活现象。如果注意生活方式，生活规律，也不会形成疾病。

至于汗与疾病的关系，对医家来说，在诊断和治疗上都是重要的环节，关系着辨证论治的是否正确和得当。

作为十问之一的问汗，作为八法之首的汗法，应当说在诊治上是带有关键性的。因为任何一种疾病，总有表里、寒热、虚实之分。无论是表证或是里证，是寒证或是热证，是虚证或是实证，都与汗有直接密切的关系。如何去分析汗的变化及其原因，如何去解决汗与疾病的关系，历代医家所积累的理论知识和实践经验，十分丰富。

程钟龄《医学心悟》"论汗法"一篇，颇有见地，分析入微，值得一读。这里就不在一一赘述了。

往往有这样一种情况，不去做具体分析，而是从概念出发。如不发热而汗自出的为自汗，而阳虚者多自汗，但自汗不全是阳虚。睡时汗出，醒即汗止为盗汗，阴虚者多盗汗，但盗汗也不全是阴虚。尤其是在儿科，不应从概念

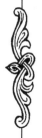

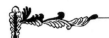

出发。

小儿生长力旺盛，性情活泼，动多静少，跳跃嬉戏，自然多汗。而在问病时，病家说白天多汗。于是不再问情由而猝然名之曰"阳虚自汗"。至于父母爱子心切，深恐小儿夜间着凉，总是重帏厚被，或饮食不节，睡中反侧，故多睡时汗出，醒时汗止。这也是常有的。而对此不加分析，亦猝然名之曰"阴虚盗汗"。一个天真活泼的小儿，偶感微恙，别无所苦，或伤风，或伤食，皆能出汗。除极个别的属于阳虚，或属于阴虚的而外，极大多数都不是阳虚，更不是阴虚，更不是阴阳两虚。当然有些危重患儿，到了后期也会出现气阴两虚，但不是单独以汗来判断，而是要从全面来考虑。所以不应轻率地搬用中医名词术语，以免差之毫厘，谬以千里。

阳虚自汗，由于阳虚表疏，腠理不密，故汗液易泄。症见畏寒，汗出觉冷，倦怠，脉细。治宜温阳固表。可用玉屏风散、芪附汤等。

阴虚盗汗，由于阴虚热扰，心液外泄所致。症见盗汗，烦热，口干，脉细数。治宜养阴清火，可用益阴汤（《类证治裁》：地黄、萸肉、丹皮、白芍、麦冬、五味、山药、泽泻、地骨皮、莲子、灯心草）。火旺者，用当归六黄汤（《兰室秘藏》：当归、生地、熟地、黄连、黄芩、黄柏各等分。黄芪加一倍。）

以上二则，见《赤水玄珠》。从脉证及方剂来看，除玉屏风散而外，对小儿不大适宜的方剂，以及其脉证有异，就是成年人，也要因人制宜，不能株守成方。

关于玉屏风散，加生姜，或加姜枣，或加牡蛎等。以及剂量的多寡，为末冲服，或用黄酒冲服，或煎服，也不一

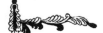

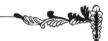

致，也不必拘泥。只要主药不变，随证加味是可以的。

　　中医方书，卷帙浩繁。汪讱庵之《医方集解》，吴仪洛之《成方切用》，要而不繁，较为实用。而儿科尚无专门方，拟试为之。这篇玉屏风散。也只是一个开端而已。

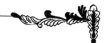

1912 年 5 月 26 日：出生于四川省成都市。曾用名：王志崇。

1918～1928 年：在成都读私塾，跟随四川高等师范学校（四川大学前身）的刘洣源老师学习各种经史哲学、中国文学和古汉语知识。

1929～1932 年：在成都"两益合"中药店学徒，学习中药材炮制，膏、丹、丸、散及饮片的配制等中药知识。

1933～1935 年：随父王朴诚和廖冀阶老师学习中医。

1935～1950 年：在成都市开业行医。他和他父亲王朴诚都是当时知名的中医儿科医师，人们称他们"老王小儿"和"小王小儿"。

1950～1951 年：响应人民政府的号召，放弃开业行医，参加川西区土改工作。

1950～1955 年：担任成都市卫生工作者协会专职秘书长。曾于 1952 年被推选担任四川省民主青年联合会常务委员会委员。

1956年：随父奉调到京，参加卫生部中医研究院工作，担任院部学术秘书处秘书，计划检查科副科长等职务。

同年参加中国农工民主党，历任农工民主党北京市委委员、北京市委医药卫生组成员、中央委员会委员等职务。

当年夏天，奉派参加卫生部和中医研究院组织的医疗组，在北京、沈阳参加对流行性乙型脑炎的治疗工作。

1957年：其著作《中医对麻疹的防治方法》，由科普出版社出版发行。

1958年春：奉周恩来总理指派，乘专机赴内蒙古呼和浩特市，抢救内蒙古自治区主席乌兰夫的女儿乌兰图雅。当时乌兰图雅因患麻疹肺炎较危重，经服他的中药后很快痊愈。

1960年：参加中医研究院组织的肝炎防治工作组，赴内蒙古包头市，开展对肝炎病的防治工作。

1962年：由中医研究院院部调内科研究所（即西苑医院），历任儿科研究室副主任、主任、研究员、研究生导师等职务

1965年：为响应党中央"把医疗卫生工作重点放到农村去"的号召，参加中医研究院组织的北京顺义农村医疗队，吃住在农村，为广大农民治病，为农村基层医务工作者讲课，受到当地农民和医务人员的热烈欢迎。

同年夏，奉中医研究院委派，赴河南参加"肾宁散"疗效的观察和总结工作，后因"文化大革命"开始，"肾宁散"的工作被停止。

1966年2月：担任"麻疹肺炎专题医疗组"组长，再次率队赴山西万荣县，开展麻疹肺炎的防治工作。医疗组在

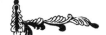

37 天的时间里，先后诊治 7200 多人次，并多次为农村基层医务工作人员作各种学术讲座，受到热烈欢迎。

同年 6 月，"文化大革命"开始，他被诬陷为"反动学术权威"，被强行停止医疗、科研和教学等工作的权利，受到各种不公平的待遇。

1969 年 9 月：被落实政策，恢复医师资格，重新开始医疗、科研和教学工作。

1976 年 12 月：其著作《中医儿科临床浅解》由人民卫生出版社正式出版发行。

同年，多次应邀为总参管理局卫生处所属各军队医院作各种学术报告和讲座。其"中医儿科学发展简史""脾胃学说在儿科临床上的应用""中医厥、闭、脱与微循环功能障碍的关系""痰证对小儿疾病的影响及其治法探讨""小儿咳嗽痰喘的治疗"等学术论文分别收入总参管理局卫生处编辑的《医学资料选编》中。

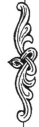

1978 年 7 月：被推选担任北京市中医学会副理事长兼儿科委员会主任委员。

同年，担任中华医学会儿科学会编委会委员。

被中国中医研究院任命为研究生导师，开始正式带教中医儿科学硕士研究生。

当年 12 月，受《中国医学百科全书》编委会聘请，担任《中医儿科学》分卷编委。

1979 年 5 月：受聘担任卫生部药典委员会委员。

奉邀参加《中医大辞典》妇科、儿科分册的审稿工作。

受聘担任中华医学会《中华医学杂志》编委。

同年夏，主持成立《中医儿科学》编辑委员会，被推选担任该书主编。

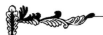

　　1980年：受聘担任中国中医研究院学术委员会委员、中医研究院研究生学位评定委员会委员、中医研究院古籍出版委员会委员。

　　受聘担任中华全国中医药学会理论文献整理研究委员会常务委员。

　　同年2~3月，以中国中药专家组成员身份，参加在日本举行的"今日中国中药展览会"。在日本东京、名古屋、大坂等地作"从温胆汤和二陈汤谈中药方剂的发展"等学术演讲，为日本各界友人诊病、治病，进行学术交流等，为增进中日友好和中日医药交流做出了重大贡献。

　　1981年：主持成立中国中医药学会下属的"中国中医药学会儿科专业委员会"筹委会，担任筹委会委员。

　　1982年3月：受聘担任中国中医研究院第二届学术委员会委员。

　　1983年：荣任第六届全国政治协商委员会委员，经全国政协主席会议任命为全国政协医药卫生组副组长。

　　同年9月，中国中医药学会儿科专业委员会在山东潍坊正式成立，被推选任该学会第一任主任委员。

　　1984年6月：由他担任主编的大型中医儿科学参考书《中医儿科学》由人民卫生出版社正式出版发行。

　　同年12月，受聘担任北京中日友好医院专家委员会委员。

　　1985年1月：受聘担任光明函授大学顾问、副校长。

　　受聘担任浙江中医学院儿科刊授中心顾问。

　　同年4月，因在四化建设中成绩显著，受到中国农工民主党北京市委的表彰。

　　同年8月，受聘担任中国中医研究院专家咨询委员会委

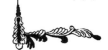

员，中国中医研究院研究员。

1986 年 4 月：受聘担任卫生部第五届药典委员会名誉委员。

1987 年 6 月 28 日：因病医治无效，在京不幸逝世，享年 75 岁。

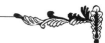

附
录

附一：先师王伯岳学术精华撷要

先师王伯岳，学识渊博，医术精湛，学术造诣精深，临床经验丰富。他善治临床各科杂证，尤以中医儿科著称，故被北京的群众誉为"小儿王"。今将先师的学术精华总结如下，以供学者共享。

一、精研经典法仲圣，博采众长为我用

先师出身于三世医家，又从小受到川医名师之指点，故一开始就非常重视对《内》《难》《伤寒论》等古典医著的研习。他常说，不学好《内经》，临床辨证就无"法"可依，不懂得仲景，临证施治就无"方"可循。他还认为，《伤寒论》上承《内》《难》，下启后世诸家，是理、法、方、药齐备的临床实用医学，从《伤寒论》入手，结合临床，再精研

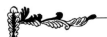

《灵》《素》，自能收到事半功倍的效果。

　　所以，先师从年轻时起，就总是青灯黄卷，以待黎明，坚持不懈，持之以恒，在经典医著的学习上狠下苦功。他不仅通读了《灵枢》《素问》《伤寒论》《金匮要略》《神农本草经》等，以及后世诸家之作，而且还对二十六史中有关医学的史料都进行了一定的研究。有些经文、章句，虽已古稀之年，仍能诵背如流。他强调，术业有专攻，但必须有深厚而坚实的理论功底作基础，才能有所成就。

　　他秉承父业，精专儿科，但同时又非常重视以经典医著理论作指导，来充实自己。他读书，绝不尽信书中所言，而是善于独立思考，有自己的独到见解。如他认为，古人说的小儿"六岁以下，经所不载"就是不符合实际的。其实，有关小儿的生理体质特点，早在《内经》中就有记载。钱乙关于小儿"五脏六腑，成而未全，全而未壮""脏腑柔弱，肌肤脆薄"的提法，就是从《灵枢·逆顺肥瘦》"婴儿者，其肉脆血少气弱"的认识中发展而来的。由此，钱乙还悟出了小儿"易虚易实，易寒易热"的病理特点。钱乙对中医学贡献最大的"小儿五脏虚实寒热辨证"学说，也即是源于《内经》，本乎仲景。仲景《金匮要略》就是将脏腑辨证运用临床的先导。至于钱乙运用五脏生克关系来治疗疾病和推断预后，则更是体现了《内经》的精神。

　　先师认为，仲景之学，是继承与发扬中医的典范。仲景"勤求古训，博采众方"，善于实践，善于运用。《伤寒杂病论》全书没有一处明文引经据典，但又处处依据《内经》，发《灵》《素》之未发。学习《伤寒论》，就是要学习仲景这种理论联系实际，注重灵活运用的治学精神。先师曾治疗一植物神经功能紊乱、半边身子出汗的患者，投以桂枝汤原方

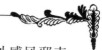

而愈。其辨证的思路即在于，本例患者虽不属外感风邪表证，但其汗出不彻，阴阳不和，营卫不调之病机，则与桂枝汤义是相吻合的。所以，直取桂枝汤原方，着重调其营卫，和其阴阳，而效若桴鼓。

又如，有些人认为，小儿热病居多，而仲景方多用以治疗伤寒为病，故于儿科不太适用。但先师的看法则不同。他认为，钱乙的许多立论和制方，都是依据《伤寒杂病论》的。如著名的"六味地黄丸"，就是从"金匮肾气丸"化裁而来的。钱乙的"调中丸""温中丸""麻黄汤""甘桔汤""泻心汤""二圣丸""三黄丸""玉露散"等，也都是源于仲景的。《小儿药证直诀》钱氏87方中，就有10余首方是在仲景方的基础上发展变化而成，甚至是完全引用的；阎氏附方43首中也有8首是仲景原方或化裁方。这足以说明，从事儿科临床，同样不能脱离仲景学说。先师在其几十年的临床实践中，每多师法仲景，同时又博采众长，熔各家经验于一炉，以充实自己。这一点，堪称后学之楷模。

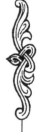

关于儿科本业，先师尤其崇尚钱氏仲阳之说。对于《小儿药证直诀》一书，他反复研读，认真领会。同时，对于宋以后许多儿科名家之作，如《活幼心书》《保婴撮要》《婴童百问》《幼科发挥》《育婴家秘》《幼幼集成》《金鉴·幼科心法》等进行过详尽的研究。先师常说，中医各种学术流派和各家学说的形成，是社会发展到一定时期的特定历史条件下的产物，各家学说，均各有所宗，各有所长，各从不同角度、不同层面，共同丰富了中医学这一伟大宝库。尤其是金元四大家学说，在整个中医学术史上占有相当重要的地位，对于中医理论和临床都有着积极的指导意义。同样，对于中医儿科学术的发展也具有深远的影响。

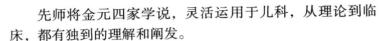

先师将金元四家学说，灵活运用于儿科，从理论到临床，都有独到的理解和阐发。

先师提出，丹溪学说中最著名的论点是"阳常有余，阴常不足"。丹溪认为"天主生物，故恒于动，人有此生，亦恒于动。"丹溪的这一观点，用以说明小儿的体质或生理特点，十分恰当。先师认为，绝不能把小儿简单地看作是成人的缩影。呱呱小儿，虽有五脏六腑，但与成人相比较，则是"成而未全，全而未壮"，正处在生长发育阶段。从整体来看，小儿生机蓬勃，发育迅速，表现为阳气旺盛，阳动不已，蒸蒸日上之状，故亦属"阳常有余"。但另一方面，小儿机体形质，稚嫩幼小，加之由于迅速的生长发育，对于水谷精微、营养物的需求尤为迫切，且其体内的精、血、津、液等物质又每易消耗而常处于不足的状态，所以需要随时给予足够的补充。这一切，又都构成了小儿"阴常不足"的一面。这种小儿相对的"阳旺阴弱"，"动多静少"的生理状态和体质特点，用"阳常有余，阴常不足"来表述，则较之"纯阳"二字更为完整，更为准确，更富于辩证观点。

结合临床来看，小儿这种有余、不足，既是生理特点的概念，同时，也包含有病理意义在内。换言之，由于小儿在生理上"阳常有余，阴常不足"，因此，决定了小儿在发病时常表现为"阳易亢，阴易乏"的病理特点。如小儿热病较多，患病后又极易化火动风，伤津耗液。丹溪所说的"肝只是有余，肾只是不足"，"小儿易怒，肝病最多"等，都是符合儿科临床实际的。"阳常有余"，故病邪多从热化；"阴常不足"，故病则易耗阴液。因此，清热泻火，平肝熄风，滋阴养液等治法即为儿科临床常用，亦为儿科医家所重视。

先师治学，勤于思考，善于总结。他将明代儿科医家万

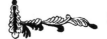

全提出的小儿五脏有余不足的生理特点，与丹溪学说融合一起，确立了小儿生理和体质特点的"三有余四不足"说：即"阳常有余""肝常有余""心火有余"；"阴常不足""脾常不足""肺常不足""肾常不足"。先师这一认识，即是以阴阳学说为指导，从五脏相关的整体观念出发，对小儿生理、病理特点的高度概括。它不仅丰富了中医儿科学的理论和临床内容，而且对于现今很多中医儿科书籍中只提"肝常有余，脾常不足"的偏见起到了补偏救弊的作用。

河间学说的核心是"六气皆可化火"。他认为，六气为病，多从火化，临床疾病，以热证居多。先师认为，他的这一观点，同样对于儿科有一定指导意义。河间曾说："大概小儿病者纯阳，热多冷少也"。清代温病学家叶天士在其《幼科要略》中也说："六气之邪，皆从火化；饮食停留，郁蒸化热；惊恐内迫，五志动极皆阳。"并指出："襁褓小儿，所患热病最多。"可见这种小儿之病，热证多，实证多，易化火的生理病理特点，为历代医家所共识。先师认为，小儿之病，非外感风邪，即内伤饮食。临床上表里兼病，寒热夹杂，虚实互见的情况十分常见，因此，表里双解，寒热并用，补泻兼施，以及肺胃同治等，即成为儿科临床重要的疗大法。有鉴于此，先师对于河间创立的"双解散"等著名方剂及其组方原则十分赞赏，并认为这种双解、并治的原则，实为中医儿科治疗学别开一大法门。

东垣学说以脾胃立论，而脾胃对于小儿尤为重要，故历代医家对小儿脾胃十分重视。明代医家万全提出小儿"脾常不足"，实际上就是继承东垣脾胃学说，而在儿科方面的进一步发展。而东垣对于脾胃升降理论和治则的阐发运用，又与其受钱乙脾胃观的影响甚为密切。钱乙创制的七味白术散、五味异功散，以及益黄散等著名方剂所体现的温运升提、健脾和胃的治疗大法，为东垣老人所继承，从而在此基础上又创立了补中益气汤等很多调治脾胃的名方。万全调治脾胃贵在中和的学术思想，也是在继承前人这些学术思想基础上的发展。

先师悉宗东垣脾胃学说，强调脾胃乃后天之本，气血生化之源。小儿生长发育，全赖脾胃之健运。但是，小儿脾胃运化功能又相对比较薄弱，最易为各种因素所损伤。脾胃一伤，诸病丛生。所以，调治小儿脾胃，是临床常用之法。先师认为，调治小儿脾胃，切不可一味蛮补，而以调理为主。所谓调理，则须从脾胃本身的特点着手。脾胃功能的健全与否，主要体现在"纳化""升降""燥湿"三个方面的共济协调。举凡能使脾胃恢复纳化健运，升降协调，燥润相济的治疗方法，都属于调理的范畴。如脾胃寒湿者，治以温燥升运；脾胃燥热者，治以甘寒滋润；脾胃壅滞者，行滞以助运；脾胃虚弱者，甘温以补虚。总之，调理脾胃之法，贵在健运，药宜中和。

子和学说强调以汗、吐、下三法攻邪为主，认为只有邪去，方可正安。这一学说，初看起来，似乎不适用于小儿。因为小儿体质柔嫩，不耐汗下攻伐。其实，证诸临床，则不尽然。历代医家对此都有不少经验。如明代医家张景岳指出："小儿之病，无非外感风寒，内伤饮食。"所患之疾，热证多，实证多，所治之法，皆宜祛邪除实。邪在表者，宜汗宜表；邪在里者，宜攻宜下；饮食内停者，可引而吐之，亦可导而下之，总以有是证而用是法。万全也说：小儿之病，"不可喜补而恶攻"，亦"不可喜攻而恶补"，关键在于把握病机，适时而施，中病即止。

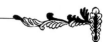

子和虽以"攻邪"而著称，但对小儿之治，亦很注意攻不伤正。他说："凡治小儿之法，不可用极寒、极热之药及峻补峻泻剂"，"小儿易虚易实，肠胃嫩弱，不胜其毒。"先师对于子和此说甚为赞崇，所以在治疗小儿疾病时，十分注重调理，很少单纯用补，或单纯用攻，而是重视祛除病邪，调整机能。先师常常告诫学生：小儿胃肠娇嫩，最易为药物所伤，举凡大苦大寒、辛香燥烈，攻削克伐、金石重坠及有毒之品，皆当谨慎使用，只宜中病即止，切不可过剂而伤正。临证遣方用药，要特别注意配伍合理，制方严谨，药宜中和，方贵简洁，攻不伤正，补不碍滞，切记要避免使小儿"一伤于病，再伤于药"。

总之，先师认为，金元四家的学术思想对儿科的影响是巨大而深远的，他们的理论和观点，虽然各有侧重，但运用于儿科却能互相补充，为我所用。

除金元四家而外，先师对于历代医家的学术思想和医疗经验，都非常重视，并进行深入研究，尤其对于温病学说在儿科临床中的应用造诣更深。他的老师、成都名医廖蓂阶老先生就是温病学专家。廖老先生对他的影响很大，先师每一提起廖老师的教诲时，总是记忆犹新地说："老先生在讲授清代吴鞠通的《温病条辩》时，常参以明代吴又可的《温疫论》和清代王孟英的《温热经纬》；特别是结合他本人的实践体会，以《内经》《伤寒论》为基础，对叶天士、薛生白、陈平伯、余师愚、雷少逸等各温病学家进行剖析研究，集各家之长而有所发挥，撰成《时病纲要》上下集共十卷。上集以运气学说为纲，分四时六淫病，各为一类；下集为时行传染病，分为时行泄痢、瘟疫、痉病、臌胀病等十二类。"廖老先生以此书传授生徒，嘉惠后进，对先师后来临床实践影

响很深。所以，先师后来给研究生讲课时常说："小儿外感之病十之八九属温病，历史上很多著名的儿科医家都有精深的温病学术造诣，而很多温病学家又同时是儿科高手。如叶天士、吴鞠通等。叶天士的名篇《三时外感伏气篇》，就是王孟英根据叶天士的原著《幼科要略》删节而成。《幼科要略》是叶氏唯一亲手撰著的传世之作，被后人评为'字字金玉，可法可传'。"

先师还经常强调，作为一个儿科医生，其实应该是全科医生。因为小儿病，从胎儿期、围产期，以至于长大到十三四、十五六岁，实际上涵盖了内、外、妇、儿、五官、皮肤等各科的病种或疾病谱在内。所以，业专儿科者，亦应博览各科医著，掌握各种治疗要领和常规处理。这样，即可在条件不允许分科就医的情况下，能够给患儿以及时的治疗，不至于因自己不懂而贻误病情。

综上可见，精研经典，师法仲景，博采众长，为我所用，是先师治学的最大特点。他常用历史上的秦越人"入咸阳之妙"、钱乙"为方博达，不名一师"来要求自己，教育后学。"上溯灵素下汉唐，更喜仲景及仲阳，金元四家承妙谛，勤求博采实青囊。"就是用来勉励学生的一首诗，也是他一生治学的真实写照。

二、精于辨证重实践，用药审慎立法严

先师在学术理论方面的造诣是十分深厚的，但更注重实践，强调理论联系实际，强调实践出真知。他说，作为一个中医，首先是要会看病。医学本身就是一门实践性很强的应用科学。只有通过实践才能加深对理论的理解，也才能使理论进一步深化和得到更好的发挥。否则，就会走向"读书三

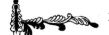

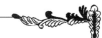

年，便谓天下无病可治"的可笑地步。他经常用自己的亲身体会来教育后学，他谦虚地说："我的学医道路，经历了初期如初生之犊；继则如鼠，五技而穷；最后才歧路知返的曲折过程，也即是知与行的过程。实践告诉我们，只有理论联系实际才行。"

辨证论治，辨证是前提，论治是实施。李中梓说："病不辨则无以治。"先师重视基本功的训练，八纲辨证、六经辨证、卫气营血辨证、三焦辨证、脏腑辨证、病因辨证等，都是中医辨证的基本功。对于每一个病证，必须从掌握它的基本病机和传变规律入手，知常才能达变。临证应辨病、辨证相结合。中医自来就有认识疾病的理论和规律，如《伤寒论》有太阳病、少阳病、阳明病等，《金匮要略》有水气、痰饮、黄疸、中风、历节、肺痿、肺痈、胸痹等，《金匮要略》第一篇即谈"脏腑经络先后病脉证"，就是示人应先识病，掌握疾病机转传变的规律这个"常"，才能进一步辨证求因，审因论治，因时、因地、因人制宜而达其"变"。这样辨证才能精细而准确。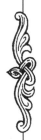

先师强调，儿科辨证，对四诊的原始资料要注意去伪存真、去粗取精。比如有一次接诊一女孩照例先由学生初诊。学生见患儿面色有些苍黄，就在病历上写下"面色苍黄"，而先师审证时却在教学病历上批曰："此例面色尚红润，并不苍黄。女儿多静，加上外面风冷，初时或可见青苍之色，非病色也，不可不辨。"待学生重新观察时，患儿的面色的确并不苍黄。又如一例咳嗽患儿，家长述诉"患儿咳嗽已两个多月，时作时休，好一阵坏一阵"，有位学生接诊就在病历上记载"阵咳两月余"。先师看后说：咳嗽有久暂之分，病家代诉"阵咳两月余"，是指在两个月中反复感冒，反复

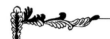

咳嗽而言，非指"阵咳""久咳"。所谓"阵咳"，乃中医"顿咳"之症，与一般咳嗽有异。此例不可作久咳伤肺治。他告诫说，若辨证不精，审证不细，开口动手便错。真是经验之谈。

在论治上，先师立法严谨，用药审慎。中医治法虽有汗、吐、下、和、温、清、消、补八法之不同，但不外《内经》所云"损有余，补不足"两大法门。"邪气盛则实，精气夺则虚。"凡是以祛邪为目的者，可统称之为泻法；以扶正为目的者，可统称为补法。在实际运用中，如通便、利尿、清热、降火、发汗、催吐、降气、涤痰、祛瘀、除湿、软坚、散结、解郁、导滞、逐饮等，均是泻法，不能将泻法简单理解为泻下。仲景的五个泻心汤，钱乙的泻白散、泻黄散、泻青丸，以及龙胆泻肝汤等，都不是专于通便的，但都名之曰"泻"，即是此意。又如滋阴、补血、益气、温阳、敛汗、固精、养心、健脾、补肾、润肺、柔肝等，均是补法。仲景的肾气丸，钱乙的地黄丸，东垣的补中益气汤，以及四君子汤、四物汤等，皆为补法的代表方剂，也未必皆用血肉有情之品。对于这些治法与方剂，就需要我们严格选择。补泻是总纲，根据阴阳表里寒热虚实的变化，或先补后泻，或先泻后补，或攻补兼施，或寓攻于补，或寓补于攻，均需分别轻重缓急，标本先后，正邪消长的主次，注意扶正与祛邪的关系。

先师用药，知常达变，十分精辟。他从小学药，对药物的形态、功用、炮制、采集，均十分熟悉，生前曾长期担任国家药典委员会委员。他的处方，看似平淡无奇，但却内涵深刻，切中病机，丝丝入扣。如一小儿患哮喘，经清肺平喘治疗后，症状缓解，肺气初复，但表卫不固，营卫不调，故

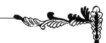

予以益肺育阴、调和营卫为治，处方仿生脉散、桂枝汤意出入。由于肺气初复，哮喘甫息，不用五味子，恐其酸敛留邪，又以桑枝易桂枝，避其辛燥耗阴。这样一来，整个处方就专于益肺育阴、调和营卫，性味功能和谐一致，所以疗效发挥亦较显著。先师说："桑枝易桂枝，乃一变法耳，非一定之法。就桂枝汤而论，还是应该用桂枝。"从这一点也可以看出他用药的灵活和审慎，以及他对药物的独到理解。又如用麻杏石甘汤，先师的经验是，麻黄与甘草等量。麻黄辛以开之，甘草甘以润之，合乎肺的生理需要。等量应用，可以防止麻黄辛散之偏，相辅相成，相得益彰。临床实践证明，效果良好。再如用姜：生姜散寒止呕，用于风寒外袭或胃中停饮之证；干姜温里祛寒，用于虚寒内盛之证；炮姜经过炮煨，去其辛燥之弊而专力于温中止泻。小儿脾胃虚寒腹泻多用炮姜，是因其性味较干姜温和而与脾胃无碍；干姜则温阳祛寒之力强峻，适用于脾肾阳虚而偏于肾阳虚寒者，如四逆汤；干姜也常用于寒痰哮喘，如小青龙汤，取其辛燥峻烈以温化寒痰内饮。又如治小儿积滞，常用行气导滞之品。槟榔力峻，体质尚壮盛者多用之；体虚胃弱则多用枳壳；其他行气导滞之品：如厚朴、枳实、莪术、三棱，以及木香、香附、陈皮、佛手等，均量其虚实大小而用之。总以做到攻不伤正为宜。先师常说："工欲善其事，必先利其器。"治病用药，应充分了解药物性味功效、炮制用法，以期药证相符，才能提高疗效。

三、精专儿科重脾胃，善用补泻顾正气

先师秉承家传，精专儿科，尤重视小儿脾胃的调理。先师调理脾胃的经验丰富，见解独到，别具特色。他强调，调

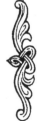

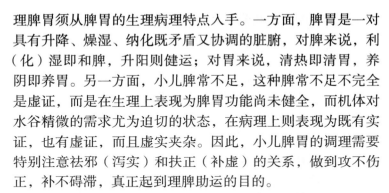

理脾胃须从脾胃的生理病理特点入手。一方面，脾胃是一对具有升降、燥湿、纳化既矛盾又协调的脏腑，对脾来说，利（化）湿即和脾，升阳则健运；对胃来说，清热即清胃，养阴即养胃。另一方面，小儿脾常不足，这种脾常不足不完全是虚证，而是在生理上表现为脾胃功能尚未健全，而机体对水谷精微的需求尤为迫切的状态，在病理上则表现为既有实证，也有虚证，而且虚实夹杂。因此，小儿脾胃的调理需要特别注意祛邪（泻实）和扶正（补虚）的关系，做到攻不伤正，补不碍滞，真正起到理脾助运的目的。

先师调理脾胃的具体方法，归纳起来，可体现于以下几个方面：

关于祛邪护脾：小儿脾常不足，脾不运则肺亦虚，故易为外邪所侵。反过来，外邪侵袭又常影响脾胃功能。对此，治疗即以祛邪为主，和脾为辅，而且在祛邪的同时，要特别注意护脾，即祛邪以安正。例如外感风寒暑湿，影响及脾胃，则形成表里兼病，此时，邪重者当以祛邪为主，但一定要顾护脾胃，藿香正气散就是常用方剂之一。该方能够在疏散外邪的同时，兼以芳香化湿、行气助运，维护脾胃的正常功能，促进疾病尽早康复。若外邪化热入里，导致胃热亢盛，而应在清泄阳明气分邪热的同时，注意护卫胃之气阴。常用方剂白虎汤中的粳米、甘草，葛根芩连汤中的甘草、葛根，均是维护、滋养胃气胃阴的药物，不可忽视。再如钱乙常用的二圣丸（黄连、黄柏）、三黄丸（黄芩、黄连、大黄）的用法，均以米汤饮下，也是为了护养胃气。先师对这些用法甚为赞赏，并在临证应用中有所发挥。他指出，清热祛邪之品不可过用，或中病即止，或衰其大半，而及时护胃护脾。稻芽、麦芽，炒用消食，生用养胃，故常生用之。

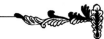

关于利水和脾：水气痰饮，均由脾胃所生，反过来又困阻脾胃。治之之法，可化痰湿、利小便、运脾胃。二陈汤是化痰湿的代表方，五苓散是利小便的常用方，这些方剂中除祛除痰湿水饮之邪的药物外，常佐以行气健脾助运的药物，所谓气行则水行，脾运则痰除。先师在临证时，十分强调行气健脾助运的用药，这是他调理脾胃的又一特点。

关于消导运脾：饮食所伤，积滞内停，阻碍脾胃运化，脾胃运化失常又使积滞加重。先师在治疗这类病证时，强调消导与运脾相结合，提出在使用消导药时，要非常注意护扶脾胃。如积滞重者，用木香槟榔丸或枳实导滞丸，消食、导滞、通下相结合，但须特别注意中病即止，然后以调养脾胃、健脾助运收功，切忌壅补碍脾；积滞轻者用保和丸，消食导滞，亦不可久用消导之品，以免损伤脾胃；虚实相兼者，即积滞伤脾，或脾虚夹积，可用枳术丸或曲麦枳术丸，健脾与消导并用。积滞多兼化热，有形之积热者，可清下并施，大黄生用、炒用，当视病情而定。

关于健运补脾：补脾之法用于脾虚之证，而补脾之法，贵在于健运而不在于壅补。先师常用方剂有七味白术散、五味异功散等。这类方剂除用参、术补脾益气而外，更有行气、理气之陈皮、木香、藿香之类，能够悦运脾胃。这也是小儿脾胃特点所决定的。若脾气下陷，可用补中益气汤；若脾胃虚弱，气血不足者，可用归脾汤。但都应注意在运用壅补厚腻之剂时，适当配合醒脾悦胃，行气助运，轻灵活泼，流动之品。对于胃阴不足者，宜用甘润养阴，如参麦汤、生脉散等，亦应注意避免用药过于滋腻碍脾，影响运化。

综上所述，不难看出，小儿患病，易虚易实，治疗疾病，应注意攻不伤正，补不碍滞。这是先师善用补泻的要领

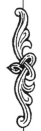

所在。小儿幼稚，虽然易虚，但生长再生和修复之力强。虚证当补时，不宜过于壅补，只要机体功能调整好了，就会很快得到康复。这是与成人特别是老年人大不相同的。例如哮喘病，缓解期治疗大法，小儿与成人或老人就不一样。成人或老人，非得温肾填精，固摄敛纳，才能取效，也就是需以治肾为主，但小儿则应以健脾利湿化痰为主，去除生痰之源，则能巩固疗效，预防或减少发作，这即是以治脾为主。若治小儿，如治成人一样，温肾固摄用之过久，反会导致温燥伤肺，甚至引起其他弊端。

对于实证，由于小儿稚阴稚阳，不可妄肆攻伐。《儿科醒》曾指出："所谓芽儿者，如草木之萌芽，其一点方生之气甚微，栽培护养，惟恐不及，而堪加之以剥削之挠，施之以斤斧之利乎？"

所以，先师临证用药，十分注意"宜""忌"。如寒凉药适用于热证，过于寒凉则可败胃，若是苦寒，过之则苦可化燥，均可损伤正气。如滋补药适用于虚证，但滋腻厚味，易损脾胃，造成脾胃壅滞，以致纳呆食减，甚至会滋腻恋邪，导致病情缠绵难解。先师临证处方，时刻注意到这些宜忌，考虑到药物的搭配，充分体现出攻补得宜、顾护正气的原则。这确是我们应该认真效法的。

四、精辨表里察时气，注意预防善调理

中医辨证，自明代张景岳大力提倡表里寒热虚实辨证之后，对后世医家影响很大。先师认为，这一辨证原则言简意赅，便于掌握，尤其切合儿科临床应用。他强调，以往医家多重视寒热虚实的辨证，而对于表里辨证则重视不够。其实在儿科临床上，表里十分重要。应特别引起重视，他说表

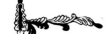

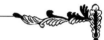

里不单指外感内伤，也不单指疾病的部位层次深浅。重要的是，疾病的发生发展的病机变化关系着表里，疾病的轻重缓急以及相应的治法关系着表里。一部《伤寒论》就是围绕着表里而讨论的，治法用药也是以表里为依据而确定的。是先当救表，还是先当救里，或是表里兼治，都要以表里辨证的结果为准绳。在六经中，表里还分出更细的层次。如三阳为表，三阴为里；而在三阳之中，又有太阳为表、阳明为里，少阳为半表半里之说。三阴亦然。如此足见，表里辨证之重要。

小儿之病，外感居多，但往往亦有由于内伤饮食者。外感者属表证，内伤者属里证。小儿肌肤薄，脏腑嫩，易于感触，易于传变。临床上常可出现病邪由表入里，或表里相兼。所以，表里辨证论治应用，就显得尤为重要。

关于如何辨治表里的问题，先师认为《伤寒论》《温病条辨》《温热经纬》等医著论述甚详，可资借鉴。这些经典名著，有的虽然没有明确标出表里，但所论病证，层次分明，缓急标本，十分精辟。从治法上讲，表证明显者，当以解表为主，里证明显者，当以治里为主。但对于小儿来说，表里同病的情况更为多见。表证有风寒外感，亦有风热外感，更有风寒、风热相兼而形成寒热杂感之证，或因感受风寒，而从阳化热；或因素有里热，而热为寒闭，这些又均能形成寒热夹杂之证。

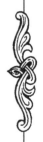

对于表里同病者，先师强调，必须表里双解。如表邪入里，表里同病之外感发热，临床表现除可见发热无汗、鼻流清涕、咳嗽声重、头痛身疼等表证而外，尚兼唇红、口渴、烦躁较著、腹胀、腹痛、便秘、溲赤或纳呆、呕吐、痰多色黄等里证。对此治疗，先师采取表里双解之法，具体又可分

为三种情况：

一则由寒化热入里，或因素体内热，里热明显者，在解表方的基础上常酌加生石膏、寒水石（热盛者二药同用）、知母、黄芩、天花粉。里热甚，除寒凉直折外，还应注意逐邪外出，如利尿导赤（合导赤散）、通腑泻火（合承气汤），同时加强透散之力，用竹叶、薄荷之类。

一则热邪郁而成毒，症见腮肿、疮痈者，则用紫花地丁、大青叶、板蓝根、银花、连翘、黄芩、黄连、黄柏之类，或以三黄石膏汤为主治之。

一则兼夹里滞，食积内蕴者，治以消导清热，轻则合用保和丸，重则加用承气汤或枳实导滞丸；兼有痰盛，发为肺炎喘嗽者，治以麻杏石甘汤为主，酌加葶苈子、莱菔子、瓜蒌、贝母、黛蛤粉等，便秘加二丑、生大黄。

总之，对于这些表里同病，表里不和之证，单独解表，往往汗出热退，汗后复热，病必不除。所以，必须于用解表药的同时，佐以清泄里热之药，或有食滞，则应佐以消导之品，方能收到满意疗效。

对于寒热杂感，或寒热夹杂之证者，先师主张虽其治疗重心在于解表，但常须辛温辛凉并用。

先师认为，小儿一般多里热，一经感冒，很容易寒从热化，或热为寒闭，形成寒热夹杂之证，对此，若单用辛凉，往往汗出不透；单用辛温，又往往汗出而热不解，所以必须采用辛温辛凉并用，方能使风寒风热两解。当然，在具体应用时，还应权衡轻重，灵活掌握，寒邪重则辛温重于辛凉，热邪重则辛凉重于辛温。

此外，先师还强调，在辨治小儿外感时，要注意切不可以发热的高低、久暂来区分寒热的属性，而是应辨别寒郁热

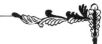

闭的轻重程度。寒郁于表，应从小儿的面色苍黄、畏寒无汗等方面去辨别。寒郁表闭越重，发热则越高，这时应不适时机地重用辛温表散，发汗达邪。荆芥、防风是一对药，用于一般表寒郁闭者；紫苏、羌活，又是一对药，用于表寒郁闭较重者；若更有甚者，则四药同用；兼喘者，则麻、桂也可酌用。

先师治疗小儿外感病，不仅重视表里辨治，善于表里双解、寒热并用。而且也非常重视对四时气候变化的观察。先师根据《素问·移精变气论》中所说："治不本四时，不知日月，不审逆从，故病未已，新病复起"的理论，认为小儿外感之证多，六淫不同，证治亦各有异。大抵春伤风、夏伤暑、秋伤燥、冬伤寒、长夏伤湿，这是其常。还有节气交替，非时之气杂至，则六淫之邪为患更甚。小儿稚阴稚阳，卫外不固，尤易发病。临床辨证，更应察四时气候变化，做到"必先岁气，无伐天和"，才能治疗对症，保证疗效。

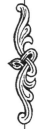

先师这一学术思想，体现在他于临证时，常常结合时令气候的变化加减用药。如冬春寒甚，多用荆、防、紫苏辛温发散，甚则麻、桂、细辛，亦常选用；夏多暑湿，常伍藿、佩、香薷，芳香透泄，以及滑石、芦根、薏苡、扁豆之类，淡渗疏利；秋多燥气，常用桑、菊、芦根、沙参、麦冬之类辛凉甘润。先师还说，某些慢性疾病，若病情变化与时令相关，则亦必须结合时令主气予以调治。例如一肾炎患儿，在恢复阶段，予以滋肾健脾利湿调理，但近日秋燥风胜，小便化验又出现红血球增多，而患儿自觉症状无异，先师对此分析认为，系由风燥则血动，肾阴受损，纳摄不固所致，遂于滋肾纳摄的基础上又佐以清燥，适当加入桑叶、菊花、玄参、麦冬，而使红血球很快转阴。这类例子很多，足见先师

治病，善于结合时令之气而加减用药的经验是很有实践意义的。

先师精于儿科，不仅在辨证治疗上有其丰富的临床经验和精湛的医疗技术，而且非常重视疾病的预防和善后调理。《内经》强调"不治已病治未病"，主张未病先防，既病防变，这一点对于儿科来说尤为重要。正如万全所说："医道至博，幼科最难，如草木之芽兮，贵于调养；似蚕之苗兮，慎于保全"（《育婴家秘》）。先师亦认为，要保证小儿健康，贵在善于调养。所谓调养，简单地说，就是"慎风寒，节饮食"。慎风寒，就是要顺乎四时气候变化，虚邪贼风，避之有时；节饮食，就是要注意饮食调节，乳贵有时，食贵有节，营养搭配，要全面合理。要教育小儿不要挑食，少吃零食。先师临证时，就经常对患儿家长宣传多吃蔬菜瓜果的好处，以及过食生冷冰镇食品、饮料和肥甘厚味饮食的坏处。指出蔬菜瓜果，可以对脾胃运化功能起到调节作用，肥甘厚味食物，易损伤脾胃，导滞积滞内热。强调只有随时做到小儿"慎风寒、节饮食"，才能预防小儿患病，保证小儿健康。

先师还主张，小儿患病之后，也应重视调理。俗话说："三分医药，七分调理"，这不是说不要医药，而是说调理很重要。即使用药，也要重视药物的调理性应用。小儿脏气清灵，随拨随应，生机旺盛，康复能力强，只要把致病因素排除掉，机体很快就会恢复。而在这个恢复过程中，善后的调理显得格外重要。

（注：本节部分内容采自朱锦善同志《王伯岳学术思想简介》一文）

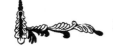

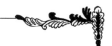

附二：王朴诚先生传略

王朴诚（1877—1961），男，汉族，四川中江县人。1955年，奉调从四川省成都市来到北京，参加卫生部中医研究院建院初期的医疗和教学工作。当时，是卫生部中医研究院广安门医院中医儿科老中医，因其医术精湛，疗效卓著而享誉全国。

王先生父亲王焜山身为药农，光绪年间，因连年大旱，全家逃荒，到成都定居，夫妇为人雇用。

先生童年上私熟，后经人介绍到丰都县"福源长"药栈当学徒，同时随栈里一位陈老学中医。

他的启蒙老师在教学方法上很有见地，要求他先读《医宗金鉴》，对书中辨证、方剂和歌诀不仅要记牢，而且要能背诵。继而读《伤寒论》《金匮要略》，要求也要把条文背熟。至于《珍珠囊药性赋》《本草备要》等，都要精读熟记。并常对他说，一定要趁年轻记忆力强时，打好基础，今后再进一步深造时，才能触类旁通，举一反三，理解透彻。

如此，经过七年的刻苦钻研，努力学习，先生终于学有所成。于是辞别师门，回到成都，经过考试，于1903年开始正式悬壶，并办起了"荣丰堂"中药店，以方便群众就医，取药治病。

自古成都多名医。先生身居锦城，虚怀若谷。他对于有一技之长的同道，都能友好相处，虚心学习。有时为求一教，不惜登门拜访。有人向他请教，也总是耐心讲解，尽道

有详，源源本本，和盘托出，丝毫无保守之心。他注重学人之长，补己之短。从不道人之短，炫己之长。他认为，"文人相轻"，"同行多嫉"，都是不道德的市俗观念。

先生重视授徒、教子。他在对徒弟、子女的教育中，都是以唐代医家孙思邈《千金要方》中"大医习业"和"大医精诚"两章作为首课。他指出，凡是违反孙思邈所说的"夫为医之法，不得多语调笑，谈谑喧哗，道说是非，议论人物，炫耀声名，誉毁诸臣，自矜己德。偶然治差（瘥）一病，则昂头戴面，而有自许之貌，谓天上无双。此医人之膏肓也"者，不可传之以医，不可与之深交。

他对于旧时那些恶习，如不顾病人安危，轻率从事，甚至配假药骗人者，最是深恶痛绝。认为这是最有害于群众的。所以，他谆谆告诫子徒，"为医者以德为先，医生与病人本是一家人。医生对病人，首先要把病人当成自己的亲人。只有这样，你才会把病人的疾苦当成自身的疾苦，才能尽心竭力地为病人解除疾苦。"

先生出身贫寒，在学徒时，他曾打过三年赤脚，三年当中，连草鞋都没有穿过一双，所以，他能深切理解劳动人民的疾苦，能够处处为贫苦的群众着想。他认为，一个医生，应当替病家分忧解愁，为群众治病，既要认真负责，又要给他们创造一切方便。为此，他给自己规定了以下约法三条：

（1）不定诊费，给诊费不给诊费一样看。

（2）不定时间，黎明昏暮，随到随看。

（3）不定限额，重病先看，不看完不休息。

他常说："人与人之间应当休戚与共，缓急相通。特别是困难的时候，更应当将心比己。"他还说："医非营业，药

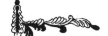

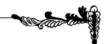

以治病，医生不能唯名利是务。"他之所以这样做，一不是图报，二不是沽名，是认为这是一个医生应尽的职责。只有这样做，且永远这样做，才能问心无愧，心安理得。在他创办的"荣丰堂"中药店里，悬挂着许多牌匾，他最喜欢的就是"医非营业""药以治病"两副。所以，凡是病重而又无钱买药的患者，他总是免费施药诊治。

他没有给后辈留下什么财产，但却留下满满几架医书古籍。其子王伯岳医师用以自学以及给学生讲课的《素问直解》《备急千金要方》《千金翼方》《东恒十书》《景岳全书》《丹溪治法心要》《活幼心书》等，都是经过他认真研读、圈点和旁批顶注的。这些，至今朱墨灿然，不难令人想到先生当年读书治学之勤奋用心。

"书到用时方恨少，事非经过不知难"。先生认为，读书很重要，实际应用更重要。以医疗实践而论，仅有那一点书本知识，在实际应用中是远远不够的。事物是发展变化的。在实际工作中，会不断遇到新的问题。要找到新的答案，要寻求解决问题的新方法，就要不断读书，而且要"温故而知新"。要留心新事物，要跟上时代的发展，决不能停留在原有的水平上，故步自封。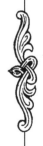

先生在医学上的成就是多方面的。最初，以眼科、外科著名于世，对于中药的品种、性味、归经、炮制都很精通。后来专攻中医儿科，被当地群众尊称为"王小儿"。

先生从事中医儿科工作 60 余年，造诣颇深。但他从不自满，历来主张防重于治。他提倡"三分医药，七分调理"，反对常吃药，尤反对乱吃药。他说："只要慎风寒，节饮食，加上勤锻炼，讲卫生，孩子就会不生病或少生病。即使偶而患病，只要慎医慎药，也会很快痊愈。"他强调，儿科医生

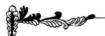

不仅要有同情心，而且要有耐心，要善于理解患儿家长的心情，要多作分析，多作解释，不要把小病说成大病。有一分希望，加上几分措施，就能治好的病，就一定要尽心尽力地去做，同时把应当注意的事项和调理的方法，都详细地告诉病家，调动一切积极因素，争取把病治好。这是医生应尽的职责，是为了下一代健康应该做出的贡献。

先生根据自己多年的临床经验，结合中医理论，总结出一套有效的中医儿科临床辨证论治以及正确调治护理的方法。他的处方特色是药味不多，药量不大。既照顾到小儿阴阳的全面调理，又突出了小儿生理病理特点等各方面的特殊要求。因此，疗效高，花钱少，很受群众欢迎。

例如，对于小儿咳嗽，他根据中医"脾为生痰之源，肺为贮痰之器"的理论，指出小儿咳嗽除外感外，多由饮食不节，内伤脾胃所致。故在治法上提出"与其扬汤止沸，不如釜底抽薪"。据此，他采用消食导滞为主，辅以止咳化痰的治本之法，并根据不同病情，组成多种经验用方，疗效很好。

又如，对于小儿发热，他认为，"早晚烧（发热）、手足心烧、阵阵烧是食积烧。"即因饮食积滞、消化不良引起的发烧。此与发热持续不停，甚至越来体温越高的外感发热是有区别的，临证时必须分辨清楚。但小儿易虚易实，易寒易热，常表里兼病。因此，在治疗上既要分清表里，又要表里兼顾而有所侧重。他提出的许多既符合中医学理论，又能突出小儿生理病理特点的、浅显易懂的、易于掌握的儿科辨证论治口诀，对于指导学生正确掌握对患儿的调治护理方法，都起到过很好的效果，长期在他的学生和患儿家长中流传和推广。

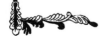

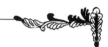

　　先生不仅在医术上刻苦钻研，精益求精，而且在工作中认真负责，一丝不苟，并对社会公益事业十分关注。解放前，天花病流行为患，他在长期的医疗实践中，不仅专心研究运用中医中药治疗天花的有效疗法，而且热心推广接种牛痘疫苗以预防天花。每年春秋两季，他都要免费为群众接种牛痘疫苗。当时，成都尹仲锡曾设"慈惠堂"，收养被人遗弃无家可归的病残孤儿，并教以技艺，瞽者学唱扬琴。先生则义务为所收群儿治疗疮病，所需药品亦均免费捐赠。

　　解放初期，百业待兴。为了让更多的儿童能及时恢复学业，他严格要求家人勤俭节约，主动承担了成都市西顺城街小学教室的更新翻盖，以及课堂桌椅修理补充的全部费用。他热心为新中国教育事业所做的贡献，受到成都市人民政府的表彰。

　　祖国解放时，他已年过七旬，但每天仍要为100多名患儿解除病痛，每天从早上六点，一直要工作到下午二三点钟。为了表彰他的崇高医德和精湛的医术，1953年，四川省行署授予他"中医专家"的光荣称号，并被荣选为成都市第一届人民代表大会的代表。解放后，当我国自建的第一条铁路——成渝铁路通车时，他有幸作为医务界的代表，乘座两市之间第一列对开客车，往返于成都、重庆之间。

　　到北京工作后，尽管先生年已八旬，但是，为了贯彻落实党的中医政策，他仍然积极投身于医疗教学之中，既带徒，又为西医学习中医班的学员讲课，毫无保留地将自己多年临床经验传授给他们。先生还经常不辞辛劳，亲自到北京市儿童医院、中苏友谊医院、解放军301医院等，参加对病重患儿的会诊。他临证问病不厌其详，立方遣药丝丝入扣，

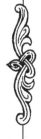

他为抢救危重患儿付出了自己毕生的精力。

　　先生的一生，是孜孜不倦勤学博采的一生，是慈爱为怀，无私奉献的一生，他以高尚的医德和精湛的医术，活幼无计，妙手回春，他就是人们亲切称呼的"王小儿"，他就是名符其实的驰名全国的老中医。